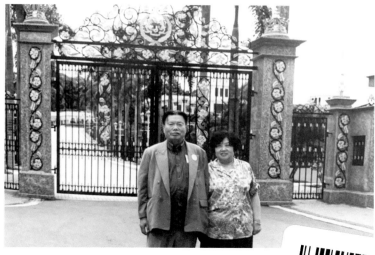

▲ 印会河教授夫妇合影

人民日报

RENMIN RIBAO

第15782期 （代号1—1）

1991年9月 25 星期三 辛未年八月十八 北京地区天气预报 白天 多云转阴 偶尔有小雨阵雨 风向 偏东转南 风力 二、三级 夜间 阴有小雨阵雨 转多云 风向 南转北 风力 一、二级 温度 最高 25℃ 最低 14℃

人民日报社出版

得知著名老中医印会河收弟子，中医界的不少年轻学者，跃跃欲试，都想投在他的门下，无奈名额有限。

但印老先生不负众望。他不要国家多出一分钱，毫无保留地把自己从医50余年的经验传授给别人。

1957年，在有卫生部顾问和知名中医参加的学术座谈会上，32岁的印会河提出搞一部系统的中医基础理论著作的设想。他陈述道："没有个系统的基础理论，势必妨碍中医学的发展。"

与会的诸位前辈当即采纳了他的意见。后来汇报给卫生部，认为意见可取，遂将任务下达给他当时任教的南京中医学校，并由他出任主编。

一年后，一部50万字的《中医学概论》即由人民卫生出版社出版，作为全国高等医药学院校第一本中医教材。这奠定了印会河在中医界的地位。接着，他主编出版的《中医基础理论》一书，被列为医药学大学生必修课的教材。

一直从事中医教学和临床研究的印会河知

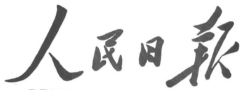

长风扬万里

——记中日友好医院教授印会河

本报记者 颜世贵

识精深，见解独到，不拘泥于前人的陈规，一心探索中医学的新天地，同行称赞他是扛大旗的人。

印教授在他的寓所接受记者采访时说："像我这样世袭的中医，一般都喜欢用自己的模式来要求别人像自己一样。我觉得，咱们这代中医应该把前人的东西继承下来，还要发扬光大，向前看。"

1961年以来，印会河就不断发表文章，大声疾呼："中医要勇于变革，敢于创新，才能有较快的进步。要有意识地吸收和应用现代科学技术，剖析和验证中医学的科学内涵，使中医学的理论和临床诊疗现代化，方能跟上现代世界医学科学发展的步伐。"

印教授注重理论与实践的结合。极受中医界喜爱的专著《中医内科新论》，就是他的实践经验的结晶。

人生的道路往往是不平坦的，印教授也不例外，在他的学术思想未被理解的时候，也曾受到过不公正的对待。但他为了中医事业，矢志不移，豁达大度，走着自己的路。

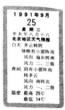

▲《人民日报》报道印会河教授事迹

德高望重
当代名医

印会河教授全集面世

陈可冀谨题
二〇二〇年新
于北京

▲ 陈可冀院士题词

印会河亲笔真传系列

印会河

中医内科新论

印会河 著

中国健康传媒集团
中国医药科技出版社

内 容 提 要

　　本书初刊于1983年，因其简明、实用，受到临床各级中医师的认可，虽多次印刷，仍供不应求。避免明珠暗藏，我社重新再版本书，以期更多中医从业者受益。"抓主症"，是本书的核心思想和特色，也是临床最实际、实用的手段。本书内容分外感热病和内伤杂病，并重点介绍印会河先生家传、师承及临床60余年总结的"抓主症"处方，并附以治疗疑难重症的典型成功病例等。本书核心理论精炼，方剂疗效确切，既可供广大中医、西学中者学习参考，亦可为临床、科研工作者提供参考。

图书在版编目（CIP）数据

印会河中医内科新论 / 印会河著 . — 北京：中国医药科技出版社，2021.1
（印会河亲笔真传系列）
ISBN 978-7-5214-1790-6

Ⅰ.①印… Ⅱ.①印… Ⅲ.①中医内科学—中医临床—经验—中国—现代
Ⅳ.① R25

中国版本图书馆 CIP 数据核字（2020）第 071654 号

美术编辑　陈君杞
版式设计　也　在

出版　**中国健康传媒集团** | 中国医药科技出版社
地址　北京市海淀区文慧园北路甲 22 号
邮编　100082
电话　发行：010-62227427　邮购：010-62236938
网址　www.cmstp.com
规格　710×1000 mm $^{1}/_{16}$
印张　20 $^{1}/_{2}$
字数　390 千字
版次　2021 年 1 月第 1 版
印次　2022 年 10 月第 2 次印刷
印刷　北京市密东印刷有限公司
经销　全国各地新华书店
书号　ISBN 978-7-5214-1790-6
定价　**59.00 元**

获取新书信息、投稿、为图书纠错，请扫码联系我们。

推陈出新　学用一致

——代序

庚寅新春，读中日友好医院印会河教授近著《印会河中医内科新论》，欣喜不胜。正如陈可冀先生为该书所作序言云，该书是印会河教授本人及师承从事中医内科临床工作60多年的经验结晶，并已上升为新的理论体系，因而能更好地指导中医临床实践。

第一，该书力排时弊，不走人云亦云和唯古人马首是瞻的道路。他在外感热病中，打破了"伤寒"与"温病"的界限，严格地分离出热病与杂病、燥（温）热与湿热，并首倡以三焦辨治湿热和极其严密地用卫气营血辨治燥（温）热，更切用于临床，并具有更系统的理论性。

第二，该书既十分重视继承中医的传统内容，同时又非常重视发扬光大中医，使中医具有一定的时代气息。如总论的全部内容是中医理法方药，而各论则利用了目前十分流行的系统分类法。这样既明白晓畅地阐发了中医，又不失时宜地使中医接近现代化。我认为这种写作方法是十分可取的。

第三，该书在立方用药上也颇具特色，有古方今用的加减内容，同时也有独具匠心的经验良方，并采纳了民间验方和单方草药的有效部分，汇成了40余首"抓主症"之方，不但"抓"出了中医的主症，一部分西医的明确诊断也被作为"主症"纳入定方、定药甚至定量的诊疗规律之中。这是撷取了古今临床大家的经验并加以典型化、规律化。其实此类方法，古已有之，只是受到一些限制，未传而已。在这方面，印会河做了有益的工作。

现在社会上很多人认为，中医神秘而且难以学习掌握，其实不是这样。如果大家都拿出货真价实的东西来，使学用一致，中医发展的步伐一定能加快。《印会河中医内科新论》就是秉承这样一种精神，推陈出新，起到了一种促进和推动中医发展的作用。

颜正华　北京中医药大学

庚寅新春

发皇古义　融汇新知

——代序

　　甲子新春，读得原中日友好医院副院长印会河教授近著《中医内科新论》，欣喜不胜。本书发皇古义，融汇新知，遵古而不泥古。集作者家学、师承及本人从事中医临床四十年之体会，结合典型案例，以中医传统理论为主，阐发辨证论治之精旨；并从实际出发，结合现化医学的诊断，作出辨证分型论治的归纳：主论多具新意。方药贴切入扣，读后深受启迪。爱乐为绍介本书之几大特色，并推荐与读者。

一、密切结合临床，阐发中医传统理论

　　密切结合临床实际是本书的一大特色。作者论述，多宗经旨，但是具体分析上，则从临床实际着眼，对中后传统理论有所阐发。显然，这是作者的丰高临床经验及严谨求实精神的反映。例如，在本书的《外感热病总论》中，列有"温热类湿"一项，病人既感受温热，又兼感湿邪，温热与湿邪共存，临床较为常见。其辨证论治与温热病的卫气营血辨证及湿热病的三焦辨证均有不同。故此需另列一项于前二者之后，并提出化湿、燥湿、利湿与清除温热兼顾的治疗原则，以使临床诊治有所遵循。再如，"从化"问题，作者将其发生原因、条件、传递等情况与体质的关系紧密的结合，论述较为透彻。强调"伤寒化热是在病人体质肠热的基础上发生"，"湿热化燥是在病人阴虚血热的基础上产生"，"湿热化寒是在病人体质阴寒的基础上产生"，温热类湿之从燥化与湿化，也都与病人体质的燥湿有关。将病邪与体质密切结合解释病情"从化"关系，论述较为明确清楚，不仅阐明了中医理论，而且有助于临床辨证分析。尤其是作者在论及肺痿的吐涎沫时，较简明地阐述了沫与痰的区别：痰饮为水湿所化，而沫则属肺燥所生，告诫：若不明辨，误认沫为疾治之"则如火上加油"，并以亲身所见误辨的严重后果，重申痰与沫必须详辨的道理，充分证明了作者临证的丰富经验，对于初涉临床者尤有启发。再如对风湿性心脏病的诊治，当前辨证重视"风痨发热"者不多，作者结合自己的临床体会，列风痨发热一类，以养阴清热为法。选方清骨散加减

为治。表明了作者治疗此病匠心独运，确有心得。

二、论述多具新意，荟萃临床精华

本书名曰"新论"，其内容论述确有新意，且又多经作者临床实践而来，书中列举之大量病例亦足资证明。例如，对风热外感的论治，作者体会以邪在皮毛与邪重在肺两者同存者最为常见，故提出治疗应以病情之二者相兼情况而用药，其自制之清解表热方便为此而设。该方为桑菊银翘合方，以桑菊开散皮毛以解在表之热邪，桑白皮、黄芪清泻肺及上焦之实热，热势不退用生石膏以清肺热兼以解肌，肺与皮毛相合，用此甚宜；芦根、杷叶宜肺润肺，两相兼顾，另用山豆根、鱼腥草旨在清热解毒（作者体会，此二者效果较银花、连翘为优）。所举杨姓病例，中期引产后高热，屡投宜肺、调营诸方不效，作者视诊后，辨证为风热在卫，撇却"产后宜温"之论，投清热表热方，一剂热退，二剂身安诸病解。作者论及感冒一证的治疗认为，第一要义使邪热有所开泄，给邪气有外出之路。一曰汗解，指出无汗宜开散发汗，以辛凉为主，挟寒者加用辛温，热重者兼以辛凉，并用薄荷、豆豉之属，以资开散。二曰开肠通便，以苦寒泄降为主。若汗便俱通，则用清热之法，清热之中，首推山豆根、鱼腥草。挟湿浊者宜用苦燥甘寒，而不纯用辛温之剂。这是作者临床经验总结，是资借鉴。另如，作者在论呃逆的发生原因时，除提到注意是否进刺激性食物及用膳过急之外，还提出对于长期呃逆者亦可作为生命垂危的先兆。治法分为四类，均有一定见地。

作者在本书中还结合病毒介绍了"抓主症"方，计三十八药，这乃是作者家传，师承或个人经验经反复验证效果可靠者，其组方原则与作者辨证论治的认识和观点相吻合，这种有论述、有分析、有治法的完整内容，对于临床工作者很有帮助。

三、博采众方，多有发挥

本书论治所选方药除作者自制方外，凡经方、古方、时方、今方的博采施用，且有发挥。例如，作者治疗感冒寒热往来，以小柴胡汤加减为治，其经方去人参大枣之滋补，加用山豆根、鱼腥草清热解毒、生石膏解肌清热保津，且便实者加大黄。此方源于小柴胡汤，双双有的变通其所举感冒发烧病例，缘于大便不通，里热积通之情况，以小柴胡加减方（抓主症方）加大黄治之，里热得清，而获显效。另如，治疗喘咳咽干口燥，用清燥救肺汤，若咳喘阵发，加用僵蚕、全蝎、蜈蚣、地龙，亦具深意。同时，本书还选用了民间所说的单方猪肺薏苡仁汤，变是取肺与大肠相表里之意。所附之验案乃寓腑虚治脏之大旨，很有启发。另如选用之今方，益肾汤、冠心Ⅱ号方、加味金刚丸等，亦是当前常用的有效方，有益于临床治疗之参考。

四、探索中西医结合，中医辨证论治与西医诊断合参

作者在本书自题诗中云："从来科学无夷夏，毕竟人才有古今"，深刻地反映了作者的学术思想和观点，所以，本书具有中西医结合的特点，本书体例，便是以中医病名为纲，西医诊断为目，再以病证结合进行分类，这很适于临床医生参考。在书中的论治观点与临床治疗方面都有上述情况。如在咳喘总论中，作者强调了咳嗽、气喘、哮喘的发病，均以肺为主（包括气管、支气管、肺泡），并提出临床上三者常相兼并见。再如，消渴病，一般常以把糖尿病与之等同起来，而本书则不仅提到了糖尿病、尿崩症，而且提出了甲亢亦应归入此类的认识，很有见地。在治疗上本书采用的方药，亦有中西医结合的思想。如治疗胃下垂，作者用补中益气汤加枳实。补中益气汤属补脾升阳之方，而枳实属实验证实有增强平滑肌收缩之作用。再如，作者在治感冒时，善用山豆根、鱼腥草，亦是从两药具有较强消炎作用考虑，而运用于治疗上呼吸道炎症和发热的。

总之，本书具有较鲜明的特点，它既是中医内科新论，也是一本非常实用的中医内科临床手册。

陈可冀　周文泉

甲子新春

陈 序

——第二版序

北京已是金秋时节了，一天，在中日友好医院心血管病中心工作的我的学生徐浩主任医师发来手机短讯，云印会河教授将有新著面世，欲觅我写序，并云印老的夫人将送材料来面谈。我旋即回话，我很想念印老，下周我去看望他，家人不必来了。这是因为印老是我十分敬重的中医界有真才实学的一代名医，他出自靖江中医世家，对中医学术有深沉的爱，而又能博古通今，察远照迩，是一名具有丰富临床经验的医学家，我应当主动去请教他才是。隔不几天，我和徐浩、谢元华博士到中日友好医院干部病房看望了他。

印老为人耿直而随和，淡泊名利，虚心向学，与时俱进，能融汇中西，服务病家，具有人品与观念的两重魅力。1958年他编著的《中医学概论》，实为当年第一部高等中医药院校中医理论的开篇教材，享誉海内外。1982年出任中日友好医院首届副院长。1983年，名著《中医内科新论》问世，该书以其承仲景之学，注重"抓主症"，辨证论治，条理清晰，体现温故出新，实践出真知，历久弥新的精髓。出版后，甚受欢迎，重印多次。印老曾赠我一册，书中诗句："闻鸡慷慨莅燕宁，不习鱼虫不竞名。只觉医林方殿殿，欲凭爝火振明明。从来科学无夷夏，毕竟人才有古今。愿作长风扬万里，好浮鲲翮上霄青。"当年令我感受至深，诵读多遍，看到了他的质朴求实，豁达大度，宁拙勿媚的精神，至为难得。

十九世纪国学一代宗师钱穆先生，为了弘扬中华文化，在香港创办"新亚书院"，并曾有《钱穆作品系列》之作，其中《国史新论》一书，也强调"新"与"论"，与印老著作名称不谋而合，旨求通今，义取博古，"抓主症"而通于实际应用，可谓开风气之先。

今印老在卧病中，授讲补充，并由其继承学子整理成《印会河中医内科新论》，实大有益于广大中医及中西医结合医生在临床实际中学习参考，相信大家读后必有豁然开朗之感也，是以为序。

中 国 科 学 院 院 士
中国中西医结合学会名誉会长　　陈可冀　谨识

己丑仲秋前六天

于北京西苑

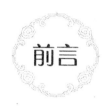

前言

　　印会河教授1978年被原卫生部评为全国第一批名老中医药专家，他14岁即开始学习中医，在其父亲的严格教导下，系统地攻读各种中医书籍，特别是经典中医古籍，为他今后医疗生涯打下了良好的基础。

　　印会河教授回忆说："父亲给病人诊治疾病时，将我带在身边，言传身教，得到了亲传。父亲是闻名遐迩的医生，是江南孟河学派创始人之——费伯雄的第三代传人。父亲善治疑难重症，我学到了许多真知，为今后攻克疑难重症打下了坚实的基础。"

　　印会河教授17岁时即在家乡悬壶济世，数十年来，积累了不少的医疗经验，并不断在全国各级刊物上发表文章，受到中医专家学者的称赞，在中医界有一定的影响。

　　他常对我说，不愿把这些经验的结晶储藏在个人的脑海中，他愿毫无保留地奉献出来，为广大患者解除病痛。此愿望如何实现，在他的脑海中不断思考和孕育，最后得出答案是"著书"。他不想走人云亦云的旧套路，希望能写一本与现有书不同、别具一格、理论联系实际的中医内科著作。历经多少不眠的夜晚，他终于写成《中医内科新论》。本书第一版于1983年出版发行。这部专著出版后，收获潮涌好评，重印多次，仍供不应求。读者纷纷来信赞扬书稿简明通俗易懂、实用性强，书中的处方，拿起来就能用且疗效显著。书中的38首抓主症方更是备受推崇，这对印会河教授鼓励很大。中医界的专家学者、临床家也对本书的学术和临床价值给予了很高的评价。1991年8月25日，《人民日报》刊登了记者颜世贵先生（时任人民日报北京记者站站长，人民日报高级记者）对印会河教授的专访，文中引用了一些专家学者对《中医内科新论》的评价。

　　广州中医药大学罗元恺教授说，此书内容新颖，不流俗套，温故之下必有大量的"新"，这一"新"字不是标新立异，不是牵强附会，而是从实践中丰富了固有的理论。

　　中国科学院院士、国医大师、中国中医科学院首席研究员陈可冀说，本书发皇古意，融会新知，尊古而不泥古，将著作者家学、师承及本人从事临床四十年之体会和盘托出，阐发辨证论治的精旨，并以实际出发，结合西医学的诊断，作出辨证分型归纳。它既是中医内科新论，也是一本非常实用的中医内科临床手册。

北京中医药大学中药学专家、国医大师颜正华教授说，该书医正时弊，不走人云亦云和唯古人马首是瞻的道路，在立方用药上独具特色，有古方今用的加减内容，但同时也有独具匠心的经验良方，并采纳了民间验方和单方效药，众流归海，汇成了"抓主症"之方。

2010年，《印会河中医内科新论》第二版出版，增添了自1983年第一版出版后印会河教授积累的20多年典型成功案例，并收录了他公开发表的一些代表性文章，如《论清理肠道方》《论肺痿和肺痈》《论肝性腹胀》《论疏肝散结方》等，使读者获得治愈相关病种的理论依据。但这本深受中医界欢迎的专著很长时间读者见不到了，有许多读者、朋友希望能再版。今有中国医药科技出版社范志霞副总编慧眼识珠，决定再版此书，似春雨滴在干涸的土地上，令人欣喜。为此我感谢中国医药科技出版社所有为此书出版不辞劳苦做奉献的编辑们。只是印会河教授不幸去世已多年，作为他的妻子，我也是年老体衰，勉为其难地写了以上话。书中难免有疏漏之处，望广大读者不吝指正。

特别说明，对山豆根的用量，印会河教授在20世纪80年代前每剂药曾用至30g（指的是北山豆根），未见过有毒副作用，现行的教材中，用量为6~10g，为了确保用药安全，本书处方及病例中山豆根用量一律改用10g。

孙启基

2020年5月

目
录

上篇　外感热病

下篇　内伤杂病

附录

上篇

外感热病

第一章 总论

一、什么是外感热病

外感热病是人体感受外邪而引起的以急性发热为主的疾病。它包括了现代医学中以高热为主的多种传染病，如流行性脑脊髓膜炎、流行性乙型脑炎、肠伤寒、麻疹等。古代劳动人民在长期与疾病做斗争的过程中，在这些传染病的治疗上，积累了丰富的经验，并总结出了一整套辨证施治的规律，一直都在指导着临床实践，收到了较好的疗效。

中医认为外感热病的发生，是由外感六淫之邪和疫疠之气所引起的。它的特点是发病急、传变快、变化多。在外感热病的防治过程中，必须贯彻预防为主的方针，并努力做到早期诊断和早期治疗。

二、外感热病的分类

中医根据外感热病发生的季节以及所受风、寒、暑、湿等不同病邪的特点，有风温、春温、暑温、湿温、秋燥、伤寒等不同的名称，但从这些病证的本质来说，则又可以归纳为温热（燥热）、湿热、温热夹湿、伤寒四类。现分述如下。

（一）温热

温热病是感受风、热、暑、燥之邪而引起急性发热的一种疾病。由于风、热、暑、燥多属阳邪，阳热耗阴，这就形成了温热病最易伤阴耗血的特点。因此，在温热病的发病过程中，由于正邪斗争，引起阴阳盛衰的变化，一般可见到下列三种情况（图 1-1-1）。

1.阳气亢盛引起相对阴虚

这种情况常见于邪在气分。例如，由高热所致的腹痛拒按、大便燥结的阳盛实热证，亦可以见到潮热、舌苔干燥等阴液不足的症状（如调胃承气汤证）。因为主要的矛盾方面在于阳盛，所以治疗的重点在于泻热通便，便通热泻则阴液自复。

2. 阴液不足引起相对阳亢

这种情况多见于温热深入血分。例如，亡阴失水等阴液大伤，见到发热、颧赤、唇干、齿燥等热象（如三甲复脉汤证）。从整个温病的发展过程来看，这时的主要矛盾方面已转到阴的不足，所以治疗的重点在于养阴，阴液复则阳热自平。

3. 阳盛阴虚

这种情况常见于气营同病。例如，大便日久不行、腹痛拒按、暮热心烦、舌绛而干、脉细数（如增液承气汤证），这是津枯邪实、阳盛阴伤之证，必须泻热救阴同时兼顾，所以治疗重点在于攻补兼施，补液以养阴，通便以泻热。

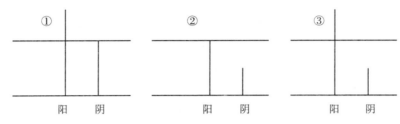

图 1-1-1 温热病发病过程中阴阳盛衰变化简图

上横线表示正常的阴阳平衡度。图①表示阳盛而阴未虚，但相对地已见到阴虚，治疗时需用清泻邪热之法，泻去有余的邪热，而使阴阳达到相对的平衡；图②表示阴虚而相对地见到阳亢，阳非真亢，阴是真虚，治法必须重在养阴滋液，使阴气升到正常度，则阴阳可以相对地平衡而病愈；图③表示既有阳亢的一面，又见阴气真虚，治疗时必须既清泻其邪热之有余，又补助其阴液之不足，采取攻补兼施之法。本文所指的"攻"是指除邪，即清除邪热，而"补"则基本上是养阴滋液而补助正气。

（二）湿热

湿热是以感受湿邪为主，湿郁化热的一种外感热病。热由湿生，所以它的特殊性在于以下几点。

1. 热从湿生，湿先于热

本病临床上一般先见湿象，初起以恶寒重、发热轻及身体重、痛为主症，同时可见胸闷不饥、脘腹胀满、大便溏滞不爽、小便短少等一派湿象。这是湿邪初恋，尚未化热，几天以后才能出现午后身热的热象，而且这种热的上升，也比较缓慢。

2. 湿热混杂，不易分离

湿热病的热存在于湿中，湿与热分离不开，所以它的见症为发热、恶寒，一般都是混淆不清的，如临床所见身热不扬、似寒觉热、似热觉寒、寒热模糊、身重、胸脘痞闷、不思饮食、肠鸣、大便溏滞等。

3. 湿为阴邪，阴盛伤阳

湿为阴邪，其性腻浊，最易耗伤阳气。身重头蒙、耳聋、神呆、消化迟钝等，都是由于湿邪伤阳，使人体各部功能减弱所造成。

4. 湿热为病，重在治湿

由于有湿才有热，湿去，热便无从产生。所以本病的治疗，重点在于用宣化和清利湿浊的方法，以治湿为主。如果重点放在治热上，常易造成阳气伤亡的后果。因此，辛温发汗和苦寒攻下，都为本病所忌用。如果热象比较明显，也只宜在治湿药中加黄连、黄芩等一二味苦寒药，取其苦以燥湿，寒以清热。

（三）温热夹湿

本病是既感温热又感湿邪，温热与湿同时存在的一种外感热病，所以它既有温热病的高热、口渴、心烦、神昏、动风、失血等阳热症状，同时又有恶寒或阵阵寒战和一身重痛、脘腹胀满、吐泻腹痛、苔腻等阴湿的症状。因其温热和湿同时存在，所以在治疗上也要双方兼顾，一方面化湿、燥湿、利湿，一方面清除温热。

（四）伤寒

伤寒是指伤于"寒邪"而发生的热病。它与温热病的区别主要在于初起时寒重热轻，以阴盛伤阳为其特点。治宜用温散或和解表里。

三、外感热病的辨证论治

中医历来对外感热病的辨证论治，采用卫气营血、三焦（指上、中、下三焦）、六经（指太阳、阳明、少阳、太阴、少阴、厥阴）三种不同的辨证方法。卫气营血辨证可用于温热病，三焦辨证则用于湿热病为宜，六经辨证用于伤寒病。伤寒虽然是伤于寒邪，但仅是寒邪在表的太阳证阶段以恶寒重、发热轻和寒邪侵入半表半里的少阳证阶段以寒热往来为其特点。此外，寒邪进一步传里，化热入于阳明后，即转化成为温热病，与温热病在气分基本相同。至于三阴经的阴寒证，已脱离了外感热病的范畴，临床多属于内科杂病，因此，这里仅将伤寒的太阳证和少阳证附于卫分证之后。另有温毒一证，外症显有红肿，与一般温热病有异，故一并附上，其余诸病不作阐述。

关于温热夹湿，目前临床所用的是根据病型来辨证。它既不同于温热病的卫气营血辨证，也不同于湿热病的三焦辨证，所以把它列于卫气营血和三焦辨证之后。

（一）卫气营血辨证及论治

卫气营血是温热病在发展变化中常见的四个阶段，在一定的程度上也是四个重要证型。这四个阶段的证型，给人们指出对温热病的辨证治疗规律，根据这个规律去进行辨治，就能做到"有的放矢"。

1. 邪在卫分

温热病重点只分热在气、在血。卫分是温热病邪在气的轻浅阶段，一般见于温热病的早期，病位在皮毛和肺，也就是温热病的在表阶段，它的主要见症是：恶风寒或微恶风寒、脉浮数、发热、口不甚渴或竟不渴、咳嗽少痰或痰出不爽，其中重点症是恶风寒和脉浮。至于发热，也可以说是更重要的，因为没有发热就不称其为外感热病。但是这个症状在卫分则不应突出，因为卫分证不过是温热病中的一个类型，在这里面有一个整体和局部的关系问题。在外感热病这个整体里，温热病是一个局部，在温热病这个整体里，卫分又只能是局部，局部是在整体的范围以内，但局部又有它的特殊矛盾。

在卫分证中，又要分温热重在皮毛、重在肺、重在表邪郁热三种类型。这三种病的治疗方法，主要都是以辛凉解表为主。辛味药是用来解表的，也就是给病邪以出路，使它从皮毛汗孔得到解散；凉性药是用来去热的，使热去阴液不受耗伤，有清热保津的作用。但由于病情和病位的重点所在不同，解决矛盾的方法也不能一致。

（1）重在皮毛

[**常见症状**] 微恶风寒，发热，脉浮数，口微渴，或有咳嗽、咽痛、痰出不爽等。

[**病症分析**] ①微恶风寒：这是与热相对而言的，指恶风寒比发热要轻一些。这个恶风寒症状的起因是由于风、热、燥等病邪从外感受，袭于皮毛，伤害了人体卫气的"卫外"功能，不能适应外界气温与发挥人体调节寒温的作用，故而出现恶风寒或微恶风寒。

②发热：发热是由于外邪侵入人体以后，正气起而抗争的反应。当卫气与外邪进行斗争的时候，就出现以表热为主的发热。

③脉浮数：脉浮指病在表，脉数指病属热。

④口微渴：口渴是温热伤津的表现。因病邪在表，未深入里，伤津未甚，故口微渴。

⑤咳嗽、咽痛、痰出不爽：都是以肺为主出现的症状，咳嗽是由肺气不宣引起；咽喉是肺之门户，肺热上炎故咽痛；痰出不爽是肺津受损的表现。因肺与皮毛相表里，皮毛与肺之关系甚密，故病在皮毛为主，乃常见肺的症状。

[治法] 清热散风。

[方药] 银翘散。

金银花15g，连翘9g，竹叶6g，淡豆豉12g，荆芥6g，桔梗9g，薄荷3g（后下），甘草6g，牛蒡子9g，芦根40g。

[方解] 金银花、连翘、竹叶，清热解毒；淡豆豉、荆芥、薄荷，解表散风，使邪热从皮毛而散；桔梗、甘草、牛蒡子，宣肺清热祛风痰、利咽喉，使肺部之邪热得以外散；芦根清热润肺，保护肺津不受损害。

[加减法] 热甚加生石膏30g以清热保津；咳嗽加杏仁9g以润肺止咳；鼻塞咽痛加鱼腥草30g，山豆根10g以清解肺系热毒。

（2）重在肺

[常见症状] 咳嗽少痰，痰出不爽，咽痛，微恶风寒，微发热，口微渴，脉浮或有微数。

[病症分析] ①咳嗽少痰，痰出不爽：是肺受到外邪的影响，主要是邪犯皮毛的影响，因邪属外感燥热，甚易伤津使肺失润泽，故咳嗽少痰，或痰出不爽。

②咽痛：温热重在于肺，咽喉是肺之门户，故常见咽痛。

③微发热：因本病重在于肺，不是以皮毛为主，故发热常甚轻微，或发热不显。

④微恶风寒、口微渴、脉浮或有微数等均可参考前条。

[治法] 宣肺散风热。

[方药] 桑菊饮。

桑叶9g，菊花9g，薄荷3g（后下），桔梗9g，生甘草6g，杏仁9g，连翘9g，芦根30g。

[方解] 桑叶、菊花、薄荷，宣透风热；桔梗、生甘草、杏仁，宣肺气、利咽喉、止咳化痰；连翘清泻邪热；芦根清肺润肺。

[加减法] 口渴加麦冬9g，石斛9g以生津润肺；心烦加栀子9g，淡豆豉9g以清宣郁热；鼻塞咽痛加山豆根10g，鱼腥草30g以清解肺系热毒。

（3）重在表邪郁热

[常见症状] 发热、恶风寒、无汗、心烦、口渴，或兼见咳嗽、头痛、脉象

浮数、苔微黄。

［**病症分析**］①发热，恶风寒，无汗：本条的无汗，是突出的症状，因无汗为邪客皮毛，卫气被郁于里的象征。卫气被郁，则不能外达皮毛而执行"卫外"的任务，故其恶风寒即较为明显。且因卫气被郁于里，而易见里热见症。

②心烦，口渴：热郁于里而见里热，故有心烦；里热伤津，故见口渴。

③咳嗽，头痛：咳嗽是皮毛之邪影响于肺的表现；头痛则是由于表邪郁闭，腠理不通，荣卫失其周流，不通则痛。且热郁于里，阳热上升（阳主升），邪无出路，故见头痛。有时并可见身痛，亦因腠理荣卫不通之故。

［**治法**］解表清热。

［**方药**］葱豉桔梗汤。

葱白 30g，淡豆豉 12g，桔梗 9g，薄荷（后下）3g，栀子 9g，连翘 9g，竹叶 6g，生甘草 6g。

［**方解**］葱白、淡豆豉、桔梗、薄荷，解散表邪、微发汗、透里热；栀子、连翘、竹叶、生甘草，清泻邪热以除烦渴。

［**加减法**］咽喉痛甚，加山豆根 10g，牛蒡子 12g。

附一　伤寒太阳、少阳证

太阳、少阳证是外感热病初期反映寒象为主的两个证型。

1. 寒在太阳

（1）表实证

［**常见症状**］恶寒无汗，发热轻，头项强痛，身痛，脉浮紧，舌苔薄白，口不渴。

［**病症分析**］恶寒无汗：由于寒邪侵及太阳膀胱之经所引起。膀胱主表，为寒水之腑，寒邪袭表，乃伤太阳之经，故称太阳经病。因病属阴寒之邪所伤，以阴伤阳，故恶寒重。寒主收引，在表之腠理闭塞，故无汗。

发热轻：因病属阴寒之邪所伤，故发热甚轻。

头项强痛：足太阳膀胱经脉从头顶挟脊下行，故寒邪袭太阳之经，使经脉收束，乃见头项强痛。

身痛：寒邪客表，荣卫失其流畅，故见身痛。

脉浮紧：脉浮反映病在于表，脉紧说明病中有寒、有痛。

舌苔薄白，口不渴：苔薄说明病在表，白色苔说明病属寒；口不渴反映邪属阴寒，体内津液不伤，故口不渴。

［**治法**］发表散寒。

［**方药**］苏羌解表汤。

紫苏叶 9g，羌活 9g，荆芥 9g，防风 9g，葱白 30g，淡豆豉 12g。

[方解] 紫苏叶散寒而兼理气；羌活散寒而兼祛湿；防风、荆芥，散寒而兼散风；葱白、淡豆豉，发汗散寒。

[加减法] 头痛、身痛甚者，加白芷 9g，细辛 4.5g。

（2）表虚证

[常见症状] 自汗，脉浮缓。其余症状同表实证。

[病症分析] 自汗：自觉恶风寒时而出之汗叫作自汗。自汗与热汗不同，前者是由于卫阳虚弱，不能摄纳精微，故使汗自出；而后者乃热蒸汗出。前者多属寒证，后者则为热证，不可混淆。

脉浮缓：浮脉反映病在于表，缓乃虚缓不甚有力之脉，常为气虚，浮缓则为在表卫气之虚。

[治法] 调和营卫。

[方药] 桂枝汤。

桂枝 9g，芍药 9g，炙甘草 6g，生姜 9g，大枣 4 枚。

[方解] 桂枝、芍药，调和营卫；生姜、大枣、炙甘草和胃补脾。

[加减法] 汗多身痛，加黄芪 15g，倍用芍药。

（3）表寒里热证

[常见症状] 无汗，身痛，烦躁，口渴甚。

[病症分析] 无汗，身痛：说明表实，腠理闭塞，卫气不能达于表与皮毛。

烦躁，口渴甚：说明里热不能外散，被郁在内，扰心而致烦躁，伤津而致口渴。

[治法] 解表清里。

[方药] 大青龙汤。

麻黄 9g，桂枝 9g，杏仁 9g，甘草 6g，生石膏 30g（先煎），生姜 9g，大枣 5 枚。

[方解] 麻黄、杏仁，开肺气以发散表邪；生石膏清里热而除烦渴；桂枝、甘草、生姜、大枣，助阳气以鼓邪外出。

[加减法] 如兼见咳喘咽痛，可于前方中减去生姜、桂枝，加鱼腥草 30g，山豆根 10g，以清肺解毒。

2. 邪在少阳

[常见症状] 寒热往来，胸胁满痛，口苦，咽干，目眩，耳聋，或兼呕吐、苔白、脉弦。

[病症分析] ①寒热往来：伤寒在表为寒，入里为热。邪在少阳，是在半表半里之枢。正气抗邪，捂抗方甚，邪被鼓而向表则阵寒，正被伤而邪向里则阵

热，热已汗出，寒又来复，故形成了寒热往来。

②胸胁满痛，耳聋：足少阳胆的经脉络于耳，其直行者沿胸胁过季肋……故邪在少阳，常见胸胁满痛和耳鸣耳聋。

③口苦，咽干，目眩及呕吐：苦为胆之味，胆热气升，故见口苦；邪在少阳，已兼里热，故见咽干；肝开窍于目，而肝胆为表里，故少阳胆经病可见目眩；胆热常引起胃失和降，故见呕吐。

④苔白，脉弦：邪在少阳，寒热参半，邪未尽入于里，故仍可见白苔；弦为肝脉，而肝胆为表里关系，故胆病仍多见弦脉。

［治法］两解寒热。

［方药］小柴胡汤减味。

柴胡 9g，黄芩 9g，半夏 9g，生姜 9g。

［方解］柴胡、黄芩，清肝胆之热；半夏、生姜，温胃散寒。

附二 少阳兼里

［常见症状］发热寒战，胸闷口苦，腑实不便等。

［病症分析］见"邪在少阳"。

［治法］发表攻里。

［方药］大柴胡汤加减。

［方解］柴胡、黄芩清肝胆之热，半夏温胃散寒，大黄、枳实通腑泻热。大便不通，邪热无去处，无异于闭门留寇；用大柴胡汤加减发表攻里，大便一通，发热逐减；在此基础上，再加清热解毒及辛凉甘寒之品。

［加减法］夹湿浊者用栀子、黄芩，取其苦以燥湿、寒以清热；夹温燥者用生石膏，取其甘寒凉润。

［病例］李某，女，19 岁，1993 年 7 月 1 日初诊。

患者于 1 个月前预防接种流行性乙型脑炎疫苗 2 天后，即出现发热，最高达 39.4℃，呈弛张热，伴寒战、头痛，但不吐，胸闷胸痛，大便干，3 日一行。舌红，苔薄黄，脉弦滑。血常规：白细胞 3.5×10^9/L，中性粒细胞 0.51×10^9/L，淋巴细胞 0.44×10^9/L，嗜酸粒细胞 0.05×10^9/L，血红蛋白 130g/L，血沉 24mm/h。尿常规：蛋白（++），红细胞 8~11/HP。心肌酶谱（－）。B 超示脾大。X 线胸片（－），心电图（－），肥达反应（－），外斐反应（－），类风湿因子（－），抗 O 正常，疟原虫（－），OT 试验（－）。查 3 次血培养，其中 2 次为伤寒沙门菌。经用青霉素、庆大霉素等多种抗生素以及清开灵，并外用乙醇（酒精）擦浴等均无效。有关科室会诊曾提出"怀疑伤寒""怀疑巨细胞病毒、柯萨奇病毒、EB 病毒等感染"，也有提出恶性组织细胞增生症等。

西医诊断：发热原因待查，怀疑伤寒。

[中医辨证] 少阳兼里证。

[治法] 发表攻里。

[处方] 柴胡10g，半夏10g，黄芩10g，赤芍30g，枳实10g，大黄9g（后下），生石膏45g（先煎），知母10g，青蒿15g，白薇12g，生何首乌30g，佩兰15g。服4剂。

二诊：服药后大便已畅解，体温已下降至37.4℃，余症均减轻。舌脉同前。

[处方] 生石膏60g（先煎），知母15g，生甘草12g，柴胡10g，半夏10g，黄芩12g，桑白皮15g，桑叶10g，板蓝根30g，鱼腥草30g，黄芪30g，太子参30g。

服上方3剂，至7月9日体温正常，诸症消失，痊愈出院。

附三　温毒

温毒是指外感热病中既有较为强烈的传染性，而又在外观皮肤上出现红、肿、热、痛等属于"毒"性象征的一类病变。广义讲，应包括麻疹、天花、疫喉、烂喉丹痧、白喉等在内，但一般只局限在腮腺炎（发颐，一名虾蟆瘟）和大头瘟等属于"天行时毒"的范围之内，由于本病一般都有明显的恶寒发热或寒热往来，故而把它附于卫分证之后进行讨论。

[常见症状] 在局部皮肤发现红、肿、热、痛，并伴有恶寒、发热或寒热往来。

[病症分析] 皮肤表面出现的红、肿、热、痛，一般为六淫中的"外火"。有恶寒、发热或寒热往来等症，则又基本上与表证或半表半里有关。

痄腮（腮腺炎）的特征是两侧或一侧腮腺肿痛焮热，甚至影响张口，严重时可并发脑膜炎、睾丸炎或卵巢炎等。大头瘟则是丹毒的一种，其发病部位常局限在头部，最多不超过前颈后项的部位，发展迅猛，能在甚短时间（3~5个小时以内）使人头面红肿庞大，如箕如斗，变得面目全非。病愈肿消，则皮肤紫黑，干燥结痂，最后全部脱痂，转现新的皮肤。

[治法] 清瘟解毒。

[方药] 普济消毒饮。

黄芩9g，黄连6g，牛蒡子9g，玄参15g，生甘草9g，桔梗9g，板蓝根15g，升麻9g，柴胡9g，马勃3g（布包），连翘9g，僵蚕9g，薄荷3g（后下）。

[方解] 黄芩、黄连、连翘，清泻热毒之邪；生甘草、桔梗、牛蒡子、马勃，清宣肺气，解散温毒；升麻、柴胡、薄荷，升清气以散毒邪；板蓝根清解疫毒；僵蚕解散风毒；玄参滋阴退热。

[加减法] 腮腺炎肿痛甚者，加夏枯草15g以散结消肿，局部外敷紫金锭（醋

磨）；大头瘟外敷水芭蕉膏（即水芭蕉叶捣烂敷肿处）。前两病如有大便闭结，均须加大黄 9g 以清泻疫毒之邪。

2. 邪在气分

温热入于气分，这是病邪深入于里，是温热在气的较为深重阶段。它的主症是：不恶寒，但恶热。因为热已入里，不在皮毛，因此，就不再有恶风寒的症状，又因热入于里，所以恶热的现象更为明显。

温热病入气分的来路大致有两条：一从卫分传来，即先见恶寒发热，而后才转变为不恶寒，但恶热；二是温热直入气分，即没有经过恶风寒或微恶风寒的卫分阶段，开始就是但热不寒的气分见证。热入气分属于里热。由于热入于里的部位不同，所以气分之热又可分为肺热、胸膈热、肝胆热、胃热（肌热）和肠热等。

（1）温热在肺

以肺热、咳喘、胸痛、口渴、汗出不解热、苔黄、脉数等症状为主。其中又可分为以下三个重点证型。

①肺热咳喘

[**常见症状**]咳喘，喉间有痰声，痰少不易咳出。

[**病症分析**]a.肺热则气逆不降，故发咳喘。

b.热灼咽喉，呼吸不利，故喉间有痰声。

c.热伤肺津，肺失清润，故痰少不易咳出。

[**治法**]宣降肺热。

[**方药**]麻杏石甘汤。

麻黄 9g，杏仁 9g，生甘草 9g，生石膏 30g（先下）。

[**方解**]生石膏清降肺热，配麻黄、杏仁，能宣肺定喘；甘草生用清热润肺，保护肺津。

[**加减法**]咳喘甚，加桑白皮 12g，葶苈子 9g，以泻肺热。

②咳吐脓血

[**常见症状**]胸痛，呼吸咳嗽痛甚，睡卧时转侧不利，咳吐痰腥，中带脓血。

[**病症分析**]a.肺络停瘀，故见胸痛，呼吸咳嗽时痛甚。

b.瘀停肺之一侧，故睡卧时转侧不利。

c.热伤肺络，血瘀成脓，故痰腥，中带脓血。

[**治法**]祛瘀排脓。

[**方药**]苇茎汤。

桃仁 9g，薏苡仁 30g，冬瓜子 30g，芦根 30g。

[**方解**] 桃仁祛瘀通络；薏苡仁、冬瓜子清肺排脓；芦根润肺清热。

[**加减法**] 胸闷加葶苈子 9g 以泻肺；胸胁痛甚加赤芍 30g，丹参 15g 以活血；肺热甚加桑白皮 9g，地骨皮 12g，以降热；脓多加桔梗 9g，生甘草 6g，以助排脓；表证不罢加金银花 15g，连翘 9g；热甚加生石膏 30g，以清热保津。

③燥热咳喘

[**常见症状**] 咳喘无痰，或咳吐白色泡沫，质轻而黏，甚难咳出，常咳逆连声，状似顿咳，咽喉干痛，甚则引起干呕或咯血。

[**病症分析**] a.咳喘无痰，或咳吐白色泡沫，质轻而黏，甚难咳出，常咳逆连声，状似顿咳，咽喉干痛，乃因肺燥所致。

b.咳吐白色泡沫，甚难咳出，质轻而黏：由温燥之邪所引起，属阳属热，是"肺热叶焦"所造成的，比之干咳无痰，更为燥热，其与水泡痰之属于寒饮者不同。因水泡之痰，咳之易出，落地成水，乃水饮所成，因寒而生。两者一水一沫，必须严格区分。

c.咳喘连声，状似顿咳：这是因为无痰或吐白沫，常因病人自觉有痰，但咳之不出，故必连声咳嗽，咳甚则致喘，有时似小儿顿咳（即百日咳）作痉挛性的咳嗽。

d.咽喉干痛：是因病属燥咳，而连声不断，又易咳伤咽喉，故致咽喉干痛；甚则咯血及干呕，均由燥咳过甚所造成，无特殊意义。

[**治法**] 清肺润燥。

[**方药**] 清燥救肺汤。

沙参 9g，麦冬 9g，石斛 9g，生石膏 30g，杏仁 9g，阿胶 9g，生甘草 6g，桑叶 9g，枇杷叶 9g，黑芝麻 9g（捣）。

[**方解**] 沙参、麦冬、石斛，清肺润肺；桑叶、枇杷叶，宣肺透邪；杏仁、生石膏，清降肺气；黑芝麻、阿胶，养阴润肺，兼能止血；生甘草，止咳，调和诸药。

[**加减法**] 鼻塞咽痛，加山豆根 10g，鱼腥草 30g，以清肺解毒。

（2）热郁胸膈

[**常见症状**] 胸中闷胀，阵阵烦热，时觉气恼，不能安睡，脉数，苔黄舌红。

[**病症分析**] 胸膈是指胃脘以上至前胸部的一个空腔而言，亦称胸廓，不包括任何脏器，但它和周围的肺、胃、肝、胆等都有联系。故而温热之邪侵入胸膈以后，它就会影响到周围的脏器而出现症状。由于胸膈是一个盲腔，因而热入以后，就易闭郁在内，外透不得，全部入里也有一定的困难，且邪热因闭郁而产生热胀

烦闷，这就是古人所说的"虚烦懊恼"的由来。本证所举的常见症状，如胸中闷胀、阵阵烦热、时觉气恼、不能安睡等，无非是说明"虚烦懊恼"的具体见症。其中"虚烦"是指热邪未结聚成实，即大便尚通，而见心烦闷胀的症状；懊恼者是因为邪热被郁在胸膈这一盲腔以内，热本身是会产生膨胀的，膨胀时就要自找出路，向上向外，它就要干扰肺和皮毛，热不能从皮毛外泄则欲汗而不得汗；向下向内找出路它就要干扰到胃，热不能从胃下泻，它就又产生温温欲吐而不能吐、烦闷不安、不能安睡等胃不和症状；此热对两旁的肝胆经脉产生影响，而肝胆是寒热、表里之间的枢机，故又出现阵阵烦热、满闷的热象。它影响了肝的疏泄功能，故又产生气恼。气恼实际上就是前"懊恼"的同义词，就是看到什么东西都能生气。

［**治法**］清透郁热。

［**方药**］栀子豉汤。

栀子 12g，淡豆豉 12g。

［**方解**］栀子清泻里热，淡豆豉透热于外，表里双解，热不郁则烦闷自除。

［**加减法**］胃脘痞结，加枳实 9g；呕吐加生姜 9g；若大便燥结，舌苔黄燥，脉实有力，就改用清透攻下合方，如凉膈散：大黄 9g（后下），芒硝 12g（分冲），栀子 9g，连翘 9g，黄芩 9g，生甘草 6g，薄荷 3g，竹叶 6g。

（3）热在肝胆

［**常见症状**］躁烦大热，呕吐不眠，头痛项强。甚或发斑，发黄，狂乱，苔黄，脉数。

［**病症分析**］①躁烦大热，呕吐不眠：是热郁肝胆引起。热在肝则肝气横逆而躁烦，热在胆则胆气内乱而不寐；呕吐是肝胆之热横干胃气，使胃气上逆而引起。

②头痛项强：肝胆之火，上攻巅顶则头痛；肝主筋膜，筋膜强急则项强。

③发斑，发黄，狂乱：热扰于肝，肝血不藏则发斑；热扰于胆，胆汁逆入血中，则发为黄疸；肝气横逆，热扰于心，则发狂乱。

［**治法**］清泻肝胆。

［**方药**］黄连解毒汤加味。

黄连 6g，黄芩 9g，黄柏 9g，栀子 9g，龙胆草 9g，柴胡 9g，大青叶 30g。

［**方解**］柴胡、黄芩、龙胆草、栀子，清泻肝胆之热；黄连泻热止呕；黄柏泻火坚阴；大青叶清热解毒。

［**加减法**］便秘加大黄 9g；呕吐甚加玉枢丹 1 粒（冲）。

（4）温热在胃（肌热）

［**常见症状**］大热，大汗，大渴，脉洪大，舌苔黄燥，心烦。

[**病症分析**] ①大热：全身大热，不恶寒，此为里热。此热一般重在肌肉，是与皮毛相对而言，皮毛属表，肌肉即为里。皮毛由肺所主，而肌肉则由脾胃所主。脾阴而胃阳，故阴寒之邪在于肌肉时，常以伤脾称之，而阳热之邪入于肌肉，则称胃热。本病所称温热在胃，实包括肌肉而言，故本病亦称肌热，治法亦称"解肌"。

②大汗：里热熏蒸，迫津外出，故见大汗。

③大渴：多汗损津，急需补充水液，故见大渴。

④脉洪大：躯体内热充斥，气血涌盛，血流急速，故脉洪大。

[**治法**] 解肌清热。

[**方药**] 白虎汤。

生石膏 30g，知母 9g，甘草 6g，粳米 30g。

[**方解**] 生石膏、知母，清肌热，使热退汗止，津不外失，根据热淫于内，佐以苦甘的原则，用甘草味甘调中散热，调和诸药，再加粳米之甘味保护胃气且能佐制生石膏、知母之寒凉。则"四大"症状可除。

[**加减法**] 多汗表虚而见脉虚、恶风的，加沙参、麦冬各 9g，以益气补津；咳嗽、咽痛加山豆根 10g，以清热解毒。

（5）温热在肠

①肠燥便秘

[**常见症状**] 大便燥结不通，或纯便清水，潮热汗出，腹痛拒按，尿赤舌干，脉沉实。

[**病症分析**] a.大便燥结不通：由于温热耗阴，水津不能润滑肠道，故大便燥结不通。

b.纯便清水：与水泻不同，水泻便稀，中有粪便；而纯便清水，则为泻无粪便的清水。这种情况，古人叫它"热结旁流"，意思是热结便燥，清水是从燥粪旁边流出来的。其实不然，因为水流肠滑，燥粪即应润滑而下，但此病下利清水，燥粪仍结在内，故非旁流可知。笔者认为：燥粪结在直肠以上的部位，在燥粪以下的肠道，空而无粪，但里热熏蒸，体内的水津又可以夺直肠的空隙处而外渗，从而增加直肠空处之分泌，故而出现纯便清水。这种纯便清水，正是由燥粪所造成的，与大便燥结不通的病理基本一致，仅有燥粪停结部位高低不同，故治疗相同。

c.潮热汗出：潮热指日晡之热，即傍晚热甚。此种热型，常由燥屎内停引起；汗出乃里热迫津外出之征象。

d.腹痛拒按：是实证的腹痛。内有燥屎，故实痛拒按。

　　e. 尿赤舌干：因内热灼津引起。

　　f. 脉沉实：是里实证的常见脉象。

　　[**治法**] 苦寒攻下。

　　[**方药**] 调胃承气汤。

　　芒硝 12g（分冲），大黄 9g（后下），生甘草 9g。

　　[**方解**] 芒硝入阴生水以润肠道；大黄泻实攻热以通大便；生甘草清热润燥以存津液。

　　[**加减法**] 便结日久，津伤太甚，损及营阴，加生地黄 9g，麦冬 9g，玄参 9g，又名增液承气汤，为养阴通便方。

　　②肠热下利

　　[**常见症状**] 泻利频繁，肛门灼热，脉数，口渴，舌苔黄燥。

　　[**病症分析**] a. 泻利频繁，肛门灼热：泻利可以由脾肾虚寒引起，但脾肾虚寒出现的是以寒象为主。本病是以发热为主，且肛门灼热，则明显是热泻无疑。热泻是由肠热迫便下行所引起，又称热利下迫。

　　b. 脉数，口渴，舌苔黄燥：均由里热伤津引起。

　　[**治法**] 清泻肠热。

　　[**方药**] 葛根芩连汤。

　　葛根 15g，黄连 9g，黄芩 9g，生甘草 6g。

　　[**方解**] 葛根解肌热、升津液，治肠热下迫；黄芩、黄连清泻肠热；生甘草清热保津。

　　[**加减法**] 腹痛加白芍 15g；呕吐加生姜汁 5 滴，竹茹 9g。

3. 邪入营分

　　邪入营分是温热入血的轻浅阶段，病位主要在心和包络。它的症状表现重点是：血热和神昏。

　　温热入营大致有三条来路：①由卫分传来，即温热由卫分不经气分而直入于营，又名"逆传心包"；②由气分传来，即先见气分的热象，而后才出现营分的见症；③温热直入营分，即开始没有经过卫分或气分的阶段，而直接出现营分症状。

　　（1）热伤营分

　　[**常见症状**] 舌质红绛，少苔，身热夜重，心烦不寐。或见谵语，脉细数。

　　[**病症分析**] ①舌质红绛：这是血热的可靠标志。外感热病热入营血，舌质基本上都是红绛的。但红绛舌在杂病见者，却不一定都是血热引起的。

　　②少苔：舌苔由胃气所敷布，湿浊所化生。故热在气分时热蒸湿动，舌苔厚

重的较多，而病入营分，则阴血已见不足，湿浊基本上被温热耗灼殆尽，故舌常少苔，甚至光绛无苔。

③身热夜重：白昼属阳，黑夜属阴。热伤营分是阴分已伤，故其热则为昼轻夜重。

④心烦不寐，或见谵语：营热即血热的轻浅阶段，血为心所主，故营热必扰乱心神，而使心烦不寐。谵语是因心神内乱，灵窍受蒙所致。这一部分症状，实多与脑有关，因脑为"元神之府"，而心又是藏神的。

[治法] 清透营热。

[方药] 清营汤。

犀角粉 1g（冲，犀角用水牛角 30g 代，先煎），生地黄 9g，麦冬 9g，玄参15g，黄连 4.5g，竹叶 6g，金银花 12g，连翘 9g，丹参 15g。

[方解] 犀角粉（水牛角）、黄连、竹叶、丹参，清心火退热而安神志；生地黄、麦冬、玄参，养阴生津而充血液；金银花、连翘，清透营热，使从卫气而解散。

（2）神识昏乱

[常见症状] 神昏，心烦，舌绛。深重的可见昏不识人，昏睡不醒；轻浅者仅在夜间心烦神糊，或有半睡状态之呓语。

[病症分析] ①神昏，心烦：同出于热扰心神，灵窍不通。

②舌绛：同出于热扰心神，灵窍不通。但热伤营分型是以营热为主，邪陷于心未深，故神识昏迷不是主要的症状。而本证则以神识昏乱为主，病邪所伤者重点在心（或称心包，因包络是心的外卫，又称宫城）。热伤营分型需以清营为主，而本证则需重在开窍。

[治法] 清心开窍。

[方药] 清宫汤加减。

犀角粉 1g（冲服，犀角用水牛角 30g 代，先煎），连心麦冬 9g，连翘 9g，莲子心 3g，竹叶卷心 6g，石菖蒲 9g。

[方解] 犀角粉（水牛角）、石菖蒲，清心开窍。因古称心为君主，是一身之大主，"主不受邪，受邪则死"，故凡邪入于心而不即死者，均称包络受病。因心包为心之"宫城"，本方汤名清宫，即清心包之意，实际上也是清心。药物诸"心"入心，取其形气相通之意。

[加减法] 昏迷深重，可加用安宫牛黄丸 1 丸，或紫雪丹 4.5g，或至宝丹1 丸，药汁送服。此三种成药的用法是：热甚用安宫牛黄丸；热不甚重用至宝丹；兼见抽搐、便闭，用紫雪丹。一般情况下，可以通用，任选其一则可。

（3）营卫合邪

［**常见症状**］卫分的恶风寒症状未罢，而热已入营，症见舌质红绛，夜热甚，有谵语。或见营热发疹，疹色红润。

［**病症分析**］①恶风寒：营为里热，应不恶风寒，今既见舌质红绛，夜热甚和谵语，而又同时见有恶风寒，是表邪未罢，里热已炽，或为素有营血伏热，复感风寒于表。因为营分和卫分的症状同时存在，故称营卫合邪。

②营热发红疹：疹出于卫，但红疹即与营热有关，故热病中发红疹常为营卫合邪。

［**治法**］两清营卫。

［**方药**］银翘散加减。

银翘散内去荆芥、淡豆豉，加生地黄 9g，牡丹皮 9g，玄参 9g，大青叶 15g，以清营热。

（4）气热发斑

［**常见症状**］高热，汗多，口渴，身发红色斑点，苔黄，脉数。

［**病症分析**］①高热、多汗、口渴，为里热在气，迫津外失所致。

②红色斑点，常为气分热盛，迫血妄行，营热动血所致。

［**治法**］两清气营。

［**方药**］化斑汤。

白虎汤内加犀角末 1g（冲，犀角用水牛角 30g 代，先煎），玄参 15g，以清热凉血。

4. 邪入血分

邪入血分是温热入血的深重阶段。它的病位主要在于肝、肾。伤于肝者常见两种类型：①热迫血妄行，肝不藏血而致出血（包括吐血、衄血、便血、发斑和非时的经血等）；②血不养筋，筋膜强急而造成抽搐动风。伤于肾者主要为失水亡阴的全身脱水现象和病后的阴虚所造成的夜热不眠。

热入血分的来路大致是两条：①由气分传来，即病由气热而直入于血，不经营分；②由营分传来。即先见营分的血热神昏，而后传入血分，热入血分以后就要根据它的几个重点症状来进行辨治。

（1）血热妄行

［**常见症状**］出血（包括吐血、衄血、发斑色紫黑和非时的经血等），血色鲜红或深紫，发热夜重，心烦少睡，手足心烫，舌绛，脉细数。

［**病症分析**］①出血：外感热病中的出血，多由热迫血妄行引起。因血热

则灼伤络脉，流动加速，甚易溢出脉道，发为各种出血。包括皮下出血的发斑（小者为点）在内。其中斑色浅红者，可属营分，而深红、紫、黑斑或出血色深，则均属血分范畴。

②夜热重，心烦少睡，手足心烫，舌绛，脉细数：均为血热阴虚所造成，不过血分的阴虚和血热，均应超过营分。

[**治法**]凉血祛瘀。

[**方药①**]犀角地黄汤。

犀角末 1g（冲，犀角用水牛角 30g 代，先煎），生地黄 12g，赤芍 12g，牡丹皮 9g。

[**方解①**]犀角末（水牛角）清心凉血；生地黄、牡丹皮、赤芍凉血祛瘀以止血。

[**加减法①**]胸胁胀痛或发黄，加黄芩 9g，北柴胡 9g，以清泻肝胆之热；咯血加白茅根 30g，藕节 12g；呕血加黄连 6g，竹叶 9g；便血加地榆 9g，槐角 9g；衄血加栀子 9g，藕节 12g；非时经血加泽兰叶 9g，栀子 9g；发斑加大青叶 15g，玄参 12g；大便燥结加生大黄 9g；病有气热甚高，同时见有出血发斑的，需两清气血。

[**方药②**]清瘟败毒饮加减。

犀角末 1g（冲，犀角用水牛角 30g 代，先煎），生地黄 12g，赤芍 12g，牡丹皮 9g，黄连 6g，黄芩 9g，栀子 9g，连翘 9g，生石膏 30g（先下），知母 9g，生甘草 6g。

[**方解②**]犀角末（水牛角）、黄连、生甘草、黄芩、栀子、连翘，清心火，泻邪热；生石膏、知母，解肌清热；生地黄、牡丹皮、赤芍，凉血祛瘀。热退血宁，则出血发斑自止。

（2）热动肝风

热动肝风，主要是由发热而引起的抽搐动风。大致可有以下两方面情况。

①肝热动风

[**常见症状**]头痛，眩晕，目赤，心烦，发热，口渴，阵阵抽搐，舌质红绛，脉弦数。

[**病症分析**]a.头痛，眩晕，目赤：是肝热、肝阳上亢的反应。肝热上攻于头，故头疼昏晕；肝开窍于目，肝热上攻，故见目赤。

b.心烦，发热，口渴：是肝热扰心与耗伤阴液的表现。

c.抽搐：是肝热而使筋膜强急的表现，亦称动风。

d.舌质红绛，脉弦数：舌质红绛是血热的象征。肝藏血，故血热亦与肝有关；脉数为热，弦为肝脉，故弦数为肝热之脉。

［**治法**］清肝息风。

［**方药**］羚角钩藤汤加减。

羚羊角末 1g（冲，山羊角 30g 代，先煎），钩藤 12g，赤芍 12g，桑叶 9g，生地黄 9g，菊花 9g，芦根 30g。

［**方解**］羚羊角末（山羊角）、钩藤，清肝息风治抽搐；桑叶、菊花，散风热，清头目；生地黄、赤芍，养阴凉血，取"治风先治血"之意；芦根清热生津，以保津液。

［**加减法**］热甚加生石膏 30g；便秘加生大黄 12g。

②气热动风

［**常见症状**］高热汗出，脉实有力，抽搐动风，口渴，苔黄。

［**病症分析**］a. 高热汗出，脉实有力：是热在气分的象征。

b. 抽搐动风，口渴，苔黄：是热动肝风、筋膜强急的表现。

［**治法**］清热定风。

［**方药**］白虎汤加味。

白虎汤加羚羊角末 1g（冲，如无羚羊角可用山羊角 30g 代，先煎），钩藤 12g。

［**方解**］白虎汤清气热，保津液；加羚羊角末（山羊角末）、钩藤以清肝息风。

［**加减法**］大便干燥不解，改用调胃承气汤（大黄、芒硝、甘草）加钩藤、羚羊角。

（3）亡阴失水

［**常见症状**］肢体干瘦，唇舌干缩，齿燥结瓣，鼻干积垢，目陷睛迷，昏沉嗜睡，两颧红赤，肢端厥冷，手指蠕动，脉微细欲绝。

［**病症分析**］①肢体干瘦，唇舌干缩，齿燥结瓣，鼻有积垢，目陷睛迷：是全身水液枯竭的象征。一般局部的水津不足，是为津虚；全身的水津枯竭，即为亡阴失水。

②昏沉嗜睡：乃失水引起的昏睡。

③两颧红赤：是水竭于下（肾水），阳浮于上，是阴阳水火离决不济之象。

④肢端厥冷：此乃阳厥，由于津枯血少，不能荣于四末所引起。

⑤手指蠕动：是津血虚极，不能养筋而引起之虚风。

⑥脉微细欲绝：是津血虚极，不能充心脉而养躯体的表现。

［**治法**］滋阴潜阳。

［**方药**］三甲复脉汤加减。

龟甲 30g（先煎），鳖甲 30g（先煎），牡蛎 30g（先煎），生地黄 12g，甘草

6g，麦冬 9g，白芍 9g，阿胶 9g，火麻仁 9g。

[方解] 龟甲、鳖甲、牡蛎（三甲）滋阴而重在潜阳，使虚火潜降；生地黄、麦冬、白芍、火麻仁、甘草、阿胶，养阴津以治全身脱水。

[加减法] 本方去龟甲、鳖甲、火麻仁名一甲复脉汤，治温热伤阴，大便溏泄；但去龟甲名二甲复脉汤，治阴虚肾不养肝的手指蠕动。本方加五味子 9g，鲜鸡子黄 1 枚（捣碎分冲服），名大定风珠，治阴虚而生的抽动。

（4）夜热不眠

[常见症状] 夜热早凉，烦躁不眠，舌质红，少苔，脉细数。

[病症分析] ①夜热早凉：白昼属阳，夜晚属阴，本病由肾阴虚，津血不足引起，故见夜热早凉。

②烦躁不眠：阴虚则火热相对地亢盛，扰乱心神，使心肾不交，故见烦躁不寐。

[治法①] 养阴清热。

[方药①] 青蒿鳖甲汤。

青蒿 12g，鳖甲 30g（先煎），知母 9g，生地黄 12g，牡丹皮 9g。

[方解①] 青蒿清透阴热；知母清除邪热；鳖甲滋阴补虚；生地黄、牡丹皮，养阴凉血。

[加减法①] 烦躁不眠甚者改用滋阴泻火法。

[方药②] 黄连阿胶鸡子黄汤。

黄连 6g，黄芩 9g，阿胶 9g，白芍 9g，鲜鸡子黄 1 枚（捣碎分冲服）。

[方解②] 黄连、黄芩，泻火以除烦热；阿胶、白芍，养阴补血；鲜鸡子黄养心安神。

[加减法②] 失眠甚者，加首乌藤（夜交藤）30g，合欢花（夜合花）9g，以助安眠。

（二）三焦辨证及论治

外感热病中的三焦分证方法，主要是针对湿热来用的。因为湿热是以湿为主的，而三焦则是水湿与气的通路。水液代谢，气水互化的过程，必须经三焦这个“水道”来运转。为此，古来又有：“上焦如雾、中焦如沤、下焦如渎”等说法。实则雾、沤、渎都是与气水互化的水液代谢过程有关。再加上湿是阴邪，它以伤阳为主要病理特点，既不伤阴，就更不能使其热伤于营血而成营血之热。它始终只在气分或卫分、气分之间盘旋。更因为它的热是由湿而生，因而这种热的出现，是寒热混杂不清的，似寒而又非寒，似热而又非热，分不出什么是卫，又什么是气。这就造成它不能通过卫、气、营、血来说明它的证型和阶段的转化关系。

三焦是指上、中、下三焦，是以湿热伤人以后，在人体伤害的重点脏腑部位来划分的。水湿有"下流"的特点，因此，它同时又是湿热病的初、中、末三个阶段。

上焦是湿热伤人的初期阶段，其病位主要亦在肺和皮毛。但由于脾胃和湿的特殊关系，即脾主运化水湿和恶湿的关系，因而湿热伤人，在初期也就会有脾胃和肌肉之湿的见症。但病在上焦是以肺与皮毛的症状为主。

病入中焦，是湿热病的中期阶段，它的症状重点在脾和胃。即湿伤脾胃，运化功能失常，包括水谷不化和水湿不化两个方面。由于湿浊有黏腻混浊的特性，它的转移非常呆钝，因而中焦湿热仍可见有上焦的一部分症状，但重点已入中焦脾胃，主要是消化、运转方面的问题。

湿热病入中焦，可以有以下三个方面的转归。

①湿热化燥：就是湿热随着病人的阳热或阴虚的体质而化为温（燥）热，中间可经过一段痰热的过程，然后变为热结胃肠的气分病或使邪热伤阴，入于营血。这一部分病由于它的性质已经改变，即可按温热病进行处理。

②有一部分病可以随着病人的阴寒体质而转化为寒湿，脱离热病范畴。

③再有一部分病仍以湿热的特点深入下焦，构成了湿热伤人的最后阶段（末期），重伤膀胱与大肠，出现大、小便的重度困难。这就是湿热以上、中、下三焦相传的一般情况。以下分述。

1. 上焦湿热

湿热病在上焦，是湿热伤人的初期阶段，热象多不甚明显，而重点只在于湿，有的甚至可以先出现寒湿见症，一般要在数日后才有热象出现，而症状仍以恶寒为主。其他如身重痛、头蒙沉胀，也是上焦湿热的主要见症。下面通过上焦湿热的两个重点证型进行分述。

（1）湿困于表

［**常见症状**］恶寒重，发热轻微，无汗，一身重痛，头蒙沉胀而痛，耳聋，神识呆滞，沉默嗜睡，少言笑，不思饮食，有的可出现肠鸣腹泻，舌苔白腻，脉濡无力。

［**病症分析**］①恶寒重，发热轻微，无汗：湿为阴邪，阴寒是其本性，且湿邪伤人以后，又能阻遏阳气的舒展。阳气不通，则阴寒不化，故湿邪初伤于人，常以寒重热轻出现。阴寒之邪闭阻，阳气不能透达于外，故无汗。

②一身重痛，头蒙沉胀而痛：这是由于湿是重浊之邪，且又阻遏阳气，影响荣卫之流行，故不通则痛，发为身重痛及头蒙胀痛等。

③耳聋，神识呆滞，沉默嗜睡，少言笑：这是由于湿浊困阻，清阳不升，浊阴不降，阴主静，阴盛阳微，故出现以上症状。

④不思饮食及肠鸣腹泻：这是由于湿伤于脾胃，消化吸收不利而造成。

⑤苔腻，脉濡：苔由湿浊所生，故病湿多见苔腻；湿邪滞而难行，故脉见濡无力。

[**治法**] 温散湿邪。

[**方药**] 藿香正气散加减。

藿香 12g（鲜者 30g），紫苏叶 9g（鲜者 24g），白芷 9g，生苍术 9g，桔梗 9g，生姜 9g，厚朴 9g，半夏 9g，大腹皮 9g。

[**方解**] 藿香、生苍术、半夏、白芷，散湿燥湿；紫苏叶、生姜，散风寒以祛湿；桔梗开肺气以散湿于皮毛；厚朴、大腹皮，行气燥湿，以行脾胃之湿。

[**加减法**] 如热象渐显，可加黄芩 9g，以清上焦，而燥湿邪，并可以此作为反佐之品。

（2）湿伤肌腠

[**常见症状**] 恶寒微热，身重痛无汗，脘闷不饥，咳嗽痰少，小便黄，脉濡，苔白腻。

[**病症分析**] ①恶寒微热，身重痛无汗：这是湿困肌表的象征。由于湿和脾的亲和性（脾恶湿，又能运化水湿），故湿邪伤人，首困肌肉，这是造成一身重痛的主要原因。

②脘闷不饥，咳嗽少痰：湿浊阻滞不化，故脘闷不饥；湿困于表，肺气被郁，而湿又未即化痰，故出现咳嗽少痰。

③小便黄：是湿邪逐渐化热的象征。故本证与上焦湿热型虽同为湿在上焦，但从热象及其深入的情况看，已较上焦湿热型为进。

[**治法**] 宣化湿热。

[**方药**] 藿朴夏苓汤加味。

藿香 12g，淡豆豉 12g，杏仁 12g，厚朴 12g，半夏 9g，白豆蔻仁 4.5g，茯苓 9g，猪苓 9g，薏苡仁 15g，泽泻 9g。

[**方解**] 藿香、淡豆豉、杏仁，散湿于表；厚朴、半夏、白豆蔻仁，燥湿于里；猪苓、茯苓、薏苡仁、泽泻，利湿热使从小便而出。

[**加减法**] 热象明显，可加黄芩 9g，滑石 15g，以清热燥湿。

2. 中焦湿热

中焦湿热，主要是由上焦传来，这时热象一般比上焦明显，特别是午后身热，但仍是寒热模糊。由于湿热重点伤害脾胃，故脾的运化水谷和胃的受纳水谷功能特别差，整天不想吃饭，并觉胸脘堵满、腹鸣、大便溏滞、小便短少而黄，面目淡黄。并由于湿热的逐渐增重，汗流不畅，身上可出现白色痦疹，又名白痦。或因湿热郁蒸，生痰阻肺，而为咳嗽痰多。如心窍受蒙，即出现神识昏糊，还有的可化为痰热证，向化燥过渡。下分述之。

（1）湿热郁蒸

［**常见症状**］寒热模糊，胸脘闷胀，不饥不食，便溏不爽，尿短而黄，面目淡黄，苔灰白带黄，神呆，脉濡，胫冷（胫包括足跟底部）。

［**病症分析**］①寒热模糊：即似寒非寒、似热非热。因病入中焦，热已日高，但因湿邪重浊和阻遏阳气的本性，故而有一分湿，即有一分寒象，这种湿与热，如油着面，难解难分，故而出现寒热模糊症状，又称身热不扬。

②胸脘闷胀，不饥不食，便溏不爽，尿短而黄：这是湿热入于中焦而见的以消化吸收等脾胃症状为主。

③面目淡黄：这是湿郁热蒸而出现的轻度黄疸。中医学对黄疸之成因，一般都认为与湿热有关。

④苔灰白带黄：灰白是湿之苔色，黄苔是热的象征。灰白兼黄之苔，是湿邪已化热，成为中焦湿热。

⑤胫冷：这是湿热病特征之一，热愈甚则胫下愈冷。其成因可认为湿阻阳气，不能通向足胫之部。

［**治法**］清化湿热，化痰浊。

［**方药**］甘露消毒饮加减。

黄芩 9g，连翘 9g，青蒿 12g（鲜者 30g），佩兰 9g（鲜者 24g），大豆黄卷 12g，茵陈 12g，蔻仁 4.5g，石菖蒲 9g，滑石 12g，通草 3g。

［**方解**］黄芩、连翘，清热燥湿；青蒿、佩兰，清宣湿热；大豆黄卷、茵陈，宣利湿热，退黄疸；蔻仁行气化湿以开胃；石菖蒲开心窍以清神志；滑石、通草，清利湿热。

［**加减法**］便溏不爽，加生薏苡仁 30g；脘闷甚加藿香 9g。

（2）湿热咳痰

［**常见症状**］湿热郁蒸证而见以咳嗽痰多为主。

［**病症分析**］湿热病见咳嗽痰多，多在半月以后。此时热势已甚，从时间上、症状上分析，都是中焦范围，惟咳嗽一症，从肺论则属上焦，而湿热蒸痰，端在中焦之脾，古谓"脾为生痰之源，肺为贮痰之器"，究本穷源，则仍以中焦为病。

［**治法**］清化湿热。

［**方药**］三仁汤加减。

杏仁 9g，白蔻仁 4.5g，厚朴 9g，半夏 9g，滑石 12g，通草 3g，竹叶 6g，薏苡仁 30g。

［**方解**］杏仁宣利肺气、化表湿，除咳嗽；厚朴、半夏、蔻仁，行气燥湿而除里湿；薏苡仁、竹叶、滑石、通草，清热利小便。

［**加减法**］咳嗽甚者，加橘红 9g。

（3）湿热郁发白㾦

［**常见症状**］湿热证而见身痛，白㾦为主的。

［**病症分析**］白㾦的出现，常可作为湿困肌肉的特征来考虑。病人所以产生白㾦（即晶莹如粟之小白疹，疹多时亦可连成一片，使表皮呈透明之水囊状），是因为内热蒸腾欲使肌腠湿邪外出，但湿不得出，故生白色㾦疹。

［**治法**］清透湿热，利小便。

［**方药**］薏苡竹叶散加减。

生薏苡仁 30g，竹叶 6g，连翘 9g，白豆蔻 4.5g，茯苓 9g，滑石 12g，通草 3g。

［**方解**］竹叶、连翘，清透邪热；白豆蔻行气散湿；生薏苡仁、茯苓、滑石、通草，清利湿热。

［**加减法**］如兼见红点如玫瑰色者，即于本方去白豆蔻，加金银花 9g，牡丹皮 9g；如白㾦干枯，是为津气已伤，本方去白豆蔻加沙参 12g，鲜石斛 15g，芦根 30g。

（4）湿热神昏

［**常见症状**］湿热证而见神识昏糊，所答非所问，不饥不纳，嗜睡懒语为主者。

［**病症分析**］①神识昏糊：由湿浊蒙蔽心窍引起，清阳不能上升，故头脑不清，所答非所问。

②嗜睡懒语：阴主静，湿浊困人，故见嗜睡懒语。

［**治法**］清热利湿，豁痰开窍。

［**方药**］菖蒲郁金汤加减。

石菖蒲 9g，郁金 9g，丹参 15g，栀子 9g，竹叶 6g，连翘 9g，滑石 12g，竹沥 1 匙（冲），姜汁 5 滴（冲），玉枢丹 1 粒（化冲）。

［**加减法**］昏迷甚者，可加用苏合香丸或十香返魂丹 1 丸，温开水送服。

（5）湿化痰热

［**常见症状**］湿热证而见寒热阵作，烦闷欲吐，口渴欲饮，神识阵阵昏糊为主的。

［**病症分析**］①寒热阵作：这是由于病人体质偏于阳盛阴虚，故热蒸湿浊，

化而为痰，阴湿未尽，阳热已起，其中阴阳湿燥，相互拮抗，故乃见寒热阵作。实即往来寒热的热型之一种。

②烦闷欲吐，口渴欲饮：湿热将从燥化，燥热蒸湿生痰，扰胃不和，故见烦闷欲吐；燥热已起，故口渴欲饮。过此即可湿去燥生，化为温热。

③神识阵阵昏糊：燥湿交争，阴阳不和，痰热内作，扰乱心神，则神识昏糊，病邪此起彼伏，则昏糊阵作。

［治法］利湿，化痰，清热。

［方药］连朴饮加减。

黄连 6g，厚朴 9g，石菖蒲 6g，淡豆豉 12g，栀子 9g，黄芩 9g，滑石 12g，芦根 30g，半夏 9g。

［方解］淡豆豉、栀子，透热除烦；黄连、黄芩，清泻邪热；半夏、石菖蒲，化痰开窍；厚朴行气化湿；滑石、芦根清利湿热。

［加减法］恶心呕吐者，加玉枢丹 1 粒（化冲）。

3. 下焦湿热

下焦湿热，一般是由中焦传来，病位在大肠和膀胱。此时中焦的症状已转轻，突出的矛盾转到大、小便上。它出现的主要症状是：大便或小便不通利。大便不通，责在大肠；小便不通，责在膀胱。

（1）湿滞膀胱

［常见症状］小便不通，头脑胀痛昏沉，脘腹痞闷，大便不爽，舌苔灰白黄腻，脉濡。

［病症分析］①小便不通：是由于湿热内阻，三焦之气道不通，水道不利，不能使气化作用下达膀胱，故而膀胱无尿，小便不通。

②头脑胀痛昏沉，脘腹痞闷，大便不爽：以上症状是上、中焦湿热未罢，而湿热已延入下焦。因湿热重着而难移，故多见此。

［治法］淡渗利湿。

［方药］茯苓皮汤。

茯苓皮 15g，猪苓 9g，薏苡仁 15g，大腹皮 9g，通草 1g，竹叶 6g。

［方解］本方都是淡渗利湿药物，主要在于通行小便。

［加减法］腹胀甚者，可加桔梗 9g，枇杷叶 9g，开肺气以利三焦，使水道通利，气化宣通，气水转化而成小便而入于膀胱。

（2）湿滞大肠

［常见症状］小腹结满，大便不通，头胀脘闷，舌苔灰黄，脉濡。

［**病症分析**］①小腹结满，大便不通：是由湿滞大肠，通行不利所造成，与温热病中之燥粪截然不同。

②头胀脘闷：中上二焦湿热未罢，且腑气不通，湿浊之邪上干，清阳不升，故而出现以上症状。

［**治法**］导浊行滞。

［**方药**］宣清导浊汤。

猪苓 9g，茯苓 15g，寒水石 15g（先煎），蚕沙 30g（包），酥炙皂角 9g（包）。

［**方解**］猪苓、茯苓、寒水石，清利湿热；蚕沙清化湿浊；酥炙皂角导肠滞行粪便。

［**加减法**］腹胀甚者，加花槟榔 12g，炒莱菔子 12g，广木香 6g，以下气通便。

（三）温热夹湿辨证及论治

温热夹湿在外感热病中是一个特殊的现象，因为它既有温热的阳邪，又有寒湿的阴邪，在病邪本身就存在着矛盾。这个矛盾的双方，在伤害人体这个问题上是共同的，但在他们自身之间，却又存在着斗争。不过它们的这种矛盾和斗争的现象，一般都不会存在很久，因为通过斗争，它们之间也会发生"从化"，转化为新的矛盾。临床最多见的是从阳化热，使疾病整个化为温热；也有从阴化寒的，已不属外感热病范畴。就是在这个"从化"问题没有解决，燥湿寒热相互拮抗和斗争着的阶段，人们叫它温热夹湿。

温热夹湿，既不同于温热，又不同于湿热，因而卫气营血和三焦的分证方法，对它都不适合，在目前临床所用的分证方法，就是根据它的这种燥湿寒热的矛盾斗争特点，通过临床的常见病型进行辨治。

1. 寒湿闭暑

这种病常见于盛夏季节，故称为"暑病"。其突出症状为心烦口渴。寒湿闭暑是表有寒湿困闭，而里郁暑热的病证。

［**常见症状**］恶寒身重痛无汗，胸脘胀闷，发热呕吐，心烦口渴，舌质红，苔黄腻，脉数。

［**病症分析**］①恶寒身重痛无汗：是寒湿困表的象征。

②胸脘胀闷，发热呕吐，心烦口渴：是燥热蒸湿化痰，内伤津液的表现。

［**治法**］清热散湿。

［**方药**］黄连香薷饮。

黄连 6g，香薷 9g，扁豆 9g，厚朴 9g。

　　[**方解**] 黄连清泻里热；香薷散湿消暑；扁豆、厚朴，利湿燥湿。

　　[**加减法**] 呕吐加玉枢丹 1 粒（化冲）。

2. 暑湿吐泻

　　[**常见症状**] 寒热往来或以恶寒为主，身重痛，胃脘堵闷，吐泻腹痛，心烦口渴，喜冷饮，肢冷，脉微细，舌质红，苔腻。

　　[**病症分析**] ①寒热往来或以恶寒为主，身重痛：是在表的寒湿之邪，困闭于外。

　　②胃脘堵闷，吐泻腹痛：是在里的湿邪损害脾胃的阳气。

　　③心烦口渴，喜冷饮，舌质红：是温热被郁于里所发生的见症。

　　④肢冷，脉微细，苔腻：是湿邪阻遏阳气的现象。

　　[**治法**] 清暑利湿。

　　[**方药**] 四苓散加味。

　　茯苓 15g，猪苓 9g，白术 9g，泽泻 9g，苍术 9g，藿香 9g，黄连 6g。

　　[**方解**] 茯苓、猪苓、泽泻、白术，健脾利湿，以治腹泻；黄连、苍术、藿香，和胃清暑辟秽，以治呕吐。

　　[**加减法**] 若见转筋，可加防己 9g，木瓜 9g，生薏苡仁 30g。

3. 暑湿瘟疫

　　瘟疫是多种烈性传染病的总称，暑湿瘟疫是开始以暑湿出现的瘟疫，即以温热夹湿出现的烈性传染病。

　　[**常见症状**] 烦躁，头痛，项强，憎寒壮热或寒热往来，胸闷呕吐，身重痛，舌质红或深紫，苔黄腻，或见积粉苔。

　　[**病症分析**] ①烦躁，头痛，项强：是热灼于里，上攻入头，灼伤筋膜的表现。

　　②憎寒壮热或寒热往来，胸闷呕吐：是温热与湿邪交争，胃失和降的表现。

　　③身重痛：是在肌表的湿邪亢盛。

　　④舌质红或深紫：是里热波及于血。

　　⑤苔黄腻或积粉苔：是热蒸湿动，秽浊之气上升的表现。

　　[**治法**] 燥湿清热。

　　[**方药**] 达原饮加减。

　　槟榔 9g，厚朴 9g，草果 4.5g，知母 9g，黄芩 9g。

　　[**方解**] 槟榔破气行痰湿；厚朴、草果，温燥化痰湿；知母、黄芩，清邪热。

［**加减法**］呕吐加玉枢丹 1 粒（化冲）。

4. 肌热夹湿

［**常见症状**］高热，阵寒，大汗，口渴，心烦，胸脘胀闷，一身重痛，舌质红，苔腻，脉洪大。

［**病症分析**］①高热，大汗，口渴，心烦，舌质红：是肌热，湿热在气的表现。

②阵寒，胸脘胀闷，一身重痛，苔腻：是湿邪困郁的表现。温热与湿邪交争，故有高热，阵寒。

［**治法**］解肌燥湿。

［**方药**］苍术白虎汤。

即白虎汤加生苍术 9g。

［**方解**］白虎汤解肌清热，加生苍术燥湿而又能散湿。

［**加减法**］若肌热夹湿型而见寒热如疟，是为湿疟，苍术白虎汤加草果 6g。

5. 痰热内扰

本病常见于湿热化燥的过程中，或即为"暑湿"病。

［**常见症状**］寒热往来，烦闷欲吐，多汗口渴，少睡，尿赤，舌质红，苔黄腻，脉数。

［**病症分析**］①寒热往来，烦闷欲吐，少睡，苔黄腻：是湿热交争，生痰扰胃的现象；胃不和则卧不安，故少睡。

②多汗口渴，尿赤，脉数，舌质红：是湿热在里的表现。

［**治法**］清热化痰。

［**方药**］蒿芩清胆汤加减。

青蒿 12g，黄芩 9g，半夏 9g，陈皮 9g，茯苓 9g，枳实 9g，竹茹 9g，滑石 12g，大青叶 15g。

［**方解**］青蒿、黄芩，清透湿热，燥湿；枳实、陈皮，理气除痰湿；半夏、竹茹，和胃治呕吐；滑石、茯苓，清利湿热；大青叶清热解毒。

［**加减法**］睡少梦多，加龙胆草 10g，栀子 10g。

6. 湿热积滞

［**常见症状**］胸脘胀闷，脘腹结滞，大便稀溏，色如黄酱，心烦口渴，舌苔黄腻，脉数。

［**病症分析**］①胸脘胀闷，脘腹结滞，舌苔黄腻：是痰湿在胃的表现。
②大便稀溏，色如黄酱：是湿热在肠的反应。

③心烦口渴，脉数：是温热在内，内伤津气的表现。

［**治法**］通肠导滞。

［**方药**］枳实导滞汤加减。

枳实 9g，大黄 9g，黄芩 9g，黄连 9g，茯苓 9g，白术 9g，泽泻 9g。

［**方解**］枳实下气除胀满；大黄荡实去肠滞；黄芩、黄连，清热燥湿；茯苓、白术、泽泻，健脾利湿。

［**加减法**］后重加木香 4.5g，槟榔 9g。若大便日久不通，舌苔黄厚，胸脘痞满者，可考虑用小承气汤行气燥湿通便。

［**方用**］大黄 9g（后入），厚朴 9g，枳实 9g。若痞满燥实兼全，则于小承气汤中加入芒硝 9g（分冲），名曰大承气汤。两方同为治温热夹湿的方剂，盖以枳实、厚朴，乃行气除湿药也。

附　论外感热病的"从化"问题

1. 什么叫"从化"

"从化"是病人感受外邪以后，病邪随着体质的不同而发生的变化。这是使很多疾病产生始同终异，或始异终同，病的开始不同，但到最后或在病的过程中，就可以出现相类似的症状，并可以通过类似的方药来治愈的根本原因。

"从化"问题，在外感热病中最为多见，但内伤杂病中，亦同样有此类问题，如由寒转热、由热化寒、病燥转湿、病湿化燥等，也都属于"从化"范畴。

2. 发生"从化"的原因

外邪有风、热、暑、湿、燥、寒的不同，人的体质也有阴阳、虚实、燥湿、寒热之异，阳虚外寒，阴虚内热，阳盛则热，阴盛则寒，这不但是病理现象的反应，即使在正常的生理范围内，有时也会显示出来。例如，冬天有人穿戴很多，但有人便不需穿很多衣服，夏天有人怕热，又有人就不怕热。这虽然都不是病理现象，但已能说明人的体质是有阴阳的差异的。由于人的体质不同，因此，当外邪侵入，矛盾激化以后，这个体质起的作用就更容易显现出来。在很多疾病的发展变化中，是由它来支配着的。

3. 产生"从化"的条件

"从化"是矛盾和斗争的产物，由于矛盾和斗争才出现"从化"的问题。一般在阳盛之体，感受了阴寒之邪，或阴盛之体，感受阳热邪气，在体质和病邪之间，发生了根本矛盾的情况下，"从化"的现象才更为突出，假使离开了这个条件，就不会出现明显的"从化"问题。例如，伤寒化热，是在病人体质阳热的基础上发生的；湿热化燥，是在病人体质阴虚血热的基础上产生的；湿热化寒，就是在病人体质阴寒的基础上产生的；温热夹湿的从燥化与从湿化等，也都与病人体质的燥湿有关。

4. 为什么产生"直中"

伤寒和温热病中,都有"直中"的问题,伤湿、伤燥,也有直入于里的胃肠道病。病邪可以不经表证阶段而直入于里。究其原因是因为病邪和体质之间,在阴阳、寒热、燥湿等的问题上,基本上是一致的,在疾病中所出现的矛盾,不是在这个方面,而是其他的矛盾问题。例如,邪正之争,同样是疾病中存在的矛盾,而且是很普遍的矛盾,由于病邪和体质在阴阳、寒热、燥湿诸问题上,可以出现一致性,这就为病邪入里创造了条件。如温热病可以直入气营;伤寒之邪,可以直中三阴而为里寒证,感湿也会直入于里而成伤湿吐泻;感燥也可直入于里而产生咳嗽无痰、大便干结等。在这类"直中"病中,大致都可以说明体质和病邪之间在阴阳等属性方面的一致性。因此,就看不到明显的"从化"问题。

5. 非"从化"的次第相传

在温热病中,有按卫、气、营、血次第相传的,这主要是因为温热伤人的特点,先伤津而后入血,病邪由浅及深,故而"卫之后,方言气",津伤及血,故而病邪乃由气入血而为营血之热。在湿热病中,也有一部分是沿上、中、下三焦相传的,自始至终,都还是湿热,这说明在病人体质的阴阳、寒热上没有过大的偏差。因此,矛盾和斗争的形势,就不是在这方面突出,而是表现为其他方面的矛盾。故而病邪传变时,也就基本上不是受体质的左右。更不能显现出明显的"从化"的问题。

古人对"从化"问题,早有相当的认识,例如,《医宗金鉴·伤寒心法要诀》中,开宗明义就提出了这个问题。它把"从化"叫作"从类化",把病邪叫作"气",把体质称为"形藏",讲得比较精辟,原句是"六经为病尽伤寒(广义),气同病异岂期然?推其形藏原非一,因从类化更多端。明诸水火相胜义,化寒变热理何难?漫言变化千般状,不外阴阳表里间"!

外感热病的各论基本上是通过以发热为主的传染病作为主体，用中医的分型论治，或根据传染病的发生、发展的阶段特点，来进行中医的辨证治疗。其中，临床最常见的疾病有感冒、麻疹、猩红热、流行性腮腺炎、流行性脑脊髓膜炎、流行性乙型脑炎、肠伤寒及大叶性肺炎八种。内有一部分病是多见于小儿的，但成人并非绝对不发，且有多方面互通之处，故一并列入进行研讨。此外，尚有未被列入者，可按下列诸病的辨证方法，并联系总论内容，进行辨治，重在圆机灵活，不可偏执。

一、感冒

感冒是病毒引起的一种常见的呼吸道传染病，分流行性感冒和普通感冒（又名伤风感冒）两种。流行性感冒是以急性发热症状为主的，常为暴发性的流行，它基本符合外感热病中的卫分证。但卫分证不限于流行性感冒。伤风感冒不一定以发热为主，但恶风寒的症状是必然存在的。更有鼻塞、流涕、咽痛等一系列"急性上呼吸道感染"症状。总的说这些症状都是与皮毛和肺有关的。

感冒一般可分为：风寒、风热、风湿和表寒里热四类。分述于下。

（一）风寒感冒

[**常见症状**]恶寒发热，以恶寒为主，鼻塞流清涕，打喷嚏，头痛无汗，四肢酸痛，口不渴，咳嗽吐稀痰，苔白薄，脉浮或紧。

[**病症分析**]本病基本上是总论中所言之伤寒病在太阳之一种类型，以表寒为主，故寒重热轻，甚至但寒无热，为本病之特点。其余症状，基本上都是围绕这一病理特点而出现的，这是本病的重点所在。

[**治法**]辛温解表。

[**方药**]苏羌解表汤加减。

荆芥9g，防风9g，羌活9g，紫苏叶9g，杏仁9g，生姜9g。

[**方解**]因本病为伤寒邪在太阳之一种，故治疗原则必须仍守辛温解表，取其辛以开散，温以祛寒，因势利导，使在表之病邪，仍从表、皮毛、汗孔中散而

出之，这就是发汗散邪的一种方法。

［**加减法**］咳嗽痰多，加半夏9g，橘红6g，以温化痰饮；语音嘶哑，加蝉蜕9g，凤凰衣3g，以散风邪，出声音；头痛加藁本9g，白芷9g，以散风湿，治头痛。若病人气虚，即改用再造散治之（但必须注意凡上呼吸道急性炎症明显，如咽喉肿痛、咳嗽痰黄、鼻流黄浊涕等症状出现，则辛温之剂或补气散寒之品，即宜慎用，因用温补之药，能助长火热之邪，而使急性炎症加剧）。

［**方药**］党参9g，黄芪15g，炙甘草6g，桂枝9g，熟附子9g，羌活9g，防风9g，细辛4.5g，川芎6g，白芍9g，生姜9g，大枣5枚。

［**病例**］董某，男，48岁。经常鼻塞恶寒，无汗咽痛，已历10余年。肢凉脉细，舌淡苔清，并时有周身酸痛之感，虽在夏月，亦需衣被。医药屡屡，从未显效。经诊为阳虚感冒，由于气虚恋邪，风寒不解。治用再造散加鹿角霜15g，紫河车9g，以温阳补气，鼓散外邪。

药后得微汗，恶寒遂减，服5剂，鼻塞已通，仍守原方，服15剂病愈。

（二）风热感冒

［**常见症状**］发热重，恶寒轻，头胀痛，口渴，鼻塞流涕，咳嗽，咽痛，舌边尖红，苔白或微黄，脉浮数。

［**病症分析**］本证基本上是总论中的卫分证，病邪重在皮毛的一种类型。其特征是发热重，上呼吸道感染引起的炎症明显，恶风寒和发热的比重，总的说是热重寒轻。

［**治法**］清解表热。

［**方药**］清解表热方（自制）。

桑白皮9g，桑叶9g，菊花9g，黄芩12g，山豆根10g，鱼腥草30g，生石膏30g（先煎），枇杷叶9g，芦根30g。

［**方解**］本方实质上是桑菊饮、银翘散的合方。温热之邪在表，亦须从皮毛开散。桑叶、菊花，既有开散皮毛、微发汗的作用，且性属凉润，力能散热，故宜用于清散发热；桑白皮、黄芩，能清泻肺与上焦之热；山豆根、鱼腥草，同为清热解毒之品，用以治上呼吸道感染，其作用似较金银花、连翘为优；生石膏本为解肌清热之药，但表热较甚时使用之，亦奏良效，因石膏能清肺热，而肺与皮毛相合；芦根、枇杷叶，宣肺润肺，以兼顾肺与皮毛之间的关系。

［**加减法**］咽痛甚者加桔梗9g，牛蒡子9g；咳嗽甚者加杏仁9g；无汗恶寒甚者加荆芥9g，薄荷3g；身痛明显者加羌活9g，紫苏叶9g。

［**按**］自制清解表热方经多年使用，已列为笔者"抓主症"的常用方剂。凡感冒发热以及上呼吸道炎症明显者，即可用此。一般收效甚捷。

［病例］

（1）杨某，女，28岁。中期引产后连续发热达10天之久，开始1~2日体温高达39℃以上，以后便一直在37.8~38.5℃，身痛汗出恶风，咽痛鼻塞，轻有咳嗽，痰少不爽。住院医生十分焦急，曾投宣肺、调营卫诸方。并配合抗菌药物等治疗，病情不减。值笔者因科研任务去该医院诊查病人，乃由该院病房大夫邀请会诊，笔者根据病人表现的一派"上感"症状，如咽痛、鼻塞等，再加上脉数、舌红，有明显的风热在卫见症，乃决意撇却"产后宜温"之论，投以大剂清宣解毒之剂，用习用之桑菊银翘合剂作为基础，重加石膏及清热解毒药物。

桑白皮9g，桑叶9g，杏仁9g，黄芩12g，鱼腥草30g，山豆根9g，生石膏30g（先下），瓜蒌皮9g，桔梗9g，生甘草9g，枇杷叶9g，芦根30g。

服1剂，热退，体温已恢复正常，再服前方1剂，诸症悉解，至此病已痊愈，乃出院回家休息。

按：治风热外感，习有邪在皮毛与邪在于肺之分，在典型病例上，确有可分与应分之必要，但在临床多数病人身上，常常是既有邪在皮毛之恶风发热，又有邪重在肺之咳嗽咽痛、鼻塞等同时存在。见此，就不能再以皮毛与肺来区分，而是根据病情之相兼互见而遣用桑菊饮、银翘散之合剂。热重或久不能退者，则需加用石膏。方用之山豆根、鱼腥草两药（当时金银花、连翘较难购买，故用山豆根、鱼腥草代），乃循金银花、连翘两药的药理作用而加以发展者。在使用过程中，又发现山豆根、鱼腥草用了较大量以后，其作用又远远超过了原来的金银花、连翘，通过大量的临床观察，发现其疗效在一定程度上是有所提高的，效果之快，亦远远超过原来的"银翘散"。

（2）张某，男，29岁。因感冒引起咳嗽已1年，咳吐白沫不爽，胸闷气短，口干，便调。舌红、苔腻微黄，脉弦滑。

西医诊断：上呼吸道感染。

中医诊断：燥热咳嗽。治宜清热润燥。

处方：桑白皮15g，桑叶12g，杏仁12g，沙参15g，麦冬12g，石斛15g，生石膏30g（先煎），阿胶10g（烊化），黑芝麻10g（杵），黛蛤散15g（布包），枇杷叶10g，芦根30g，鱼腥草30g，山豆根10g。

二诊：服药7剂，诸症减轻，再服原方7剂。

三诊：诸症减轻，仍感咽部不利，原方加川贝母10g，玄参15g，继续服10剂。

四诊：症状基本消失，苔少，脉细数。守原方7剂以资巩固。

按：本病属温热在肺，温热之邪灼伤肺津，久而导致燥热咳嗽。咳吐白沫不爽，质轻而黏，为"肺热叶焦，因而成痿"之肺痿，较之干咳无痰，更为燥热。咳吐白沫有以下特点：①中间不带痰块；②胶黏难出；③同时伴有口燥咽干；④白沫之泡，小如粟粒，轻如飞絮，与水泡痰属寒饮者不同。因水泡痰咳时易出，落地成水，乃水饮所成，因寒而生。因此，白沫与痰饮，乃一燥一湿，有如水之与火，冰之与炭，不可混为一谈。治疗燥热咳嗽，基本采用以清燥救肺汤为主，方中桑叶、枇杷叶宣肺透邪；杏仁、桑白皮、生石膏清降肺气，以去耗津之热；黑芝麻、阿胶养肺润肺；沙参、麦冬、石斛甘不碍胃，润能保肺；芦根清热生津，除烦；青黛退热，海蛤粉散结润肺。若有咽痛、鼻塞等症状者，可加山豆根、鱼腥草以清热解毒。凡遇外感热病为主的杂病，有咳喘吐白沫不爽和口燥者，以本方治疗一般都有良好疗效。

（3）张某，女，31岁。2个月来阵发咳喘，夜间及晨起时重，咳唾白沫不爽或黄黏痰，且不易咳出，气短。X线胸片未见明显异常，肺功能检查提示气道通气障碍，双肺可闻哮鸣音，未闻及湿啰音。笔者所在医院耳鼻喉科诊断为过敏性哮喘。舌苔微黄，脉细数。

中医诊断：燥热咳喘。治宜清热润燥。

西医诊断：慢性支气管炎。

处方：桑白皮15g，桑叶10g，杏仁10g，沙参15g，麦冬12g，石斛15g，生石膏30g（先煎），阿胶10g（烊化），黑芝麻10g（杵），黛蛤散15g（布包），枇杷叶10g，芦根30g，鱼腥草30g，僵蚕10g，全蝎6g。

二诊： 连服12剂，病情平稳，咳喘明显减轻，但活动后觉喉间有痰，舌脉同前。原方去僵蚕、全蝎，继服12剂。

三诊： 2周后病情好转，已不咳嗽，有时气短，大便干，2日一次，掌心热。舌红，苔局部剥蚀，脉细数。证属肺阴不足，再以前方加减。

处方：桑白皮15g，桑叶10g，杏仁12g，沙参15g，天冬12g，麦冬12g，生何首乌30g，石斛15g，生石膏30g（先煎），阿胶10g（烊化），黑芝麻10g（杵），瓜蒌皮12g，黛蛤散15g（布包），枇杷叶10g，芦根30g。

按：本例与病例二同属燥热咳喘，所不同的是本例有阵发性哮喘，且来势迅猛。中医据病情数变的特点，称风邪为患，治风先治血，血行风自灭。故对此类疾患，应使用活血化瘀之品。笔者临诊凡遇此类证候，常在清燥救肺汤的基础上加全蝎、僵蚕、地龙、蜈蚣、蝉蜕等定风之药（每次1~2味）。

（4）陈某，男，26岁。患者2周前因受凉出现高热，体温波动在38.0~40.2℃，咽痒咳嗽，吐黄脓黏痰，伴头痛纳差，二便正常。查血沉47mm/h，X线胸片示右下肺炎性改变，其他多项检查，包括肝、肾功能，肥达反应，冷凝集素，外斐反应，嗜异性凝集试验，血、大便、痰培养，OT试验均阴性。给予抗生素青霉素、氨苄西林等治疗，但发热、咳嗽等症状不见好转。舌红，苔黄腻，脉弦数。

中医诊断：证属风温肺热。治宜宣降清肺。

西医诊断：肺部感染。

处方：桑白皮 15g，桑叶 10g，杏仁 10g，黄芩 12g，生石膏 30g（先煎），橘红 10g，清半夏 6g，桔梗 10g，紫菀 10g，款冬花 10g，生甘草 10g，鱼腥草 30g，山豆根 10g，青蒿 15g，地骨皮 15g，枇杷叶 10g，芦根 30g。

二诊：服上方 5 剂，体温已正常，仍咳嗽吐黄黏痰，纳可，尿黄，大便调。舌红苔黄，脉滑。前方有效，继服 5 剂，痊愈出院。

按：温热之邪在表，须从皮毛外透。杏仁、桑叶性凉润又能开皮毛、微发汗，故宜用于清散表热；桑白皮、黄芩，能清泻肺与上焦之热；生石膏解肌清热；橘红、清半夏、桔梗、紫菀、款冬花宣肺化痰；芦根、枇杷叶宣肺润肺；鱼腥草、山豆根清热解毒；青蒿、地骨皮配合诸药清降内热，其中青蒿清血中伏火，除阴分伏热，地骨皮清泻肺经火热；生甘草调和诸药。

（三）风湿感冒

[**常见症状**] 恶寒重，发热轻微或不发热，一身重痛，无汗，头沉痛如裹，腰痛有下坠感，苔白脉濡。

[**病症分析**] 本证不是以发热为主，甚至可以不见发热症状，上呼吸道炎症亦不甚重，有时仅有轻度鼻塞，但腰疼身重明显，故此病不属外感热病范围，而属杂病中的外感疾患。因感冒中除有"流行性感冒"以外，尚有普通感冒，即我国习称"伤风感冒"之证。本篇既讲感冒，则必须一并言及，连及前面的风寒感冒，有时亦同样有此问题。特书于此，可以前后互参。

[**治法**] 升阳散湿。

[**方药**] 羌活除湿汤。

羌活 9g，生苍术 9g，藁本 9g，防风 9g，升麻 9g。

[**方解**] 羌活、藁本、防风，散风寒以除湿；升麻、生苍术，升阳散湿。

[**加减法**] 便溏加炮姜 6g 以温中化湿；水肿加浮萍 9g 以发汗散湿。

[**病例**] 杨某，女，35 岁。5~6 年来经常鼻塞头痛，沉胀如蒙，周身痛重，尤以腰脊为甚，无汗恶寒，困乏嗜眠，每交冬令，即出现轻度水肿，头面及下肢部按之均有凹陷性水肿，平时白带较多。多方医治，未见明显疗效。经诊为风湿感冒，由于湿性重浊，着而不移，且寒湿伤阳，致卫气不能鼓邪外出，故投用升阳散湿之羌活除湿汤加味。

处方：羌活 9g，独活 9g，川芎 6g，生甘草 6g，蔓荆子 12g，升麻 9g，藁本 9g，防风 9g，生苍术 9g，细辛 4.5g，白芷 9g，浮萍 9g，黑荆芥 9g。

药后得微汗，周身有轻快感，排尿增多，服 5 剂鼻塞头痛减轻；10 剂，白带明显减少，腰痛水肿均退；原方去浮萍续服 5 剂，病情基本痊愈。

（四）表寒里热感冒

[**常见症状**] 恶寒无汗，发热，口渴心烦，可伴有鼻塞，咽喉肿痛。

[**病症分析**] 本证基本上属于总论卫分证中表邪郁热的类型。但因有一部分可以见到里实不便，则又合于表里两解，汗下同用的法则范畴。

[**治法**] 解表清里。

[**方药**] 葱豉桔梗汤加减（方见"卫气营血辨证及论治"）。

[**加减法**] 大便闭实、寒热高热时用凉膈散。

[**病例**] 田某，男，18 岁。高热达 42℃，住县医院已 8 天，选用多种抗生素治疗，热势不减。遍体出现过敏皮疹而痒。心烦口渴，喜凉饮食，大便灼肛，日 10 余行，溏薄不爽，痛在脐腹偏下，脉数有力，苔黄腻。笔者第一次诊为协热下利，投用葛根芩连汤加味，寒热下利，一往如前，次日细察大便垢滞不爽，脐腰硬痛拒按，确定病属实证，治当通因通用，表里皆热，须重双解，故乃以凉膈散加减治之。

处方：芒硝 9g，大黄 9g，栀子 9g，连翘 9g，黄芩 9g，生甘草 9g，薄荷 3g，竹叶 9g，鱼腥草 30g，山豆根 10g，生石膏 30g（先煎）。

服 1 剂，热退。2 剂后，便已畅通，眠食正常，渴烦皆退，故即动员回家休息，徇即痊愈。

（五）感冒寒热往来

[**常见症状**] 寒后热作，热后汗出，频频嬗递，周而复始。甚者咽喉干痛，口苦胁痛，呕吐苦液。苔白脉弦。

[**病症分析**] 本病的寒热往来症状，基本符合于总论中伤寒少阳证。但因兼见咽痛等上呼吸道感染的症状，且兼热甚，则又不能悉同伤寒少阳证。

[**治法**] 两解寒热。

[**方药**] 小柴胡汤加减。

柴胡 9g，黄芩 15g，半夏 9g，生石膏 30g（先煎），鱼腥草 30g，山豆根 9g，生姜 9g。

[**方解**] 柴胡、黄芩，寒以清解少阳之热；半夏、生姜，温以发散少阳之寒；山豆根、鱼腥草，清热解毒，消上呼吸道之感染；生石膏解肌清热，保津生液。

[**加减法**] 便实加大黄 9g。

　　[**按**] 此方经多年使用，已列为笔者"抓主症"之方，凡感冒以寒热往来的热型出现的，基本即用此方，一般疗效甚捷。

　　[**病例**] 关某某，女，10 岁。感冒高热可达 41℃以上，选用青霉素、链霉素及其他抗菌消炎药物多种，病情不但不退，且有加重趋势。查血沉 100mm/h，医院已确诊为风湿热，进行阿司匹林抗风湿治疗。但体温仍不见退，且出汗日多，精神疲乏特甚。笔者前往医院会诊，当见病儿消瘦面容，汗多面垢，自谓初起即自觉寒热往来，胸胁苦满，身痛头昏沉胀。腹满大便不行，已 10 余日。脉数，舌红，苔干而黄，按脐旁垒垒如积石。当时根据其腑实不通情况，确定其所以羁热不解，端由大便不通，里热无由下泻引起，欲撤其热，当先通便。通便泻热，大黄力有专司，但此病除里有结热之外，在全身还弥散着肌热，故持续高热。根据热型往来寒热，势不能舍两解寒热而他求。故乃以柴胡汤加减治之。

　　处方：柴胡 9g，黄芩 9g，半夏 9g，生石膏 24g，鱼腥草 24g，山豆根 10g，生大黄 6g（后下）。

　　服 1 剂，便行汗止，体温退到 38.2℃，续服原方 1 剂，体温即恢复正常。继以清络饮清解余邪，以善其后。很快患儿即恢复健康。查血沉一直正常，风湿热的诊断，似不存在。

　　按：感冒一病，端由外邪侵入人体引起。治疗的第一要义，当使邪热有所开泄，给邪气外泄之路。故一般病中无汗者，给以开散发汗，以辛凉为主，夹寒者可以加用辛温，如荆芥、白芷、紫苏叶之类。热象已显，则重以辛凉，如金银花、连翘、桑叶、菊花，同时用薄荷、淡豆豉等，以资开散，使从皮毛出之。这是外邪的第一条出路，一名汗解法。若病中便实不通，则开肠通便，以苦寒泻降为主，寒热往来者，常用大柴胡汤加减，恶寒发热同见者，则取凉膈散意，往往大便一通，发热随减。这是在临床屡见不鲜的。若汗路、便路畅行无阻，就应考虑清热一法。清热解毒，古以金银花、连翘、板蓝根等为善剂，通过临床多年观察，发现鱼腥草、山豆根等对"上感"的作用，远胜前者。此外，夹湿浊者用黄芩、栀子，取其苦以燥湿；夹温燥者用石膏，取其甘寒凉润。一般纯用辛温之剂，增热助燃，大不利于"上感"而产生之炎症。故笔者用辛温汗剂，多在感冒恶寒明显、热不甚、咽不痛的条件下指投，如"上感"症状明显，则基本上不单用辛温。

二、大叶性肺炎

　　大叶性肺炎是由肺炎双球菌感染所致。中医认为由温热在肺引起。临床表现为：突然发病，寒战高热，咳嗽胸痛，咳铁锈色痰，呼吸急促及肺实变体征。

　　本病可分为肺热咳喘、咳吐脓血、肺燥喘咳、热陷神昏和正气虚脱五种证型。

（一）肺热咳喘

［**常见症状**］高热微寒，咳喘少痰，胸满口渴，苔薄白或黄，脉浮数，甚者呼吸有声。

［**病症分析**］本病基本是总论气分中温热在肺的内容之一，所不同的是气分病是无寒但热，而本病却有微寒，这表示卫分的症状未罢，而热重入于肺。由于卫分的恶寒未罢，故清解表热必须与宣降肺热同时进行。

［**治法**］宣降肺热。

［**方药**］麻杏石甘汤加味。

麻黄 9g，杏仁 9g，生石膏 30g（先煎），生甘草 6g，大青叶 15g，山豆根 9g，鱼腥草 30g。

［**方解**］麻杏石甘汤宣降肺热，因有恶寒表证未罢，故加鱼腥草、山豆根，清解热毒，合大青叶以加强清热解毒作用。

［**加减法**］喘促甚者，可于本方内加入葶苈子 9g，桑白皮 15g，以降肺平喘。

［**按**］通过多年来的临床使用，本方已基本上作为笔者"抓主症"的常用方之一，凡外感热病，咳喘痰鸣而痰不甚多者，基本都是使用本方治疗，效果较为满意。

［**病例**］叶某某，男，4岁。感冒 3 日，恶寒发热，鼻塞咽痛，咳嗽痰出不爽，经某公社卫生院门诊治疗，汗出热退。但 6 小时后续发高热，并见咳喘加重，喉间痰鸣，再经公社卫生院 X 线透视，确诊为大叶性肺炎。注射用青霉素、链霉素等药物治疗，效果不显。延经 2 日，仍是喘促痰鸣，不能平卧，烦躁口渴，舌红苔黄，唇面青紫，四肢转凉，体温高达 40.6℃，咳嗽渐呈犬吠样，语音嘶哑，神疲嗜睡。当根据中医治肺热咳喘引起马脾喉风之法，投以麻杏石甘汤加味，以宣降肺热。

处方：麻黄 9g，杏仁泥 9g，生甘草 6g，生石膏 30g（先煎），桑白皮 12g，葶苈子 9g，金银花 12g，连翘 9g。

水煎 1 剂，煎 2 次分 4 次服。药后，汗出热退，咳喘随减，痰鸣亦不复作，继用桑菊饮清理余邪，病情很快恢复。

按：笔者治疗此病时，尚未发现山豆根、鱼腥草的特殊疗效，故仍用金银花、连翘。

（二）咳吐脓血

［**常见症状**］发热咳嗽，胸痛，吐痰初为铁锈色，或为血痰，继则痰味变腥、

变臭，吐出脓痰。

[**病症分析**] 本病基本上是总论中温热在肺的一个类型，由于温热动血，肺络已伤，故必须首先着眼于瘀血。古有"肺痈吐脓血"之说，大概指此。

[**治法**] 祛瘀清肺。

[**方药**]《千金》苇茎汤加味。

桃仁泥 9g，生薏苡仁 30g，冬瓜子 30g（打），芦根 30g，鱼腥草 30g，大青叶 30g。

[**方解**]《千金》苇茎汤祛瘀清肺排脓，加鱼腥草、大青叶清热解毒。

[**加减法**] 大量吐脓加桔梗 9g，生甘草 6g，以助排脓解毒。肺热甚加桑白皮 15g，地骨皮 15g，以清肺热。胸痛甚者加广郁金 9g，橘络 3g，以活瘀通络。

[**按**] 通过多年来的临床使用，本方已列为笔者"抓主症"的常用方，凡外感热病，咳吐痰腥，引胸作痛者率多用之，效果良好。

[**病例**] 高某某，男，19岁。高热 2日，寒热往来，胸痛窒塞，不能平卧，张口呼吸，息而抬肩，舌质青紫，苔如积粉，咳吐痰腥，夹有铁锈色血痰，脉数有力，经诊断为肺络瘀阻，投以《千金》苇茎汤加味以祛瘀清肺。

方用：活水芦根 30g，桃仁泥 9g，生薏苡仁 30g，冬瓜子 30g（打），杏仁泥 9g，广郁金 9g，鱼腥草 30g，橘络 3g，降香 9g。

经服 3剂，吐出大量腥臭脓血，胸痛减轻，舌苔消退，续用原方加生甘草 6g，桔梗 9g，以加强解毒排脓作用，病情很快即行消退。

（三）燥热咳喘

[**常见症状**] 咳喘无痰，咽喉干痛，或咳吐白沫不爽，咯血，脉虚数，舌红少苔。

[**病症分析**] 本病基本上是总论中温热在肺的一个类型，盖由温热之邪，灼伤肺津，因而引起。干咳喘而无痰，已属肺有燥热，若见吐白沫不爽，则为"肺痿"，是肺叶干枯，较之干咳喘无痰，其燥尤甚。

[**治法**] 清热润肺。

[**方药**] 清燥救肺汤。

[**加减法**] 咽痛明显，可加山豆根 10g。

[**按**] 通过多年来临床使用，本方已作为笔者"抓主症"的常用方使用，凡外感热病或非发热为主的杂病，只要见有咳喘吐白沫不爽者，基本上都是使用本方进行治疗，一般能收到良好效果。

[**病例**] 邓某，女，35岁。高热 3天，经用白虎类方后，热退，但病人自觉胸痛窒塞，呼吸不畅，病情渐次加重，呼吸困难，不能平卧，口中时有白沫上

涌，状如皂泡，胶黏不易吐出，渴喜凉饮。经西医诊断为肺炎。治用磺胺类药物及青霉素等效果不显。病体日渐消瘦，出现潮热颊红，毛发枯瘁，渐次下肢痿废，不能任地。根据中医"肺热叶焦，因而成痿"和肺痿吐白沫的理论，治用生津润肺的清燥救肺汤加味。

沙参15g，麦冬12g，石斛15g，甜杏仁9g，桑叶9g，瓜蒌皮12g，阿胶9g（化冲），生石膏30g（先煎），黑芝麻15g（捣），枇杷叶9g，黛蛤散12g（包煎），梨皮9g，生甘草6g。

服药3剂后，喘及吐白沫基本消退。6剂以后，潮热止而病愈。

附　论肺痿与肺痈

综观肺痿、肺痈，同是病出于肺的疾患，又同是"热在上焦"所引起，临证所见，肺痿多由肺热所致。肺痈亦然，在其成脓前或成脓以后，基本上都是以肺热为主出现的。

1. 病因病机

肺痿、肺痈，虽同是"热在上焦"和病出于肺，但是它们的病因、病理、主要症状和治疗原则等，是各不相同的，故而从《金匮要略》开始，就把它们分而论之。结合现代临床，更看出它们之间是截然不同的两种疾病。

首先看肺痿的病因，基本上是由于肺阴虚、肺津匮乏和肺燥所造成。由于肺燥阴虚，故而产生肺热（热在上焦，阴虚则内热），当然，由肺热灼津，也可以造成阴虚和肺燥。不管它是哪一种原因引起。其阴虚肺燥这一总的原则是不能改变的。这也符合"肺热叶焦，因而成痿"的原则。由于阴虚、津虚和肺热，遂使肺气升多降少（阳升阴降），肺气不能平降则发为喘咳，甚至能出现倚息不能平卧、唇面爪甲青紫的危重证候。由于其病在于阴虚，在于肺燥，故其咳喘虽甚，但总是以无痰为主症，并常见口燥咽干。历代医家都承认肺痿的主症是《金匮要略》所标出的"吐白沫"和咳喘，可是这"吐白沫"三字，就不知迷糊了多少医生的眼目，并同时贻误了多少病人生机。一般人都是以泡沫痰或水泡痰作为"白沫"，殊不知痰是由水湿所化生的，而肺痿"吐白沫"，则是由阴虚肺燥而起。肺燥之轻者，则发为无痰之干咳，其燥重而热深者，乃发为"吐白沫"之肺痿。这种吐白沫的特点：第一是中间不带痰块；第二是胶黏难出；第三是必同时伴有口燥咽干；第四是白沫之泡，小于粟粒，轻如飞絮，结如棉球，有时粘在唇边，都吐不下来，绝不是一般泡沫痰之吐出甚爽，水泡痰的落地成水者所可比拟。为此，白沫之与饮痰，乃一燥一湿，一实一虚，犹如水之与火，冰之与炭，根本不可混为一谈。

肺痈的病因，诚如《金匮要略》所论，是"热过于荣"所引起。"荣"所指的是血，"热过于荣"是热与血结，其间有的是热甚伤血，致血结成痈，并进一步化生成脓；也有的是肺有宿瘀，遇热相结，酿化而为痈脓。故肺痈之主症，必重在"吐脓血"三字，再加上要有咳喘。有瘀血尚未成脓，先见痰腥，或视之未见痰中有脓，而自觉痰臭（此时取痰化验，已可发现脓细胞）者，均可认作肺痈而早期进行治疗，一般疗效优于既成脓和肉眼见脓以后。有呼吸、喘嗽引胸作痛，或一侧睡有胸痛者，亦可按肺络停瘀而以治肺痈之法而通治之，盖亦《金匮要略》"咳即胸中隐隐痛"之义，这虽不是肺痈吐脓血的范畴，有的可能属于现代医学上的胸膜炎、胸膜刺激征的范围，但异病同治，效果亦相当满意，惟积有大量胸水者似应除外。

2. 治疗经验

笔者治疗肺痿，基本上是采用了清人喻嘉言的清燥救肺汤为主加减。既用宣肺而又润肺的桑叶、枇杷叶，使肺气能宣而后降，润而后清；又用桑白皮、石膏等清降肺气，以去耗津之热；沙参、麦冬、石斛、阿胶、杏仁、芝麻、芦根等从生津凉血的基础上来滋阴降火。用此方时，笔者常爱再加黛蛤散，取青黛有消炎退热之功，海蛤粉有生津润肺之效，如有咽痛鼻塞等上呼吸道感冒症状，可加山豆根、鱼腥草以消炎解毒。

笔者治疗肺痈，最常用的是《千金》苇茎汤加味。这张方的作用，主要在于清利大肠。方中的桃仁、薏苡仁、冬瓜子等，都是以治大肠为主的药物，当然，它们也都入肺。芦根（原方苇茎，家传是用芦苇上的嫩尖或小分枝，今则概用芦根，在南方多用鲜的，到北方则一般用干的）能润肺生津，叶天士还说它有祛湿的作用。这张方的主要药物，与《金匮要略》治肠痈用的大黄牡丹皮汤甚为接近，二味主药——桃仁、冬瓜子都是相同的，为什么？这就需要运用中医基础理论的"肺与大肠相表里"来解释了。肺是脏属阴，大肠是腑属阳，一般说"脏者藏而不泻"，故五脏常以"不藏"为病，如肝不藏则失血，心不藏则漏汗，脾不藏则泄利，肾不藏则失精遗尿，肺不藏则息短等，对此等病的用药，则宜于助藏，宜于补益、收敛、固涩；而腑则是"泻而不藏"，故六腑常以不泻、不通为病，如大肠不通则便不解，膀胱不通则尿不行，胆不通则黄疸作，胃不通则呕吐、反胃，小肠不通则口糜作，三焦不通则汗不泄或癃闭起。对此等病的用药，一般都宜于助泻，助开泄，助通利。从这个道理来说，似乎五脏病都应是虚证，而六腑病则宜为实证。其实不然。五脏病有实证，五脏病治腑而不治脏，也就是治疗与它相关、相表里之腑，如脾实治胃，肝实治胆，肾实治膀胱、三焦，心实治小肠等；六腑亦有虚证，但虚证治脏而不治腑，如胃虚治脾，胆虚治肝，小肠虚治心，膀胱、三焦虚治肾，大肠虚治肺等。肺痈之病，是肺中有蓄血痈脓，是脏病中之实证，故而治疗时主用《千金》苇茎汤祛瘀排脓，从开利大肠来治疗肺之实证。事实证明这个方法是可取的。笔者在治肺痈时用的《千金》苇茎汤的加味，也就是在原方不变的基础上，根据情况，如脓多腥臭，则加桔梗、生甘草以助排脓与解毒；胸痛加赤芍、丹参、郁金等以助活血与止疼；肺部炎症明显或有发热者，则加鱼腥草或再加用生石膏以清热与解毒；一般在吐脓未尽时，笔者是甚少加用补药的。原因是慎防出现误补留邪之弊。在脓尽以后，有时可依照《济生》桔梗汤加用黄芪、百合等，亦可改用滋阴补肾之六味地黄丸类方（包括杞菊、知柏、归芍、麦味等），如肺结核空洞在吐脓尽、痰不臭的情况下，笔者基本上就用淡盐汤送服六味地黄丸，效果是好的，治愈过不少例空洞性肺结核患者。

以上是笔者治疗肺痿和肺痈的主要方药，也是笔者在临床上所用的"抓主症"方药。抓主症者，就是抓住病中的1~3个主要症状，就能定方、定药甚至定量地加以治疗。例如，笔者在抓肺痿的主症时就着眼于：咳吐白沫，不爽和口燥（主要是吐白沫），不论其疾病的诊断属于肺炎、气管炎、支气管哮喘，还是肺气肿、肺心病，都用此方治疗，而且一般都能收到效果。肺痈的主症，笔者就抓：咳喘吐脓血，或痰腥、痰臭，或呼吸、咳嗽引胸作痛以及胸痛不能偏一侧睡等（以上为"但见一症便是，不必悉具"）。

抓主症常常收到很好的疗效。但是，笔者也不排斥并常常利用西医的明确诊断来说明中医药的疗效，有时还把西医的检查诊断，作为抓主症时的参考。

3. 病例举隅

肺痿（一）

孟某某，男，52岁，军人，从事文化工作。连续高热7个星期，咳喘吐白沫不爽，口干咽燥，在某某军区医院已检查出右肺大面积肺炎，5次痰培养都出现大肠杆菌，已确定诊断为大肠杆菌肺部感染引起的肺炎。故转院到北京某部队医院，据该院介绍，他们建院20多年以来，一直以治呼吸道病为主，但始终没有见到过1例由大肠杆菌肺部感染而引起的肺炎，遍查国内资料，也确实无此记载，国外资料，发现过几例，但治疗方法缺如，没有针对性的治疗方法。且转院2周以来，发热和咳喘均有增无减（发热每天高峰能达41℃左右，但汗出后热即减轻），不得已才急请笔者去该院会诊。笔者接触病人后发现其有咳喘吐白沫不爽、口燥渴等症状，完全是一派肺痿的症状，所不同的是其有肺部的大肠杆菌感染和大面的肺炎而已。至于发热，在肺痿病中，亦常常有之。于是笔者就在前清燥救肺汤的基础之上，加上了北柴胡30g，五味子9g，以杀灭离开大肠的大肠杆菌感染（过去治疗过泌尿系、胆系的大肠杆菌感染，用这两味药相伍，收到较好的疗效），外加鱼腥草

30g，以清解肺部的炎症。令服药10剂。服药后复诊，咳喘、吐白沫皆退，发热亦轻，其体温亦再未超过38℃。在复诊时得知其病中曾出现过咯血及胸膜刺激征病史，故在前方中加入桃仁9g，生薏苡仁30g，冬瓜子30g以肃肺祛瘀。服7剂，体温已基本正常，咳喘吐白沫继续减轻，口燥咽干、胸闷掌烫等情况不复存在。舌苔有时甚清，但有时出现黄苔，脉动已降至80次/分以下，惟恶风、自汗明显，食欲恢复尚不理想，故改用益气固表之黄芪汤加味，以促进病后正虚之恢复。过后症状尽去，肺炎尚未全部吸收，继续住院观察数周，不但食欲增加，且体重上升甚快，痊愈出院，追访5年，从未复发。

肺痿（二）

于某某，男，54岁，17年前在国庆节前后发作哮喘，迭经某地区中西医长期治疗，均属效果不显。最多一次由医院出面请过中西医70余人做大会诊。结果未能控制病情，乃来京就医。经过某医院明确诊断为过敏性支气管哮喘和肺气肿。曾于本市某医院经中医某老大夫治疗，据病人所知，单麻黄一味，一剂药量达21g之多，但病情不但不减，且有加重趋势。病人来诊时自诉：咳喘日发数次，类似小儿顿咳（百日咳）的痉挛性咳嗽，连声成阵，呼吸不续，痰出非常困难，咳久始能吐出少量状如皂泡之黏性甚大的白沫。连年来其咳喘发作仍以深秋至初冬为甚。每日发作则以晚睡前9时许的一阵为最严重。来诊时正值国庆节后上班伊始，病人处于发病的高峰阶段，每晚睡前总有一阵因咳喘而气厥不返，造成晕厥可达10分钟左右。由于咳喘时的过度紧张，以致两眼白珠部分的小血管破损，造成"瘀血贯睛"，眼球之赤如涂朱状。笔者当即根据"肺痿吐白沫"和"肺热叶焦，因而成痿"的理论，投用了清燥润肺之喻嘉言清燥救肺汤，由于病人咳喘系阵发性的，故在方中又加入僵蚕10g，全蝎6g，以定"数变"之风，实际上此两味药起的是与"脱敏"类似的作用。

3剂药服毕，病人来复诊时面述，上药服毕1剂，当晚咳喘即轻，未见晕厥；3剂药服完以后，咳喘皆平，续用桑杏汤加减收功。经随访10年以来，其病迄未再发，病人由长期休养转而为全日上班，并能因工作而骑自行车日行一百余里，身体照常不受影响。5年前闻该病人因病肺癌而死亡。

肺痿（三）

李某，女，82岁。病咳喘胸憋，呼吸困难，不能平卧，喉间有声，已逾半月，经某医院放射科透视，已确定为肺癌引起上列诸症。衰年患此，已排除外科手术治疗之可能性，故乃延笔者出诊。经诊得病人脉数，口干，咳吐白沫不爽，已历两载有余，初尚能料理家务，并协助家庭看管小孩及做饭等事，近2周来，才因症状加重而不能下炕。笔者乃根据其病情以咳喘吐白沫为主，确定其病属肺痿，由肺热叶焦，热在上焦引起，故亦投用喻氏清燥救肺汤为主的方剂，由于其病为肺癌，乃加用了白花蛇舌草30g，半枝莲18克，令服5剂，据病人家属来云，药后喘平咳减，胸憋亦基本解除，继用前方1个月有余，则病人已自能下地行走并协助家庭料理家务。历时1年有余，病人自我感觉良好，后因突患感冒发热，致咳喘气憋复作，未及延医服药，即行死去。其死是因于肺癌亦或由其他疾病致死，则甚不可知，总的来说，本方对改善肺癌的早期症状和取得近期疗效，还是较为可靠的。

按：（1）喻氏清燥救肺汤的问世，对肺燥喘咳投下了苦海的慈航，纠正了千古医坛将沫作痰的弊端。喻氏在其"秋燥论"中，曾引《素问·至真要大论》的"咳不止，而出白血者死（《素问》原文为：白血出者死）"，并即认为此"白血"乃"色浅红而似肉似肺者"，由"燥气先伤华盖"引起。这一明若观火之论，足以补《金匮要略》所言肺痿主症："咳"与"口中反有浊唾涎沫"之不足。因肺痿所咳吐的白沫，是由无数小白泡组成，严重时可带浅红之色（一般多为纯白色），质轻而黏，故喻氏乃形容其为"似肉似肺"，考其所以"似肺"者，以白沫之泡与肺泡确有相似之处。较之"浊唾涎沫"有更为深刻与"形象化"之意义。这样就使沫之与痰，更易分辨，"白血"一词，就基本上可以与白沫等同起来，更严格地区分痰之与沫，更明确痰是湿的产物，而沫则由燥所生。纠正千古医坛中一部分医工的痰沫不分或将沫作痰，将痰作沫的燥燥湿湿的弊端。

（2）癌病是目前对人类生命构成威胁的重点病种之一，而肺癌则又是在癌病中较为多见的一种。肺癌晚期所见到的咳喘吐白沫症状固然很多，而在未发现肺癌时即首先出现咳喘吐白沫不爽的肺痿症状，亦大有人在。在前面列举的病人中，就有死于肺癌的。其一是由肺癌而出现咳喘吐白沫的，服喻氏清燥救肺汤得以消除症状达1年有余而后猝然由出现肺痿症状而死去。另外一例是通过服喻氏清燥救肺汤而消除了肺痿的症状，但事隔10年以上，又出现肺癌，死于肺癌。为此则咳喘吐白沫不爽的肺痿症状，似乎与肺癌有一点蛛丝马迹的联系。不过，症状的出现，总还是现象范畴，它不能代替本质，只能作为探求本质的一部分线索。因此要弄清这些问题，还必须依赖于科学实验。假使能通过科学实验而将肺痿吐白沫的问题弄清楚，把喻氏清燥救肺汤作用于肺痿甚至肺癌的机制搞清楚，则喻嘉言对中医学的贡献，就有可能更为光大。

肺痛

朱某某，男，28岁，农民。突然胸痛不能顺利呼吸，张口抬肩，时时大声呼叫，以缓解其胸中憋闷。自胸至腹，强直不能俯仰，躺坐均需他人扶持。卧时不能左、右侧。前医曾投用大黄附子汤类方，病情不但不减，且增阵寒壮热，大口咳吐恶臭黄痰（实即吐脓）。邀笔者诊视，知为肺痈重证，舌暗红，苔厚腻，盖郁热脓毒已深，非急用开利大肠，不足以泻去肺之瘀热，故即投用《千金》苇茎汤加味（加丹参、赤芍、郁金、鱼腥草等），服后胸痛逐渐减轻，身体渐能转动及侧卧，惟咳吐恶臭脓液，骤不尽除，前后服《千金》苇茎汤加味达 30 余剂，始脓尽病已。但毛发枯痒，皮肤干燥，渐至表皮成片脱落，数月后始身体日渐恢复，能参加轻体力劳动。由此，更悟出中医理论中"肺合皮毛"的重要意义。

（四）热陷神昏

［**常见症状**］神昏嗜睡，谵语狂躁，或抽搐动风，目直视，舌红少津，脉数。

［**病症分析**］肺炎而见昏乱狂躁、抽搐直视等脑症状，一般称为中毒性肺炎。安危之机，在于顷刻。故必须救治及时，方可挽危亡于紧急。必要时必须协同西医进行抢救。

［**治法**］清热开窍。

［**方药**］清热解毒方（自制）。

生石膏 30g（先煎），玄参 15g，金银花 15g，大青叶 30g，石菖蒲 6g，连翘 9g，黄连 4g，麦冬 9g，钩藤 12g，鱼腥草 30g。

［**方解**］生石膏、黄连，清气热；金银花、连翘、鱼腥草、大青叶，清热解毒；玄参、麦冬，清热生津；石菖蒲开窍治神昏；钩藤定风除抽搐。

（五）正气虚脱

［**常见症状**］肺炎后期，突然出现体温下降，颜面苍白，四肢厥冷，呼吸迫促，身凉汗出，脉微细。

［**病症分析**］肺炎初起高热，必伤津液，病延日久，更损正气，气阴两伤，故乃使心气暴虚，造成厥脱。

［**治法**］回阳救逆。

［**方药**］生脉散加味。

麦冬 9g，五味子 9g，太子参 15g，煅龙骨 30g（先煎），煅牡蛎 30g（先煎），熟附子 9g，肉桂 3g。

［**方解**］麦冬、太子参生津补气；煅龙骨、煅牡蛎、五味子固脱敛气；熟附子、肉桂回阳救逆。

三、麻疹

麻疹是由病毒引起的小儿呼吸系统常见的传染病。中医认为属"时邪疫毒"

所致。人体受到感染后，毒藏于肺，经温热熏灼，邪入心营，发为红疹，出于皮毛，是为麻疹。

麻疹的邪毒，以透发为顺，内陷不发为逆。这可由发疹的情况及疹色来鉴别。正常情况如下。

（一）疹前期

先有 3~4 天的发热，由轻到重，晚间尤甚，恶风寒，咳嗽，咽喉红肿而痛，打喷嚏，流清涕，眼红怕光，流泪，苔薄白或微黄，脉浮数，后足跟显得格外凉，并见阵发性腹痛。发热后 2~3 天内颊黏膜上出现小灰白点，这是早期诊断麻疹的重要依据。

（二）发疹期

疹出现后，疹色红润，红而不深，这是正常的疹色，发疹多在傍晚日落时间，此时可轻度出现烦躁，随后可见平静。3~4 天后，疹色由红转暗红，由暗红而逐渐消退。发疹期间，体温可高达 40℃以上。疹点先见于耳后，疹点大者如粟，小者如针尖，形状不一，略高出皮肤，逐渐加密，可互相融合成片。发疹期舌质红，苔黄脉数，咳嗽咽痛，均较严重。

（三）恢复期

疹发透后，开始依次消退，症状也随之减轻，最后遗留下棕色瘢痕，7~10天，全部消失。

以上是麻疹的正常情况，中医不主张多用药物治疗，须加强护理，注意室温和病室清洁，保持空气新鲜，饮食宜清淡。疹前期用香菜（即胡荽 30g，干者则用 15g），煎汤代茶频饮；疹发近透，如色较深，可用芦根煎汤代茶（用量如胡荽）。

（四）逆证的处理

1. 疹毒内陷

发热是麻疹的主要症状，通过发热，可以使麻疹透发，达到正常发疹。由于患儿体质素弱，或天气骤寒、室温过低等因素，而使患儿体温不升高，同时见到肢冷唇青、肤色青暗，或大便清稀，或疹色暗淡等情况，即为麻疹不能正常透发的先兆，中医又称"疹毒内陷"，这时必须加紧治疗。

［治法］温中发表。

［方药］麻黄附子细辛汤加味。

麻黄 3g，附子 4g，细辛 3g，升麻 6g，葛根 6g（成人用量加倍）。

[**方解**]麻黄、细辛，发表散寒，宣透邪毒；附子回阳救逆，鼓毒外发；升麻、葛根，升陷透疹，解毒生津。

[**加减法**]身体素虚者，加党参 4g，黄芪 6g，以补正气；腹泻加白术 3g，炮姜 3g，以健脾止泻。

[**病例**]薄某，男，5 岁。隆冬风雪，天气严寒时染发麻疹，发热 4~5 天，身热忽然下降，疹色青黑，隐现于皮下，四肢逆冷，喘嗽声嘶，痰如曳锯。诊断为疹毒内陷，投用温中散寒之麻辛附子汤加味，鼓动阳气，外透疹毒。

处方：麻黄 4g，细辛 2g，熟附子 9g，升麻 3g，葛根 6g，荆芥 4g。

服 1 剂后疹色转红，肢冷渐回，喘嗽减轻；2 剂疹即高出皮肤，从头面、胸腹向四肢透发。续用：荆芥、防风、紫苏叶、杏仁等疏理余邪，最后病体基本上按正常麻疹发展情况恢复健康（当时麻疹流行甚广，类此病例，周围已死去不少病儿，以后根据病情，投用上方加减，基本上都能转危为安）。

2. 疹毒壅滞

麻疹在出疹前或出疹期，均需有一定的热量来透发邪毒，但这种热一般也不宜太高，太高了往往会产生两种病变。①伤津耗气，气液不足，则邪毒不能顺利发出，就会出现疹色红紫、咽干口燥、舌绛、烦躁气喘等症。②麻疹逾期不退，出现疹色紫黑、身热增高、唇焦舌燥等症。

[**治法**]清解营卫。

[**方药**]银翘散加减。

即在前银翘散方内，去荆芥、淡豆豉，加生地黄 9g，牡丹皮 9g，玄参 9g，大青叶 15g（儿童用量酌减），以清营卫之热。

[**病例**]田某某，女，5 岁。见疹 5 天，身热不减反见增剧，烦躁气喘，咳嗽声嘶，唇舌焦燥，疹色深紫。诊断为热甚伤津，疹毒壅滞。治用银翘散加减以清解营卫。

处方：金银花 12g，连翘 6g，生地黄 9g，牡丹皮 6g，玄参 9g，薄荷 1g，生石膏 15g（先煎），芦根 30g，大青叶 15g，麦冬 6g。

药入得微汗，身热逐渐减轻，喘咳烦躁、唇舌焦燥等减退，疹亦随之而依次消退。

3. 麻疹并发肺炎

麻疹并发肺炎，是病毒内陷的一种表现，主要由于上述诸因素使疹发不透所造成。

患者症见咳嗽高热（可达40℃以上）、鼻翼煽动、唇口发青，常见有以下两种情况。

（1）出疹期肺热郁闭

[**常见症状**] 突然出现皮疹隐没，皮下呈现成片的青紫色斑痕。

[**治法**] 宣降肺热。

[**方药**] 麻杏石甘汤加味。

即用前麻杏石甘汤为主，高热加黄芩9g，连翘9g，以清肺卫之热；疹色暗红，加紫草12g，赤芍9g，以活血清营，疹未透发，加桔梗9g，薄荷4.5g，荆芥9g，牛蒡子9g，以散风透疹。

如因患者身体虚弱，正气不足，而出现面色㿠白、四肢厥冷、腹胀便稀、小便清长、出冷汗、脉细弱等症，则宜急用扶阳救逆法，速加附子9g，龙骨15g，牡蛎15g，以防厥脱（儿童用量递减）。

（2）恢复期肺热津虚

[**常见症状**] 唇口焦燥、舌绛而干生红刺、皮疹久留不退等。

[**治法**] 润肺生津。

[**方药**] 沙参麦冬汤加减。

沙参9g，麦冬9g，天花粉9g，生地黄9g，玄参9g，桑白皮12g，地骨皮12g，黄芩9g，浙贝母12g（儿童用量递减）。

[**方解**] 沙参、麦冬、生地黄、天花粉、玄参，增液生津，以救肺阴；桑白皮、地骨皮、黄芩，清肺热以保津液；浙贝母润肺化痰，治咳喘。

[**病例**] 孙某，男，4岁。麻疹已退，皮肤间残留斑痕未消，身热退而复作，咳喘声嘶，唇口焦燥，舌苔干生红刺，夜热甚。经西医诊断为麻疹并发肺炎，用西药效果不显，故改由中医治疗。根据其温热耗阴，肺热津伤的特点，投用沙参麦冬汤加味，以润肺生津。

处方：沙参6g，麦冬6g，生地黄6g，玄参6g，天花粉9g，桑白皮9g，地骨皮9g，生甘草4.5g，浙贝母6g，瓜蒌皮6g，枇杷叶6g。

药后热退，喘咳随减，舌上津回，仅微咳不除，改用桑菊饮收功。

4. 麻疹合并肠炎

[**常见症状**] 大便热臭稀溏，发热，口渴，苔黄。

[**病症分析**] 此为温热在气，肠热下利之见于麻疹后者。大便热臭稀溏，是由肠热引起的下利；发热，口渴，苔黄，是热在气分的象征。

[**治法**] 解毒清肠。

[**方药**] 葛根芩连汤加味。

即于前葛根芩连汤内加入败酱草 18g；疹发未透，再加升麻 6g，以助透疹（儿童用量递减）。

5. 麻疹合并喉炎

[**常见症状**] 声音嘶哑或失音，咳声粗糙，烦躁不安，呼吸时有痰声。

[**病症分析**] ①咽喉为肺之门户，故声音嘶哑或失音；咳声粗糙和呼吸时有痰声，均与肺有关。

②烦躁不安：因热毒蕴肺，耗津劫液，心液既虚，邪火复炽，内扰心神，故见烦躁不安。

[**治法**] 宣肺气，利咽喉。

[**方药**] 甘桔汤加味。

生甘草 4g，桔梗 4g，玄参 6g，山豆根 9g，大青叶 9g，牛蒡子 9g。

[**方解**] 生甘草、桔梗宣肺气，利咽喉；牛蒡子宣散风热；玄参养阴清热；山豆根、大青叶清热解毒。

6. 麻疹合并角膜软化

[**常见症状**] 眼红肿干涩，角膜起云翳。

[**病症分析**] 肝开窍于目，故本病实为肝虚引起。

[**治法**] 养阴补肝。

[**方药**] 猪肝煎。

猪肝、蛤蚧粉、谷精草、夜明砂各 6g，同煎煮，去药渣，取汤连猪肝一起服完。

四、猩红热

猩红热是一种较常见的急性呼吸系统传染病。由于病中发有鲜红皮疹，密集处可以连成红色一片，一望猩红，故有猩红热之称。又因为易在咽喉部位出现红肿溃烂，故中医又叫它"烂喉痧"或"烂喉丹痧"。本病流行季节多在春冬，受染以儿童为多，但成人亦有染病。

本病是由"温热疫毒"之邪，内蕴肺胃，毒郁于里，灼伤营阴所致。由于邪自外来，故开始多见肺卫症状，如恶风寒、发热等，疫毒在里，为热所蒸动而向外透发，其上冲于咽就出现咽喉红肿、溃烂的症状，外出于肌表，就见到红色皮疹。

根据它的发病规律，可以分为发热期、出疹期和恢复期三个阶段进行辨治。

（一）发热期

[**常见症状**] 发热，恶寒，头痛，咽喉赤痛，苔薄白，舌边尖红，脉浮数。

[**病症分析**] 本病初期发热恶寒，基本属于邪在卫分之一种。惟咽喉赤痛明显，则又与总论中邪在皮毛之卫分证不尽相同。

[**治法**] 辛凉解表。

[**方药**] 甘桔汤加味。

牛蒡子 6g，薄荷 3g，连翘 4.5g，桔梗 4.5g，生甘草 3g，荆芥 4.5g，芦根 15g。

[**方解**] 荆芥、薄荷、牛蒡子，透发风热疫毒以透疹；生甘草、桔梗，宣肺气，利咽喉；连翘去邪热，解疫毒；芦根清肺、润肺、保津液。

[**加减法**] 恶寒重，加防风 4.5g，淡豆豉 6g，葱白 9g，以解散风寒；咽部红肿加山豆根 10g，以清咽解毒。

（二）出疹期

[**常见症状**] 遍体发现红疹，惟唇口周围独少，疹色鲜红，压之退色，高热烦躁，咽喉红肿溃烂，有的可以影响吞咽，两侧扁桃体红肿或有白色渗出物，舌苔光剥，质红绛起红刺，状如杨梅（色深紫）或如覆盆子（色鲜红），故又称"杨梅舌"或"覆盆子舌"。脉数，甚则谵语妄动，抽搐动风。

[**病症分析**] 本病可相当于总论中营卫合邪之一种，但病中咽喉红肿溃烂，则又与一般营热发疹不同。

[**治法**] 清解营卫。

[**方药**] 银翘散加减。

金银花 6g，连翘 4.5g，牛蒡子 4.5g，大青叶 9g，黄芩 4.5g，僵蚕 4.5g，玄参 4.5g，白茅根 15g。

[**方解**] 金银花、连翘、大青叶，清热解毒；僵蚕、牛蒡子，散风热，透疹毒；玄参、白茅根，清肺生津；黄芩清降肺热。

[**加减法**] 皮疹未透齐，加薄荷 3g，石菖蒲 6g，蝉蜕 1.5g；高热烦躁加生石膏 15g，知母 4.5g，生地黄 4.5g；大便秘结加瓜蒌子 6g，生大黄 3g，以泻里热；昏迷抽搐，用紫雪丹 1.8g，分 2 次服。

（三）恢复期

恢复期有正常的现象，如皮疹消退、身热下降、皮肤脱屑等，均不需治疗。但有余毒未尽，或病后津伤的，即需医治。

[**常见症状**] 咽喉红肿、疼痛，口干舌红，脉细数。

［**病症分析**］这是阴津内虚、虚火上炎所引起的症状，病源于在此以前的热毒所伤。津液不复，则咽喉症状亦必不除。

［**治法**］养阴生津。

［**方药**］增液汤加味。

生地黄 4.5g，麦冬 4.5g，天花粉 6g，知母 4.5g，板蓝根 9g，玄参 4.5g，竹叶 3g。

［**方解**］温热灼伤津液，故用生地黄、麦冬、天花粉、玄参，以生津凉血；温热未尽，故用竹叶、知母，以清温热；板蓝根清热解毒。

［**外治法方药**］玉钥匙散。

西瓜霜 15g，硼砂 15g，朱砂 1.8g，僵蚕 9g，冰片 1.5g，共研细末，吹咽喉肿痛部，以清热解毒，消肿去腐。

五、流行性腮腺炎

流行性腮腺炎又名痄腮，由于感染病毒所致，以两腮或一侧腮腺肿胀为主症，受染以儿童为多，成年人亦有发现。

中医认为腮腺炎由"时毒"引起，传染性较大，但一般症状并不严重，多数无明显的恶寒发热。但有的病人却会出现较为严重的发热恶寒和腮腺部位的肿痛，还可见疫毒侵犯到脑组织而产生脑炎，伤害到男病人的睾丸而产生副睾炎、睾丸炎，伤害到女病人发生卵巢炎等。

（一）轻型

［**常见症状**］腮腺肿胀，有酸麻感，疼痛不甚，无恶寒发热等全身症状，仅觉身体不适，苔白薄，脉细数。

［**病症分析**］本病基本上即为总论中温毒的一种。初起以卫分症状为主。

［**治法**］除瘟散肿。

［**方药**］内服银翘解毒丸（中成药，即前银翘散方制成丸剂），每次 1 丸，日 2 次；外敷玉枢丹 1 粒，加醋磨成糊状，涂肿处，日 3 次。

（二）重型

［**常见症状**］高热阵寒，寒战热炽，腮腺肿痛，灼热，烦躁呕吐，张口困难，口渴，舌质红，苔黄，脉数。

［**病症分析**］本病即总论中所言之痄腮。

［**治法**］清热解毒。

［**方药**］普济消毒饮加减。

黄芩 9g，黄连 6g，牛蒡子 9g，马勃 3g，玄参 9g，生甘草 6g，僵蚕 9g，桔梗 9g，升麻 9g，柴胡 9g，连翘 9g，薄荷 3g，板蓝根 30g（成人量）。

[**方解**] 黄芩、黄连、牛蒡子，清泻邪热；升麻、柴胡、薄荷、连翘宣解风热；板蓝根清热解瘟毒，玄参养阴清热；桔梗、生甘草、马勃、僵蚕，解毒利咽喉。

外敷玉枢丹，玉枢丹 1 粒，加醋磨成糊状，涂肿处，日 3 次。

[**加减法**] 大便燥结加生大黄 9g；腮腺肿硬加夏枯草 15g；神昏抽搐加紫雪丹 2g（冲服）；睾丸肿痛加龙胆草 9g，橘核 9g（打碎），荔枝核 9g（打碎）。

[**病例**] 秦某，男，40 岁。两侧腮腺发炎，寒热肿痛，不能张口饮食。经用西药治疗，发热、肿痛均有减轻，口张能食。但当用药之际，忽又寒战热炽，突然两侧睾丸肿痛，呕吐频作，乃住院治疗。用普济消毒饮加夏枯草 15g，以散结消肿，用牛膝以引药下行，更以龙胆草 10g，清泻肝火（肝脉络阴器），加橘核 10g，荔枝核 15g，以治疝痛。药入 1 剂，寒热即退，睾丸痛势明显减轻。2 剂服毕，睾丸之肿已退。3 剂药后，诸症消失，痊愈出院，不久即恢复上班，未留后遗症。

六、流行性脑脊髓膜炎

流行性脑脊髓膜炎（简称"流脑"），是由脑膜炎双球菌引起的呼吸道急性传染病。发病率以儿童为高，但成年人也多有发现。流行季节以冬、春两季为多，在中医一般认为是温热或温热夹湿为病，以肝胆热盛最为多见。

流脑的主症，一般开始为：发热阵寒或寒战，头痛，项背强直，呕吐呈喷射状，继则出现昏迷、抽搐和皮下出血性斑点，严重的可以很快造成死亡。个别患者可遗留聋哑或瘫痪。

（一）普通型

1. 以发热头痛为主

[**常见症状**] 发热阵寒，头痛项背强直，呕吐呈喷射状，汗出，精神萎靡，舌质红，苔黄腻，脉浮数或弦数。

[**病症分析**] 本证符合总论中热在肝胆之一种。本病初起常以温热夹湿出现，但变化极速，甚易转变为温热。此型所以出现阵寒，是因夹湿之故。

[**治法**] 清透邪热。

[**方药**] 龙胆清脑汤加减。

龙胆草 9g，大青叶 30g，菊花 9g，钩藤 15g，金银花 12g，连翘 9g。

［**方解**］龙胆草、菊花、钩藤，清泻肝热，治头痛项强；大青叶、金银花、连翘，清透邪毒，以除寒热呕吐。本方以龙胆草为主药，味苦兼能燥湿。

［**加减法**］出现红紫斑点，加牡丹皮9g，赤芍9g，以凉血祛瘀；项强加僵蚕9g，全蝎6g，以定风；高热口渴加葛根12g，生石膏30g，以解肌热，升津液；昏睡加竹沥15g（冲服），石菖蒲6g，以除痰开窍；呕吐加玉枢丹1粒（冲服），以辟秽止呕。

2. 以抽搐为主

［**常见症状**］高热头痛，项背强直，头向后屈，四肢抽搐，呕吐神昏，躁动不安，或昏睡不醒，舌质红，苔黄腻，脉弦数。

［**病症分析**］本病约符合于总论中肝热动风的一种类型，在病中常见夹有湿邪，故需加用苦燥寒清之药。

［**治法**］平肝清热。

［**方药**］羚角钩藤汤加减。

羚羊角末1g（冲，羚羊角以山羊角15g代），钩藤12g，大青叶30g，龙胆草9g，全蝎6g，蜈蚣2条。

［**方解**］羚羊角末（山羊角）、龙胆草，清肝泻热兼能燥湿；全蝎、钩藤、蜈蚣，镇定肝风；大青叶清热解毒。

［**病例**］陈某某，男，9岁。高热，呕吐，神昏，阵阵抽搐，项脊强直，角弓反张，时躁动并作痛苦状呼号，检查身有紫点，时值流脑盛行，根据肝热动风，治用羚角钩藤汤加减，以清肝定风。

羚羊角末1g（冲，羚羊角以山羊角15g代），钩藤15g，龙胆草9g，大青叶15g，全蝎6g，蜈蚣2条，赤芍15g，玉枢丹1粒（冲），石菖蒲4.5g。

药后神识转清，呕吐止，续用1剂，身热、项强、抽搐皆退，但耳后高骨处鼓起一核，状如核桃大小，外敷醋磨玉枢丹，约5天后消退。

（二）暴发型

除前普通型典型症状以外，并可见阳气虚脱及瘟毒发斑。

1. 以阳气虚脱为主

［**常见症状**］肢凉，脉细微弱，颜面苍白，汗自出，口唇青暗，斑色青黑。

［**病症分析**］阳气虚脱则不但可见阴寒之象，并可因虚寒阳气不能固摄而出现精微亡失的现象，本证的汗自出是阳气不能摄纳津液所造成的，斑色青黑是阳虚不能摄血所引起的。大致血热妄行之斑，一般以嫩红、深紫之色为多，今病见一派虚寒阳气虚竭之症，复又出现青黑色斑，此无其他血热表现，阳虚不固，

而致失血，与血热而引起之出血，决然不同。斑发于胃（肌肉），红、紫、深绛之斑多由胃热（肌热）引起，故有红斑出自胃热，紫斑则为胃极热之论。黑斑有二：一者为深紫而转致的紫黑斑，其另一种则为本节所论之青黑斑，前者为热深而致，后者则为阳气厥脱所造成。既见黑斑，则一般多属危候，古人称为："胃烂"引起，命为不治之症，今日科学昌明，治疗的手段日新月异，可能并非不治，然难治还是可以说的。见此证即需着手组织抢救，以免贻误病机，发生过错。

[**治法**] 回阳救逆。

[**方药**] 参附汤加味。

红参 9g，炮附子 9g，麦冬 9g，五味子 9g，煅龙骨 15g（先煎），煅牡蛎 15g（先煎）。

[**方解**] 红参、附子，回阳救逆；麦冬、五味子，生津敛气；煅龙骨、煅牡蛎，敛汗固脱。

2. 以瘟毒发斑为主

[**常见症状**] 高热烦躁，头痛呕吐，斑出紫黑，神昏，舌红苔黑而燥，脉数或脉伏不出。

[**病症分析**] 本病高热而发斑紫黑，是热毒极盛，迫血妄行而引起的发斑，与前证之阳不固摄而引起之失血，截然不同。本证略同于总论中所言气热甚高，同时又有出血发斑之一种类型。故治疗时必须重在两清气血。

[**治法**] 清热凉血。

[**方药**] 清瘟败毒饮加减。

生石膏 30g（先煎），知母 9g，犀角 1g（水牛角 30g 代），生地黄 15g，赤芍 15g，牡丹皮 9g，黄连 6g，栀子 9g，大青叶 30g。

[**方解**] 生石膏、知母、黄连、栀子、大青叶，清泻气热；犀角（水牛角）、生地黄、牡丹皮、赤芍，凉血清斑。

[**加减法**] 舌苔干黑，加鲜石斛 15g，玄参 15g；神昏加石菖蒲 9g。

暴发型病情危重，应及时抢救。

七、流行性乙型脑炎

流行性乙型脑炎（简称"乙脑"），是"乙脑"病毒经由蚊类传播进入人体，通过血液循环，最后局限在中枢神经系统并且发生病变，故又称"大脑炎"。本病多在夏秋多蚊季节的 7、8、9 三月发病，受染以儿童为多，但成年人亦可受染。

"乙脑"在中医认为是"暑湿疫"的一种，属于温热夹湿为多，它具有发病急、变化快的特点。因此，有很多病人，发病不久，就可以变成温热，入营入血，动风昏迷。

"乙脑"的临床表现是：初起突发高热，阵寒，头痛项强，恶心呕吐，渐次出现抽搐、嗜睡和神昏、肢体强直或瘫痪等症。体温可持续上升 10 天左右，然后逐渐回降，病人亦逐渐清醒，严重的可于 1 周内死亡。病退后常常遗留失语、强直、痴呆、癫痫、运动障碍等后遗症。根据其发病规律，可分以下几个阶段进行辨证施治。

（一）暑湿期

乙脑初起多属暑湿疫，其见症一般以温热夹湿为主。

[**常见症状**] 高热阵寒，头痛项强，呕吐，身重痛，烦闷口渴，舌质红，苔腻，脉数。

[**病症分析**] 本证高热阵寒，约可合于总论中温热夹湿型。故湿热同治是必要的。

[**治法**] 清瘟辟秽。

[**方药**] 清瘟辟秽方（自制）。

大青叶 30g，鲜藿香 30g，鲜佩兰 30g，连翘 12g，黄芩 9g，玉枢丹 1 粒（化冲），青蒿 12g，金银花 12g。

[**方解**] 大青叶、黄芩、连翘、金银花，清瘟辟毒；鲜藿香、鲜佩兰、玉枢丹、青蒿，辟除秽湿。

（二）暑热期

"乙脑"暑湿期不解，很快就会进入暑热期成为温热。

[**常见症状**] 高热，不恶寒，烦闷口渴，头痛项强，呕吐汗出，舌红苔黄燥，脉数有力。

[**病症分析**] 本病无寒但热汗出，烦闷口渴，基本上符合总论中温热在气分的肌热见症。但病中出现头痛项强及呕吐症状，这是瘟毒上攻头脑，引动胃气上逆所造成，这就不能悉同于温热在气分的肌热证。

[**治法**] 清热解毒。

[**方药**] 白虎汤加减。

生石膏 30g，知母 9g，连翘 9g，黄连 6g，竹茹 9g，黄芩 9g，大青叶 30g。

[**方解**] 生石膏、知母，清热保津；黄连、黄芩、连翘，清泻邪热；竹茹清化痰热，以治呕吐；大青叶清热解毒。

[**加减法**] 大便不通，腹满拒按，即改用通便泻热法，大承气汤加味。

芒硝 12g（分冲），生大黄 9g（后入），枳实 9g，厚朴 9g，黄芩 9g，板蓝根 30g。

[**方解**] 本方用生大黄、黄芩，清热通便；芒硝入阴生水以润肠道而通便；厚朴、枳实，行气燥湿，以除痞满；板蓝根清热解毒，而去疫毒。

（三）气血两燔期

[**常见症状**] 高热神昏，头项强直，目直视，呕吐，抽搐，舌绛而干，苔黑，脉细数。

[**病症分析**] 本证基本上属于总论中的温热入血，气热动风的类型。

[**治法**] 清热凉血定风。

[**方药**] 清瘟败毒饮加减。

生石膏 30g（先煎），知母 9g，大青叶 30g，黄芩 9g，赤芍 12g，牡丹皮 9g，犀角末 1g（冲，犀角用水牛角 30g 代），连翘 9g。

[**方解**] 生石膏、知母、黄芩、连翘，清泻邪热；犀角末（水牛角）、牡丹皮、赤芍，清血热，盖治风先治血之意；大青叶清热解毒。

[**加减法**] 昏迷深重，加紫雪丹 1.5g（冲服）；动风抽搐，加钩藤 30g，羚角末 1g（冲，以山羊角 30g 煎服代之）。

[**病例**] 蒋某某，男，5 岁。高热 5 天，汗出不解，呕吐项强，角弓反张，抽搐昏迷，甚则失神怪叫，舌红苔黄腻，脉细数。当诊为伏暑秋发，气血两燔，治用清瘟败毒饮加减。

内服：生石膏 30g（先煎），知母 24g，大青叶 24g，连翘 9g，黄芩 9g，牡丹皮 9g，生地黄 9g，钩藤 15g，全蝎 4.5g，玉枢丹 1 粒（冲服）。

外用："神灯照"法。"神灯照"是治小儿急惊风的一种外治方法，使用时以红色纸卷成小条状，蘸以菜籽油，点燃后在囟门、尾骨、足跟（两侧）及脐轮（上、下、左、右共八处）等处照灼，隔开皮肤约二分左右，火大须隔开远一点，火小则稍近皮肤，以皮肤微现红晕为度（当抽搐不停时，有部分病例可以立止）。

服 1 剂热减神清，项强抽搐随减；再进 1 剂，诸症减退，续用清络饮收功。

（四）血热期

[**常见症状**] 高热神昏，嗜睡或狂躁不安，抽搐口噤，直视发斑，其中有时可以出现几种不同的证型。这几种证型，一般都可以纳入总论中的卫气营血中的血分范畴。

1. 发斑紫黑型

[**治法**] 祛瘀凉血。

[**方药**] 犀角地黄汤加味。

即前犀角地黄汤内加大青叶 30g，连翘 9g，紫雪丹 1.5g（冲服）。

[**方解**] 犀角地黄汤凉血祛瘀；加大青叶、连翘，清热解毒；紫雪丹定风开窍。

2. 抽搐口噤型

[**治法**] 清肝定风。

[**方药**] 羚角钩藤汤加减。

即于前羚角钩藤汤内去桑叶、菊花，加牡丹皮 9g，板蓝根 30g。

[**方解**] 由于病深入血，轻清散风，已不能解决血热的问题，故去桑叶、菊花，加牡丹皮、板蓝根以凉血清热解毒。

3. 昏睡、四肢蠕动亡阴失水型

[**治法**] 滋阴潜阳。

[**方药**] 大定风珠加减。

即于前大定风珠方内加入大青叶 30g，以清热解毒。

附一　湿热见症处理

本病后期，有转化为湿热的。

[**常见症状**] 身热不扬，微恶寒，身重痛，午后热甚，汗出不解，胸闷不饥，苔白腻，脉濡。

[**病症分析**] 本证可合于总论里中焦湿热的一个类型。

[**治法**] 宣化湿热。

[**方药**] 三仁汤。

杏仁 9g，白蔻仁 4.5g，厚朴 9g，半夏 9g，滑石 12g，竹叶 6g，薏苡仁 30g。

[**方解**] 三仁汤是以分利中焦，开发上焦为主，是治湿热有效而常用之方。

附二　病后处理

"乙脑"病后，常见余热不尽、阴伤不复等现象。

[**常见症状**] 神识已清，但余热不退，口微渴，脉细数，食欲不振。具体可分为以下几型。

（1）舌质红，手足心烫，阴虚现象明显者

[**治法**] 养阴清热。

［方药］加减复脉汤。

生地黄 12g，甘草 6g，麦冬 9g，白芍 9g，阿胶 9g，火麻仁 9g。

（2）发热口渴明显者

［治法］清热生津。

［方药］竹叶石膏汤加减。

竹叶 6g，生石膏 15g，鲜石斛 9g，麦冬 9g，沙参 9g，鲜荷叶 30g，金银花 9g。

［方解］竹叶、生石膏，清气热；麦冬、沙参、鲜石斛、生津液；鲜荷叶、金银花，清宣邪毒。

（3）发热和伤阴均不甚，仅食欲不振，体力怯弱者

［治法］清理余邪。

［方药］清络饮加味。

西瓜翠衣 30g，丝瓜络 9g，扁豆花 15g，竹叶 6g，鲜荷叶 30g，金银花 9g，青蒿 12g。

［方解］本方用一派轻清透热的药物，主要是清透余热，使病体迅速恢复。

八、肠伤寒

肠伤寒是消化系统以肠道为主的传染病。是由饮食不洁、误食伤寒杆菌而造成的。伤寒杆菌进入肠道以后，它破坏肠壁使肠壁淋巴组织坏死和溃疡形成，因而出现一系列症状。

本病在中医属于湿热病范围。但随着病人体质差异，它可以在后期"从化"成为温热或寒湿。

肠伤寒的临床表现一般分为初、中、末三期。初期主要以湿为主，治在上焦；中期湿热并重，治在中焦；末期可有三方面转归。

（1）从阳化热，化为温热入营入血。

（2）从阴化寒，成为寒湿而脱离热病范围。

（3）流入下焦，成为下焦湿热。

现分期辨证施治如下。

（一）初期（湿重期）

［**常见症状**］恶寒发热，以恶寒为主，身重痛，无汗，头痛沉胀，胸脘堵满，食欲不振，热度上升迟缓，呈阶梯形发展，苔白腻，脉缓，口不渴。

［**病症分析**］本病基本上符合总论中湿热病在上焦的表现。

［**治法**］芳香散湿。

［**方药**］藿香正气散加减。

藿香 9g，淡豆豉 12g，紫苏叶 9g，杏仁 9g，滑石粉 12g（包煎），白芷 9g，蔻仁 4.5g，苍术 9g。

［**方解**］藿香、紫苏叶、苍术、淡豆豉、白芷，散湿于表；杏仁、蔻仁，开利肺胃之气，以祛湿浊；滑石粉清利湿热，使从小便去之。

［**加减法**］胸闷加厚朴 9g；身重痛，无汗恶寒甚者加浮萍 9g；有汗去紫苏叶、淡豆豉，加大豆黄卷 12g。

（二）中期（湿热期）

［**常见症状**］恶寒发热，寒热模糊，午后热甚，胸脘满闷，肢体困重，不饮不纳，肠鸣，大便溏滞，胫冷，神识呆滞，面色淡黄，胸腹白痦，脉濡缓，苔白腻。

［**病症分析**］本病基本上符合总论湿热病在中焦的表现。

［**治法**］清化湿热。

［**方药**］甘露消毒饮加减。

黄芩 9g，青蒿 12g，佩兰 9g，茵陈 12g，石菖蒲 9g，滑石 12g，通草 3g，蔻仁 4.5g，大豆黄卷 12g。

［**方解**］青蒿、佩兰、大豆黄卷、茵陈，清宣湿热；黄芩清热燥湿；石菖蒲化痰开窍治神识呆滞；蔻仁散湿行气除胸闷；滑石、通草清利湿热。

［**加减法**］出白痦去石菖蒲，加薏苡仁 15g，竹叶 6g，以清利湿热；出红点去茵陈、蔻仁，加牡丹皮 9g 以清血热；神昏去蔻仁，加郁金 9g，以开郁通窍；欲吐去蔻仁、通草、茵陈，加半夏 9g，竹茹 9g，姜川连 6g，玉枢丹 1 粒（化冲），以除痰和胃，辟秽止呕。

（三）末期（化燥、化寒或深入下焦期）

1. 湿热化燥

本病是湿热受体质的影响而转化为温热，常见两种证型。

（1）血热妄行

［**常见症状**］心烦掌烫，夜热舌绛，出血（主要是便血），血色鲜红或深紫，身有玫瑰色小点，脉细数无力。

［**病症分析**］本病基本上已是总论温热病在血分的见症。肠伤寒虽始于湿伤阳气，但由于体质这个起主导的内因，它可以从体质的阳热而转化成为温热

夹湿，再由温热夹湿转化而为温热，入于气营，也可入血。本病就是湿热化燥，入于血分，出血发斑（小者为点，与斑类同），论其辨治方法，均可悉同于温热。

［**治法**］凉血祛瘀。

［**方药**］犀角地黄汤加味。

即于前犀角地黄汤内加大青叶 30g 以清热解毒。

［**加减法**］舌苔灰黄而厚，加佩兰 9g，青蒿 9g，以清热化湿；口舌干燥，加天冬 9g，麦冬 9g，石斛 9g，以清热生津。

［**病例**］印某，男，45 岁。湿温半月，突然神识昏迷，呓语，两手撮空，循衣摸床，大便呈紫黑色血液，内有少量粪便。舌红绛少苔，脉细数无力，夜不成寐。当诊为湿热化燥，热迫血妄行，致成便血，治用犀角地黄汤加味，以凉血祛瘀。

方用：犀角末 1g（冲，无犀角可用水牛角 30g 代，先煎），赤芍 5g，牡丹皮 9g，鲜生地黄 15g，鲜侧柏叶 30g，鲜荷叶 30g，大青叶 30g，黄连 6g，阿胶 9g（化冲）。

药后，便血止，渐能安寐，撮空、呓语不作，继用原方去犀角加白茅根 30g，病情逐渐恢复。

（2）亡阴失水

［**常见症状**］肢体枯瘦，唇舌干痿，昏沉嗜睡，齿鼻积垢，颊红肢厥，或见手指蠕动，脉微细，或作呓语。

［**病症分析**］本病基本上合于总论温热病在血分中的一个类型。温热耗阴，五液待涸，在湿热化燥病中，属于常见之证。

［**治法**］滋阴潜阳。

［**方药**］三甲复脉汤加减。

［**方解**］本方用三甲潜阳，复脉汤滋阴，对阴竭于下，阳浮于上者，用之甚为得宜。

［**加减法**］如肢端抽动，内动虚风者，可于本方加鸡子黄 1 枚（生冲），五味子 10g。则此方即成大定风珠，治虚风有效。

［**按**］经过多年临床使用，本方已成为笔者"抓主症"的常用方。凡有亡阴失水、唇舌干缩、肢体枯瘦等症状，不论其为内伤外感，均可用此，有一部分可以火降水升，恢复健康，亦有病情顽恶，不能治愈，但暂时亦能改善症状。当然在危重病人中，亦有无效的。

［**病例**］陈某，男，19 岁。病湿温旬余，湿从燥化，转为温热伤阴之证。昏

迷 2~3 日，两颊飞赤，目陷睛迷，唇舌干痿，鼻孔积垢如烟煤，齿牙结瓣紫黑，不时呢喃吃语，六脉如游丝不应。经诊断为湿温后期之亡阴失水，投用滋阴潜阳之三甲复脉汤以滋阴救焚。

方用：龟甲 30g（先煎），鳖甲 30g（先煎），牡蛎 30g（先煎），干地黄 9g，白芍 9g，甘草 6g，麦冬 9g，火麻仁 9g，阿胶 9g（化冲）。

随药送入安宫牛黄丸 1 粒。

药后约 6 小时，病人自觉咽痛，舌面亦有痛感，频频张口示意，但语言仍不清晰，审视咽口唇舌之部，均起白腐如积粉状，舌上转润。已停止昏睡状态。服 2 剂（第 2 剂未送安宫牛黄丸），病人神识清醒，但口疮痛甚，经外用吹口疮药，口腔糜腐得以很快消除，病人食欲增进，为时未久，即行恢复健康。

（3）湿热积滞

[**常见症状**] 湿热久延，脘腹痞闷，按之痛，大便溏滞，色如黄酱，或如苋汁，日晡潮热，舌质红，苔黄，脉细数。

[**病症分析**] 本病基本上合于总论中"温热夹湿"的一个类型。

[**治法**] 通肠导滞。

[**方药**] 枳实导滞汤加减（见"温热夹湿"）。

[**病例**] 徐某某，男，24 岁。病湿温半月余，经利湿清热，热势回降，身体困重等亦有减轻，但脘腹胀闷有增无减，大便日行数次，色赤如苋汁略浓，肛门灼热。舌红，苔黄，脉数。食欲甚差，日晡潮热，脐旁按有痛处，且如块垒状。诊为湿热积滞，治用枳实导滞汤通肠导滞。

处方：枳实 9g，大黄 9g，黄芩（条芩）9g，白术 9g，川黄连 6g，茯苓 9g，泽泻 9g，神曲 9g。

药后，下燥粪（如荸荠大小之球状物十余枚），腹胀减轻，身热有减，病人自觉舒适，但次日又见便滞腹胀，脐部块状物又出现，续用前方，症状又减轻，但过后仍复如前。服药至 13 剂时，病人自觉腹部有前所未有之轻快，再按则块垒已不复存在，从此热退食增，病体即行恢复。

2. 湿热化寒

本病是由湿热转化为寒湿，常见以下两种类型。

（1）气不摄血

[**常见症状**] 唇面淡白，肢体不温，出血狂暴（主要便血），色偏暗淡，大汗出，脉微细。

[**病症分析**] 气不摄血，例属阳虚，本病由湿热而致，虽湿为阴邪，善伤人

身之阳气，但若人体素质不是阳虚之体，则虽有湿邪，亦不致骤变气不摄血之证，何况湿热为病，尚有热的因素存在，故必其人素体阳虚，乃有此变。病变既属阳虚，则阴寒必甚，其不属热病，自不待言。因肠伤寒后期，多有此变。从疾病论，更不必株守于一个发热为主。

［治法］温中止血。

［方药］黄土汤加减。

灶心土 120g（煎汤代水），焦白术 9g，炒黄芩 9g，阿胶 9g（烊化），生地黄炭 9g，炮附子 9g。

［方解］灶心土温涩止血，炮附子助阳以摄血，焦白术助脾气以统血，阿胶、生地黄炭补血兼能止血，炒黄芩重在防止温药伤血。

［加减法］肢厥未甚，去附子加炮姜 9g。

［病例］殷某，男，35 岁，湿温两旬，身热已退，突然心慌气短，遍体凉汗，体温降低，四肢厥冷，唇面青淡，大便下紫黑色血，杂有粪便，脉微细，舌淡白，残留黄腻苔未退。诊为湿热化寒，阳虚不能摄血，治用温中固涩，仿《金匮》黄土汤意。

处方：灶心土 120g（煎汤代水），焦白术 9g，炮姜 9g，生地黄炭 9g，炒黄芩 9g，赤石脂 12g（包煎），禹余粮 9g。

药后，厥回血止，但心悸怔忡不除，改投桂枝加龙骨牡蛎汤，病体遂复。

（2）寒湿亡阳

［常见症状］肢冷脉细，昏睡懒语，呼吸低微，体温低降，自汗出，小便不利。

［病症分析］本病亦由湿热"从化"而为寒湿，寒湿之邪，以阴伤阳，真阳伤亡过重，乃致亡阳之变。《素问·生气通天论》云："阳气者，若天与日，失其所则折寿而不彰。"可知亡阳之变，其危机亦不下于亡阴。对此等证情，必须缜密处理，且应当机立断，以争取时间，挽救病人。

［治法］温中回阳。

［方药］真武汤加减。

熟附片 15g，茯苓 15g，白术 9g，炒白芍 9g，生姜 9g。

［方解］熟附片温中回阳；白术、茯苓，健脾利湿；生姜温胃行水；炒白芍和血敛阴，防止温药损及阴血。

［加减法］大便自利，去生姜加炮姜 9g，以温中止泻。

［病例］范某，女，45 岁。湿温 20 余天，医用寒凉剂较多，加之天时酷热，病人食用西瓜太过，遂使热去寒生，化为寒湿之候，病由神倦懒言发展成为昏睡

不醒，气息低微，状类尸厥，经检查体温降低，唇舌淡白，脉迟无力，肢冷超过肘膝，除不时肠鸣外，尚有不固定之筋惕肉瞤。诊为寒湿亡阳之证，治用大剂温阳救逆，仿真武汤意。

处方：熟附片 30g，白术 12g，茯苓 30g，炒白芍 9g，生姜 12g，肉桂 3g。

药后病人体温上升，四末转温，在一阵腹鸣以后，随即恢复清醒，续用苓桂术甘合五苓散剂收功。

3. 下焦湿热

［**常见症状**］大小便不行，头脑胀痛如蒙，胸脘闷胀，舌苔灰黄，脉濡。

［**病症分析**］本证约相符总论中的下焦湿热。

［**治法与方药**］①湿滞大肠，大便不通，宜导浊行滞，用宣清导浊汤［猪苓 9g，茯苓 15g，寒水石 15g（先煎），蚕沙 30g（包），酥炙皂角 9g（包）］；②湿结膀胱，小便不通，宜淡渗利湿，用茯苓皮汤（茯苓皮 15g，猪苓 9g，薏苡仁 15g，大腹皮 9g，通草 1g，竹叶 6g）。

［**病例**］高某，男，41 岁，湿温 20 天，热减能食，但大便仍溏滞不爽，头胀如蒙，续因不善口腹，误食荤腥，致大便由不爽转而不行，二三日来，神昏转甚，妄行独语，不饥不食，脘腹胀满，按之脐旁有痛处，腹濡软，舌质淡，苔黄腻，脉濡。当诊断为下焦湿热，湿滞大肠，投以宣清导浊汤。

处方：晚蚕沙 30g（包煎），酥炙皂角子 12g（打碎包），猪苓 15g，茯苓 15g，薏苡仁 30g，泽泻 9g，佩兰 30g，青蒿 15g。

服 3 剂，大便畅通，腹胀神昏均退，大便亦逐渐恢复正常。

内伤杂病

　　内伤杂病是除外感热病以外的所有内科杂病的总称。它包括了内伤、外感（非发热为主）以及一部分意外损伤在内。本篇主要沿用中医的传统习惯，以重点症状为病名，并力求根据现代医学的系统分类方法进行安排，冀图能逐步缩短中西医之间的距离，有益于中西结合。

第三章 咳喘

第一节　总　　论

咳喘包括咳嗽、气喘、哮喘三种常见疾病。它们之间有各自不同的主要症状，又有内在联系。首先，三种疾病的发生，同是以肺为主（包括气管、支气管和肺泡，中医都归属于肺），而且这三种疾病的症状，又往往是相兼并见，仅有主次的不同。例如，喘多兼咳，而咳嗽严重或久咳病深以后，亦必见喘。哮则多为喘之突然发作者，见有喉间痰鸣即为哮证。这说明三者之间是密切联系着的，不能截然分开。在治疗方面，也有它们之间的很多共性。例如，病由外感引起的，一般都需以治外感为主。偏热的用桑叶、薄荷、菊花、桔梗；偏寒的用荆芥、麻黄、紫苏叶、桂枝；痰多的主要以燥湿化痰为主，治在脾胃（脾为生痰之源），常用药如半夏、橘皮、茯苓、白术；痰出不爽，就要宣肺除痰，常用药如紫菀、桔梗、瓜蒌皮、白前；吐稀痰量多，就要温中化饮，一般都用干姜、五味子、半夏、细辛；无痰多属肺燥，主用生津润肺，常用药如沙参、麦冬、杏仁、贝母之类；燥之甚者为吐白沫、质轻而黏如皂泡，需用清燥救肺，除生津以外，还需用清热养阴药，如石膏、阿胶、石斛、黑芝麻等；肺热甚者，则清热降肺为主，常用药如石膏、黄芩、桑白皮、知母；见肝热又需清肝宁肺，常用药如地骨皮、天冬、银柴胡、青蒿之类；胸脘憋闷，以开胸顺气为主，常用药如瓜蒌、厚朴、莱菔子、旋覆花等；咽痒以清散风热为主，常用药如牛蒡子、生甘草、桔梗、蝉蜕。以上药物，在使用上基本不分咳喘和哮，有此类症状即选用此类药物，这说明它们是有密切的内在联系的。

但它们也各有个性，在使用上就应有所偏重，例如，麻黄、紫苏子、款冬花、白果，重在定喘降肺，多用在治喘方面；蜈蚣、地龙、全蝎、僵蚕，重在定风，多用在哮之变化急速者，习惯称之为"数变"；葶苈子、射干，系下水消肿之药，一般常用于哮证之喉间痰鸣；桃仁、薏苡仁、冬瓜子等祛瘀排脓药物，则多用于吐脓胸痛。这说明它们除共性外，还有各自的特点，必须同时掌握，并行不悖。

在辨治咳喘病中，有痰与无痰是比较关键的一环。痰多的宜温燥以除痰，无痰则需凉润以保肺。抓住这个原则并结合其他方面进行考虑用药，就可以达到执简驭繁的目的。

第二节　各论

一、支气管炎

支气管炎是最常见的一种呼吸系统疾病。它的主要表现是咳嗽，属于中医咳喘病的范畴。在临床上分为急性支气管炎和慢性支气管炎两种。

（一）急性支气管炎

起病急、咳嗽、咽痛、恶寒发热、头痛鼻塞、周身酸痛。本病以咳嗽为主，寒热一般不重（有感冒则寒热较重），咳嗽先轻后重，有时可见到痰中带血。

根据中医辨证，可分为风寒咳嗽、风热咳嗽、风燥咳嗽三种。

1. 风寒咳嗽

［**常见症状**］咳嗽痰稀，恶寒发热，头痛鼻塞，不渴，脉浮，苔薄白。

［**病症分析**］①咳嗽痰稀：痰稀一般为水饮不化所造成，究其原因，当为阴盛阳虚，火不化水所致。一般即为肺受寒侵，日久亦可影响脾胃之阳，而为水寒射肺或痰浊阻肺。

②恶寒发热，头痛鼻塞，脉浮，不渴，苔薄白：常为风寒客表，肺气不宣所造成。

［**治法**］宣肺散寒。

［**方药**］杏苏散加减。

紫苏叶 9g，杏仁 9g，桔梗 9g，橘红 6g，半夏 9g，生甘草 6g，前胡 9g。

［**方解**］紫苏叶、前胡，宣肺散寒；杏仁宣降肺气，润肺止咳；半夏、橘红，理气除痰；桔梗、生甘草，开肺气，利咽喉。

［**加减法**］咳痰不爽，加紫菀 10g，款冬花 10g。

2. 风热咳嗽

［**常见症状**］咳嗽痰出不爽，鼻塞咽喉干痛，发热恶风，口渴，脉浮数，苔微黄，舌边尖红。

［**病症分析**］①咳嗽痰出不爽，鼻塞咽喉干痛：是肺热伤津，引起上呼吸道炎症。

②发热恶风，口渴，脉浮数，苔微黄：均为风热在表的见症。皮毛受风热之邪所伤，肺气郁而不宣，生热伤津，这是本病形成的主要原因。

［**治法**］宣肺散风热。

［**方药**］桑菊饮加减（见"卫气营血辨证及论证"）。

［**加减法**］热象明显，可在原方中加栀子9g，淡豆豉12g。

3. 燥热咳嗽

［**常见症状**］干咳无痰，咽喉干痛，大便干燥，小便少，苔干，脉细数。

［**病症分析**］①干咳无痰，咽喉干痛：是热伤肺阴，津液受损，气火上炎，肺气不降的表现。

②大便干燥，小便少，苔干，脉细数：肺与大肠相表里，肺气不降，不能布津于大肠，故便燥；燥热伤津，故小便少、苔干；肺热伤津耗血，故脉细数。

［**治法**］清热润燥。

［**方药**］沙参麦冬汤加减。

沙参12g，麦冬9g，桑叶9g，象贝9g，生石膏30g（先煎）。

［**方解**］沙参、麦冬，生津润肺；桑叶、象贝，宣肺化痰；生石膏清热降肺。

［**加减法**］燥咳甚者，加梨皮15g，枇杷叶9g，以宣肺布津，润肺止咳；咽痛甚者，加山豆根10g，牛蒡子12g，以清咽解毒；五心烦热，是素体阴虚，加地骨皮、青蒿，以清退阴热。

［**按**］鱼腥草、山豆根清热解毒要药。

清热解毒药，书中所列就有50余种，众多药中的每一味均有各自的特点，此不赘述。仅对鱼腥草及山豆根谈谈体会。

笔者在多年的临床实践中验证了上述两味药具有良好的清热解毒抗炎作用，故诸如上呼吸道感染包括鼻炎、咽炎、支气管炎甚至下呼吸道炎症及自体各部的炎症在主方的基础上均可加用上2味药，加强消炎之功。

虽书中记载鱼腥草性微寒，入肺经，但临床应用远不止肺经。书中所谈鱼腥草可用于治肺痈及各种实热性痈毒肿痛等。而笔者不拘泥于此，既然它可以清热消炎，那么推而广之，凡热毒、炎症用之皆可。

现代药理证实：鱼腥草对金黄色葡萄球菌有十分强烈的抑制作用，在稀释至1:40000浓度下仍能抑菌。

另外，书中对山豆根的记载是清热解毒、利咽喉，用于咽喉肿痛等。而笔者不局限于此用法，与鱼腥草配合应用于多种炎性病变。

在治上呼吸道感染时，用清解之剂加鱼腥草及山豆根两味，效果比银翘散及桑菊饮等剂更佳，总之，遇炎症病变，属于中医的热毒之症者笔者用上两味药得心应手。

［**说明**］对山豆根的用量，笔者在 20 世纪 80 年代前每剂药曾用至 30g（指的是北山豆根），未见过有毒副作用，现行的教材中，用量为 6~10g，为了确保用药安全，本书病例中山豆根用量一律改用 10g。

（二）慢性支气管炎

长期反复咳嗽，吐白色水泡痰或黏痰，早晚较重。病久则感活动时气短，胸闷腹胀，不欲饮食，身体逐渐消瘦无力。

根据中医辨证，可分为湿痰咳嗽和阴虚咳嗽两型。

1. 湿痰咳嗽

［**常见症状**］咳嗽痰多易出，呈白色水泡痰或黏液痰，胸闷腹胀，胃纳呆滞，苔白腻，脉弦滑。

［**病症分析**］①咳嗽痰多易出："脾为生痰之源，肺为贮痰之器"，故咳嗽痰多，可认为与脾不能运化水湿有关；痰易出是肺津未伤，多为湿痰的特征。

②白色水泡痰或黏液痰：白痰多属寒湿，水泡痰指落地成水之泡痰，系阳不化水，水饮停肺所致；黏液痰是一般湿痰，亦属脾虚不能运化水湿所造成。

③胸闷腹胀，胃纳呆滞：是湿困脾胃所致。

④脉弦滑、苔白腻均系寒痰蓄饮所致。

［**治法**］燥湿化痰。

［**方药**］二陈汤加减。

半夏 9g，橘皮 9g，茯苓 9g，前胡 9g，厚朴 9g，杏仁 9g。

［**方解**］半夏、橘皮，行气除痰；厚朴、茯苓，燥湿利水；杏仁、前胡，宣肺止咳。

［**加减法**］病久体虚，加党参 9g，白术 9g，以健脾利湿；肾阳不足，加紫河车 9g，鹿角霜 15g，以补肾益精；痰多稀薄，加干姜 6g，细辛 3g，五味子 6g，以温化水饮。

2. 阴虚咳嗽

［**常见症状**］干咳少痰，咽喉干痛，五心烦热，舌红少苔，脉细数。

［**病症分析**］①干咳少痰，咽喉干痛：是肺津不足，火热上升的表现。

②五心烦热：是阴虚津血不足，水亏火旺的表现。

③舌红少苔，脉细数：阴虚而见血热，故舌红；正虚邪少，故舌少苔，阴虚

火旺故脉细数。

[**治法**] 滋阴润肺。

[**方药**] 百合固金汤加减。

百合 9g，玄参 9g，贝母 9g，麦冬 9g，生地黄 9g，石斛 9g。

[**方解**] 百合补肺养阴；贝母清化痰热；生地黄、玄参、麦冬，增液生津；石斛清热固肺。

[**加减法**] 低热加地骨皮 12g，银柴胡 9g，以清退阴热；咯血加阿胶珠 9g，蛤蚧粉 9g，以清肺止血；咽痒加桔梗 9g，生甘草 9g，以清咽宣肺。

二、支气管扩张及肺气肿

支气管扩张是指支气管及其周围组织的慢性炎症损坏管壁以致支气管扩张变形，症见慢性咳嗽、咳吐脓痰和反复咯血。肺气肿是指肺脏充气过度，终末细支气管远端部分，包括呼吸细支气管、肺泡管、肺泡囊和肺泡膨胀或破裂的病变。这两种病大多发生在慢性支气管炎的后期阶段，而且它们之间也常常并发在一起，故在一起讨论。

这两种病在中医认为属于气喘为主的疾病，其中咳喘无痰的多为虚证（虚喘），而咳喘痰多的则为实喘，又名痰喘。

本病多发生在慢性支气管炎之后，由咳嗽加重而变成气喘为主，呼吸困难，开始见于体力劳动之后，渐转行动亦感气喘，甚则在平静状态下亦有呼吸迫促，唇舌青紫。

本病主要分痰多与痰少两种情况，一般痰多为实（多属支气管扩张），痰少或无痰为虚（多属肺气肿），在实喘中，又有偏寒和偏热之不同，在虚喘中，又分肺虚和肾虚。

（一）痰实喘

以痰多胸闷，脉实，苔腻为主症，其中具体分型见下文。

1. 偏于寒者

[**常见症状**] 咳喘痰稀，遇寒冷则甚，苔白，脉细而弦，严重时可见痰中带血或大量咯血。

[**病症分析**] ①咳喘痰稀，遇寒冷则甚，苔白，脉细而弦：阳虚寒甚，不能温化水饮，故见痰稀；痰饮内踞于肺，则肺气不能自降，故见咳喘；遇寒冷则甚是说明本病属寒；苔白，脉细而弦，均系阴寒之象。

②痰中带血或大量咯血：是阳虚不能固摄血液的表现，与血热妄行的咯血有

阴阳、寒热之别。本症状出现，常与支气管扩张有关。

[**治法**] 除痰降气。

[**方药**] 苏子降气汤加减。

黑苏子 9g，橘皮 9g，半夏 9g，当归 9g，厚朴 9g，沉香末 2.5g（冲），肉桂 2.5g，前胡 9g，杏仁 9g。

[**方解**] 黑苏子、前胡，降肺气而治痰喘；半夏、橘皮，理气化痰；厚朴、杏仁，宣肺气，除胸满；肉桂、沉香末，引气下行而平喘咳；当归祛瘀止血。

[**加减法**] 大量咯血者加血余炭 1g。

[**病例**]

（1）蔡某某，男，65 岁。咳喘冬甚，痰白而稀，多次出现痰血，近因远出感寒，咳喘加重，续即大口吐血，5 日不止，唇面淡白，头身水肿，经西医诊断为支气管扩张出血，前医投用百合固金汤加仙鹤草、白茅根等药，未见明显效果，且身热有增。经诊得病人苔白，脉弦略数，舌质胖嫩，恶寒微热，渴喜热饮，乃认为寒痰喘咳，阳气不能摄血，投用苏子降气汤加减，以温化痰饮，降肺止血。

方用：黑苏子 10g，前胡 10g，橘皮 9g，半夏 9g，肉桂 2.5g，沉香末 2.5g（冲），厚朴 9g，杏仁泥 9g，血余炭 3g，炮姜炭 2.5g。

药入 1 剂，咯血即止，连服 3 剂，喘咳皆平，续用六君子汤补脾除痰，以巩固疗效。

（2）赵某某，男，60 岁。2 年前因患过敏性鼻炎经军医注射组织胺等药而引起过敏性哮喘，发作时窒息欲死，靠气喘喷雾器维持生活，历经中西医多方治疗，但效果不显，来京后在某中医大夫处治疗，基本上是以"脱敏"为主，初有小效，后竟无效。

询得病人咳吐白沫不爽、口干燥等症状，笔者初诊时定为肺痿吐沫，遂投清燥救肺汤以清润降肺。药入，初得小效，继服则毫无好转，故在复诊时乃实地检视所吐之痰，发现并非如主诉之白沫，而是稀白痰杂有水泡，故又根据治湿痰之法，改进桂枝加厚朴杏子汤，由于病属"数变"，故又加蝉蜕、全蝎各 9g，以定风脱敏。药入，咳喘闷胀皆明显减轻，但仍有发作，特别在一次病房用"敌敌畏"消毒时，发作更甚，又用上喷雾剂始能稍缓。

根据以上情况，说明引起本病的主因乃寒痰停蓄在肺，由"风"感发，故乃以除痰降肺之苏子降气汤加僵蚕 10g，全蝎 6g，蝉蜕 9g 治之，病情一直平复，后以广西出产之罗汉果冲汤代茶，2 日 1 枚，病情一直稳定，2 个月余矣，未见复发。

2. 偏于热者

[**常见症状**] 咳喘痰稠而黄，甚或腥臭成脓状，胸脘痞闷，苔黄腻，脉弦数

有力。

[**病症分析**] ①咳喘痰稠而黄：黄痰属热，痰稠是湿浊被阳热所蒸，水气已耗，故质见浓稠。咳喘而见痰黄稠，是由痰热壅肺，肺气不降所引起。

②痰腥臭成脓状：是热邪蕴肺日久，肺络被伤，瘀停热灼，热瘀相结，遂致成脓。本证亦常为支气管扩张感染所造成。与外感热病中的大叶性肺炎的温热在肺、咳吐脓血者不同。

[**治法**] 清肺化痰。

[**方药**] 清气化痰汤加减。

黄芩 9g，瓜蒌子 9g，半夏 9g，胆南星 9g，橘皮 9g，杏仁泥 9g，枳实 9g，姜竹茹 9g。

[**方解**] 黄芩清泻肺热；半夏、胆南星、姜竹茹、橘皮，清化痰热；枳实，瓜蒌子，下气除痰治胸满；杏仁泥宣肺利气。

[**加减法**] 痰腥，加冬瓜子 30g，薏苡仁 30g，以排脓清肺；痰中带血加栀子（黑山栀）9g，海浮石 12g，以除痰降火；胸闷加莱菔子 12g（炒），以下气宽胸。

[**病例**] 张某某，男，38 岁。自幼即患咳喘，交冬转甚，痰多黄稠，胸闷气短，行动喘甚，近因感冒咳喘加重，且发寒热，经西医诊断为支气管扩张、肺气肿，并发气管周围炎，服用抗菌消炎药物，效果不显，乃服中药治疗，根据其痰多胸闷、脉弦有力、苔黄腻等诊为痰热壅肺，治用清气化痰汤加味以除痰降肺。

处方：胆南星 9g，半夏 9g，橘皮 9g，杏仁泥 9g，瓜蒌子 9g，黄芩 9g，茯苓 15g，生姜 9g，竹茹 9g，炒芥子 9g，炒莱菔子 12g。

服 3 剂，胸闷减轻，咳痰渐少，续 5 剂，咳喘基本消失。续用苍白二陈汤加味以健脾燥湿，杜其生痰之源，病情一直稳定，经过两次出差（其中有一次是去东北高寒地区），病情未见反复。

（二）气虚喘

以痰少气短为主，脉虚苔少。其中具体分型见下文。

1. 肺虚喘

[**常见症状**] 喘促短气，咳声低微，精神疲乏，自汗恶风，咽喉不利，口干颧红，苔少，脉细弱。

[**病症分析**] ①喘促短气，咳声低微，精神疲乏：均系正虚邪少的虚象。

②自汗恶风：是肺虚及于皮毛，卫气不能布达于表而起卫外作用。

③咽喉不利，口干颧红，苔少，脉细弱：是肺虚津液不布，虚火上炎。

［治法］补气生津。

［方药］生脉散加味。

沙参 12g，麦冬 9g，五味子 9g，杏仁 9g，玉竹 9g，贝母 9g。

［方解］沙参、麦冬、玉竹，生津补气；贝母润肺化痰；五味子敛肺止汗治虚喘；杏仁宣降肺气。

［加减法］咯血加阿胶 9g，蛤蚧粉 9g，以润肺止血。

2. 肾虚喘

［常见症状］动则气喘，呼长吸短，腰酸耳鸣，手足不温，舌青紫，脉微细，甚者二便不禁，下肢水肿。

［病症分析］①动则气喘：常由肾虚不能纳气引起，故肾气虚者常动则气喘。②呼长吸短：“呼出心与肺，吸入肾与肝。”这是古来描述呼吸与内脏关系的中医学术语。因肺吸入之气，必须归入下焦，由肾摄纳，这样才能吸得深，若肾气虚，不能摄纳肺所吸入之气，则吸气难入，故见吸短。呼气不是由肾所管，故相对地来说，呼气可以长一些。这是从时间上来说的，不是讲气的数量。气的出入量还是一致的，相等的。

［治法］补肾纳气。

［方药］都气丸加减。

熟地黄 9g，山茱萸（山萸肉）9g，五味子 9g，肉桂 2.5g，补骨脂 9g，胡桃肉 9g（连衣）。

［方解］熟地黄、山茱萸（山萸肉），补肾养阴；五味子敛气使归于肾；肉桂引气下行；胡桃肉、补骨脂，补肾阳以纳气。

［加减法］喘甚加黑锡丹 3g（冲服）；二便不禁加桑螵蛸 15g，益智仁 9g。

三、支气管哮喘

支气管哮喘是由于人体对某些物质过敏所引起的变态反应性疾患，主要表现是阵发性带哮鸣音的呼吸困难，屡发不愈。引起过敏的原因很多，如尘埃、花粉、动物蛋白、鱼虾、药物等，不易查清。其中一部分是与呼吸道感染有关，发病多为喘息性支气管炎。

中医认为本病是由“风”引起的，因风有变化快（数变）的特点，故可以时发时止，且发作过后不留痕迹，结合人体体质的阴阳寒热，风的发病可以有寒热之分，故哮喘之中，又有热哮、冷哮之别。冷哮多以寒痰蓄饮为主，而热哮则常见痰热症状，或竟以肺燥出现。总之，在哮喘中，不论其出现之寒、热、燥、湿等差异如何，由它们引起的肺逆不降而造成的哮喘则是一致的，故中医通称为哮喘病。

支气管哮喘的临床特点是：反复发作性呼吸困难，典型病例在发作前先见鼻痒、喷嚏和胸憋等前驱症状，继而很快就转为呼吸困难，喉间痰鸣作声，重的张口抬肩，目胀眼突，不能平卧，面色苍白，口唇青紫，头颈静脉怒张，或竟出现短时间的晕厥。哮喘性支气管炎则发病较慢，常有一二天的咳嗽发热，然后出现哮喘。

本病长期发作，可导致肺的负担过重，因而产生肺的器质性病变，或影响心脏，成为肺心病，这时就不单纯是发作性的问题，而在发作间隙，亦同样可以出现症状。

哮喘主要分冷、热二型。冷哮主要以阴寒症状为多，如怕冷、痰稀等，治疗则以温化水饮，宣畅肺气为主；热哮则多见阳热症状，如胸闷口渴、痰黄干咳等。治疗则宜降肺定喘，其间定风又是共同的，因为风是它们的主因，无论冷哮和热哮，都必须注意定风。

（一）冷哮

［**常见症状**］喘哮突然发作，全身怕冷，脊背发凉，口干不欲饮，咳吐稀痰，或为水泡痰，面色青晦，苔白滑，脉弦滑。

［**病症分析**］①喘哮突然发作："风善行而数变"，突然发作，属"数变"范畴，应按"风"来辨证。

②全身怕冷，脊背发凉：是阳虚寒甚的表现。背为阳，腹为阴，阴寒之邪，踞于阳位，故易见背寒。

③口干不欲饮，咳吐稀痰，或为水泡痰：口干不欲饮是假渴不是真渴，由阳气不能化水布津造成；咳吐稀痰或水泡痰，是由阳气不能蒸化水饮所造成。

④面色青晦，苔白滑，脉弦滑：均系阳虚寒象。痰饮内停，故脉见弦滑。

冷哮又分为以下两种类型。

1. 喉间哮鸣音重，但咳嗽痰不甚多而痰出不爽者

［**治法**］散寒平喘。

［**方药**］射干麻黄汤加减。

射干 9g，麻黄 9g，半夏 9g，紫菀 9g，细辛 3g，生姜 9g。

［**方解**］射干利咽喉，豁痰消肿而治哮鸣；麻黄开肺平喘而降肺气；细辛、生姜，辛散风寒；半夏温化痰饮；紫菀宣肺排痰。

［**加减法**］发作时加地龙 9g，全蝎 6g，蜈蚣 2 条（任选 1~2 味，下同）以定风。

[**病例**] 刘某，男，61 岁。自幼即患发作性哮喘，尤其在气候交替或感寒时发作为甚，痰白清稀，咳吐不爽，严重时不能平卧，但在平时则劳动一如年轻壮劳力。医药屡屡，有主肺失宣降而用麻杏石甘汤的，有主寒水射肺而用小青龙汤的，还曾服过寒喘紫金丹（内有砒石），但效果均不满意。当根据其痰出不爽而投用射干麻黄汤，意在散寒平喘排痰。

处方：射干 9g，麻黄 9g，紫菀 9g，桔梗 9g，细辛 6g，半夏 9g，全蝎 6g，蝉蜕 6g，生姜 9g。

药后咳喘均退，哮鸣亦除，经 2 年，前症未复发。

2. 痰多清稀，咳吐甚爽，倚息不能平卧者

[**治法**] 温化水饮。

[**方药**] 小青龙汤加味。

麻黄 9g，桂枝 9g，半夏 9g，细辛 6g，五味子 9g，干姜 6g，白芍 9g，甘草 6g，生石膏 30g（先煎）。

[**方解**] 麻黄、桂枝，散寒平喘；细辛、干姜，温中消除痰饮；甘草缓和诸药的辛燥作用；生石膏配合温药以降肺平喘；半夏降气化痰；五味子收敛肺气止喘；白芍配桂枝调和营卫。

[**加减法**] 胸闷加芥子 9g（炒），莱菔子 12g（炒）。

[**按**] 经多年临床反复使用，现本方已为笔者"抓主症"的常用方剂，凡喘咳痰多清稀，或咳吐水泡痰甚爽者，均可用此，效果良好。

[**病例**] 吴某，男，52 岁。哮喘年久，交冬发作更甚而频，喘嗽痰鸣，不能平卧，甚则咽喉如有羽轻拂，食入即吐，小便不能自禁，痰多清稀，中杂水泡，脉细而弦，肢冷苔白，当诊为寒喘而投用小青龙加石膏汤以温化水饮，降肺定喘。

处方：麻黄 9g，桂枝 9g，干姜 6g，细辛 6g，五味子 10g，半夏 10g，白芍 10g，甘草 6g，杏仁泥 10g，生石膏 30g（先煎），全蝎 6g，地龙 9g。

药后痰喘悉平，呕吐咽痒均退，很快即恢复健康。

（二）热哮

[**常见症状**] 呼吸迫促，咳呛阵作，痰黄稠黏，排吐不易，或竟少痰，胸脘闷胀，颊热面赤，口渴，舌质红，苔黄腻，脉滑数。

[**病症分析**] ①呼吸迫促：是肺热、肺气不降的表现。

②咳呛阵作，痰黄稠黏，排吐不易，或竟少痰：由于肺热气逆，故咳呛阵作；热蒸湿成痰，故痰热而见色黄稠黏；热能耗伤肺津，故见咳吐不易，或竟

少痰。

③胸脘闷胀：乃痰气交阻或肺气不降的表现。

④颊热面赤，口渴：是肺热升腾，消灼津液的表现。

热哮最常见以下三型。

1.咳吐痰黄白相兼者

［治法］宣肺平喘。

［方药］定喘汤加减。

白果9g，麻黄9g，款冬花9g，半夏9g，桑白皮12g，紫苏子9g（炒），杏仁9g，黄芩9g。

［方解］麻黄宣肺平喘；桑白皮、黄芩，清降肺热；半夏除痰降气；白果甘涩，敛肺定喘，祛痰止咳，与麻黄合用一散一收，既助麻黄平喘，又防麻黄辛散太过耗伤肺气；款冬花、紫苏子、杏仁降气平喘，化痰止咳。

2.喘哮不能平卧，痰少者

［治法］清降肺热。

［方药］麻杏石甘汤加味。

原方加桑白皮12g，葶苈子10g。

［加减法］有上呼吸道感染症状及肺炎者，可于本方内加鱼腥草30g，山豆根10g，以清热解毒消炎。

［按］经多年在临床使用，本方已为笔者"抓主症"的方剂，见喘嗽不能平卧、喉间痰鸣、吐痰少的即可投用此方，效果良好。

［病例］

（1）郝某某，女，32岁。咳喘无痰，春秋两季发作较重，咳逆倚息不得卧，喉间哮鸣音，恶寒不渴，四末清凉，苔少，脉细数，医药屡屡，未见显效。当根据其无痰肺热现象，投用麻杏甘石汤加味，以清降肺热，借端可以保津润肺。

处方：麻黄9g，杏仁泥9g，生石膏30g（先煎），生甘草6g，桑白皮15g，葶苈子19g。

服3剂，咳喘皆退，恶寒肢凉亦解，从而悟出阴津与阳气之间的关系是不可分割的，肺津虚则不能布阳气使达于肌表及四肢末端，故见形寒肢冷等象，但这不是阳虚而是阳厥。阳厥者，热深则厥甚，故用清降肺热，热降则四肢厥冷等亦同时消除。

（2）李某某，女，50岁。1998年11月30日初诊。患者宿疾支气管哮喘、肺气肿等，经常咳喘。口服苦甘冲剂、清开灵口服液、阿莫西林等，效果不佳。

近日又因感冒引起咳喘，现症见：咳嗽气喘，痰少而黏，甚难咳出，胸满、胸胀、喉间痰鸣、口渴，苔薄黄，脉浮数。证属痰热壅肺，治宜宣降肺热，以麻杏石甘汤加味。

处方：麻黄 9g，杏仁 9g，生石膏 30g（先下），生甘草 9g，桑白皮 9g，葶苈子 9g。4 剂。

二诊：服药甚佳，咳喘痰鸣明显减轻，胸满、胸胀亦有好转，痰量增多且易咳出，舌脉同前。效不更方，原方继服 4 剂，以巩固疗效。

按：本方为笔者治疗痰热咳喘"抓主症"的常见方剂之一。治疗咳喘哮时，凡症见咳喘无痰或少痰，喉间有痰鸣音，重者可见倚息不能平卧者均可使用本方，比《伤寒论》所言"汗出而喘无大热"者使用麻杏石甘汤，能使学者更容易掌握和应用。历代医家曾因"有汗用麻黄，无大热用石膏"这个麻杏石甘汤的用药主症争论不休。此处指的是因肺热痰黏不易咳出而致痰鸣，痰热壅肺，重在宣降肺热，解毒化痰，火清热除，其痰自消，咳喘自止，为加强泻肺之功，方中又加用桑白皮、葶苈子，以降肺平喘，疗效更佳。根据笔者的治疗经验，临证除用于外感热病的咳喘痰鸣而咳痰不爽者外，还可用于痰火壅肺之哮喘等证。

3. 喘哮咽干口燥、咳吐白沫者

［治法］清肺润燥。

［方药］清燥救肺汤加减。

［加减法］如咳喘阵发，可加僵蚕 6g，全蝎 6g，蜈蚣 2 条，地龙 15g（以上任选 1~2 味）以定风脱敏。

［按］经过多年来临床使用，现本方已作为笔者"抓主症"的常用方剂，凡见有咳喘吐白沫不爽者，一般即投用此方，效果良好。

［病例］患者谢某某，男，80 岁。慢性气管炎、肺气肿 20 余年，每年秋季易发肺部感染 5 年。3 个月前主因右下肺感染，住某省人民医院，连续用头孢他啶（复达欣）、头孢呋辛钠（西力欣）治疗，低热一直不能控制。于 1996 年 11 月 23 日转笔者所在医院治疗。查：体温 37.8℃。血常规：白细胞 7.1×10^9/L。血压 110/75mmHg，呼吸 36 次/分，心率 138 次/分，血尿素氮 3.74mmol/L，二氧化碳结合力 23mmol/L。痰培养：白色念珠菌。胸片提示：右下肺片状阴影（右下肺感染）。

主症：阵发性咳喘连声，息短气促，呼吸难续，呕出白色胶黏细小泡沫后能暂时缓解。昼轻夜重，口干夜甚，饮水不解，纳食甚少，大便干结，身热掌烫，舌尖红，无苔，少津，脉细数少力。治以清燥救肺汤加味。

桑白皮 9g，杏仁 9g，沙参 15g，麦冬 9g，五味子 9g，生石膏 30g，阿胶 9g

（冲），黑芝麻 9g（捣），芦根 30g，枇杷叶 15g，金银花 15g，连翘 9g，地骨皮 30g。

服药 3 剂后咳喘缓解，身热掌烫亦轻，6 剂后诸症悉退，体温 36.8℃，纳食有增，大便干结已除。嘱改用桑杏汤巩固疗效。在本院先后住院 5 年，每逢秋季肺部感染发热、咳嗽吐白沫必用清燥救肺汤治之，收功甚佳。

按：本方为治咳喘哮"抓主症"常用验方之一。关于肺燥叶天士明确指出《内经》的"诸气膹郁，诸痿喘呕"指的就是"肺燥"，其后喻昌首创清燥救肺汤，到吴鞠通《温病条辨》顺理成章著为"诸气膹郁，诸痿喘呕，因于燥者喻氏清燥救肺汤主之"。笔者认为："肺痈吐脓血，肺痿吐白沫"，其方使用的主症就是《金匮要略》中所言"咳喘吐白沫"。燥是湿的反面，痿即肺津亏虚而为，燥盛则干而致"肺热叶焦"，燥异于火，火可以苦寒直折，而燥必以甘寒濡润施治。故方中选用沙参、麦冬、石斛清肺润肺；桑叶、枇杷叶宣肺透邪；杏仁、生石膏清降肺气；黑芝麻、阿胶养阴润肺，全方意在生津润燥，清肃肺气。凡外感热病或非发热为主的杂病，只要见到有咳喘吐白沫不爽者，皆以此方治之，每多取效。小儿百日咳用之甚效。

四、肺结核

肺结核是由结核杆菌引起的一种慢性传染病。在中医又叫作肺痨或痨瘵。

本病初起，一般症状较轻，咳嗽不甚，仅疲乏无力、食欲不振等较为明显，继则咳嗽加重，午后潮热，两颧发赤，唇红口干，咯血盗汗，失眠，身体逐渐消瘦，男子可以有梦遗失精，妇女则常见月经停闭，主要由精血受损所引起，临床最多见者为阴虚，病的早期以气阴不足为主，后期则多见阴虚火旺。

根据肺结核的临床表现，可分为气阴两亏和阴虚火旺两个不同阶段的证型。

（一）气阴两亏

[**常见症状**] 咳嗽少痰，咽喉干痒，面白唇红，掌心烫，疲乏无力，舌尖红，少苔，脉细数，或偶见痰血。

[**病症分析**] ①咳嗽少痰，咽喉干痒：由于肺津不足，气阴两亏所造成。

②面白唇红，掌心烫：由于津虚于内，火热相对地亢盛，故能见到一些虚热的现象。

③疲乏无力：是由于津气亏虚所造成。

④舌尖红，或偶见痰血：是津虚、虚火浮游于上，迫血妄行。

[**治法**] 滋阴润肺。

[**方药**] 月华丸加减。

天冬 9g，麦冬 9g，生地黄 9g，熟地黄 9g，阿胶 9g（化冲），贝母 9g，百部 9g，甜杏仁 9g。

［**方解**］二地（生地黄、熟地黄）、二冬（天冬、麦冬），补肺生津益肾；贝母、甜杏仁，润肺止咳；阿胶养血又能止血；百部治咽痒、杀痨虫。

［**加减法**］咳嗽无力，加百合 9g，沙参 9g，玉竹 9g，以补肺益气；咯血加白茅根 30g，藕节 5 个，或白及末 3g（冲服），以止血。

［**病例**］秦某某，男，64 岁。患肺结核年久，形成两肺空洞，时咳嗽吐血，因年老鳏居，形体羸弱，不能自理生活，故来京就医。笔者见其清瘦身材，但面色红润，知为虚火上炎，诊脉得虚细而数，舌质红少苔，乃确诊其为气阴两虚，阴虚火旺引起，投用月华丸为主治之。服药 2 个月，不但咯血已止，且体重见增，食欲加大，日行数里，不觉其累。患者思家心切，决意南返。笔者乃为制月华丸（《医学心悟》原方），在前方中加入麝香、獭肝等药，令续服半年。据其家属云：老人南返之后，身体一直甚好，还找一老伴，相依生活。

（二）阴虚火旺

［**常见症状**］潮热盗汗，口干咽痛，五心烦热，咳呛咯血，两颧发赤，失眠遗精，女子经闭，身体干瘦，舌质红绛，脉细数。

［**病症分析**］①潮热盗汗，口干咽痛，五心烦热：傍晚时的定时发热，叫作潮热；睡中出汗，谓之盗汗，均以阴虚内热引起者为多，阴虚则火旺，火旺则转过来又能伤阴，口干咽痛、五心烦热，均由火旺阴虚引起。

②咳呛咯血，两颧发赤，失眠遗精：阴虚则火旺，火旺则迫血妄行，故见咳呛咯血；血热阴虚，常见两颧发赤，一般认为是虚火上浮，失眠遗精，均由阴虚火旺造成；心肾不交则失眠，心火内乱，神不守舍，则多梦而遗精。

③女子经闭，身体干瘦：阴虚精乏，津血虚少，故女子见经闭而身体干瘦。

［**治法**］滋阴降火。

［**方药**］秦艽扶羸汤加减。

秦艽 9g，鳖甲 30g（先煎），银柴胡 9g，地骨皮 15g，百部 9g，青蒿 9g，阿胶 9g（化冲），乌梅 9g。

［**方解**］秦艽、银柴胡、地骨皮、青蒿，清退痨热；鳖甲滋阴补虚；阿胶补阴止血；百部杀痨虫；乌梅敛汗止咳。

［**加减法**］遗精加煅龙骨 15g，煅牡蛎 15g；咯血加白及末 3g（冲服）。

由于肺结核一般病程较长，故除以上两方外，还需结合一些常规治疗的方法，具体方法如下。

①结核初起，咳嗽症状未显，仅体虚无力，消瘦明显的，可用参苓白术丸，

以补脾保肺。

②结核病肺空洞吐血腥臭的，可用《千金》苇茎汤加桔梗9g，生甘草6g，百部9g，以排脓杀痨虫。

③肺结核空洞迟迟不愈合，身体清瘦，食欲不振者，可用淡盐汤送服六味地黄丸（成药），每天2次，每次10g（蜜丸加倍）。

[**病例**] 马某某，女，18岁。咳嗽颧红，低热半年余，形销骨立，皮肤干燥呈龟裂纹，2周来吐痰腥臭，中带脓血，经县医院X线透视，发现两肺结核形成空洞，根据其咳吐大量脓血，乃采用《千金》苇茎汤加味以祛痰排脓，并加杀痨虫之品。

方用：桃仁10g，杏仁10g，生薏苡仁30g，冬瓜子30g（打），芦根30g，生甘草9g，桔梗9g，百部10g。

服3剂，脓血止，再服2剂痰腥亦除，续用淡盐汤送服六味地黄丸，每次10g，每日3次。连服3个月，经X线复查，两肺结核钙化，空洞愈合，低热已退，体重增加，病愈。

第四章 呕吐

第一节　总　　论

　　呕吐是以呕吐为主症的疾患，其病位主要在胃，由于其症状表现的不同，在呕吐中又有呕吐、噎膈和反胃等的不同。一般呕吐是指食物随胃逆而吐出的一种疾患，食物入胃而后吐出，常见于急、慢性胃肠炎及胃神经官能症之中；噎膈则是食物被阻于胸膈间，即贲门之上的食管内，未入于胃，即行倾囊吐出，常见于食管癌、食管憩室、食管狭窄、食管痉挛、食管裂孔疝等症。反胃则是食物入胃以后，不即吐出，经过较长时间然后吐出完谷的一种疾病，在西医大概有胃癌、幽门梗阻、高位肠梗阻等，均可见到这类见症。

　　中医认为呕吐主要是由于胃气上逆引起，故降胃之法，常为治呕吐之方，针对其引动胃气上逆的各种发病因素，中医治呕吐大概分为外感、伤食、痰饮、肝郁、胃虚、肠实等型。一般外感呕吐多为寒湿之邪引起，在呕吐的同时多兼有寒热、身痛等症，治疗以温散寒湿为主，常用药如藿香、紫苏叶、荆芥、防风、白芷等。伤食呕吐常兼有腹膨及吞酸嗳腐症状，治疗应以消食为主，常用药如山楂、麦芽、神曲、焦槟榔、炒莱菔子等。痰饮呕吐主症是呕吐痰涎，并兼有头晕、胸闷等症，治疗时主用除痰蠲饮，常用药如半夏、橘皮、茯苓、生姜，痰热甚者则以黄连、黄芩、竹茹等合用之。气郁呕吐常见胸胁胀痛，胃脘堵满，或见吐酸嘈杂等症，治疗时主用疏肝理气，常用药如香附、紫苏叶、柴胡、枳壳、川楝子、旋覆花等。胃酸过多，重加煅瓦楞子以制酸。胃虚呕吐有阴虚和阳虚之异，阳虚者属脾胃之寒引起，治宜温补脾胃，常用药如吴茱萸、花椒（蜀椒）、高良姜、草豆蔻等并和党参、白术、甘草、当归等一起用；阴虚者常为胃津不足，治宜生津益胃，常用药如沙参、麦冬、天花粉、玉竹、黄精、乌梅等。病有津虚及血，血瘀血燥，则配合桃仁、红花、丹参、生地黄、赤芍、五灵脂等一起用。肠实呕吐，最主要由大便不通引起，治疗时需通肠健胃，常用药如大黄、黄连、黄芩、槟榔、青皮、枳实等。在此，还要注意一个常和变的问题，降胃止呕有两味常用中药，这就是半夏和生姜，除胃燥阴虚者外，基本上都可以配合使用。

第二节　各　　论

一、急性胃炎

急性胃炎是因胃壁的炎症而发生的疾病，多以胃痛和呕吐两种症状为主要表现，本章主要讲以呕吐为主的一种，以痛为主的，在诸痛章讨论。

本病起病急骤，症状轻重不一，多为胃脘胀闷不舒，不欲饮食，恶心呕吐，有的可并发肠炎而兼腹泻，甚者可兼有寒热及失水等症。

本病常见者为外感呕吐与痰热扰胃两型。

（一）外感呕吐

[**常见症状**] 发热恶寒，身重痛或兼见往来寒热，恶心呕吐，胃脘胀闷，苔白脉浮。

[**病症分析**] ①发热恶寒，身重痛或兼见往来寒热：外邪客于皮毛腠理，故见发热恶寒；身重痛常由寒湿等阴邪引起，特别是湿邪居多；往来寒热，一般是寒邪客于半表半里，邪正交争引起，但湿困肌表，热郁于里，由于湿热交争，亦同样可以出现寒热往来见症。本病是由外湿引起者居多，在夏令季节尤为常见。

②恶心呕吐，胃脘胀闷：是外邪犯胃，胃失和降，因而出现的胃逆见证。

[**治法**] 解表和胃。

[**方药**] 藿香正气散加减。

藿香 9g，紫苏叶 9g，白芷 9g，厚朴 9g，半夏 9g，陈皮 9g，生姜 9g。

[**方解**] 紫苏叶、白芷，散表邪；藿香温化湿浊，理气和中；半夏、陈皮、生姜，除痰，理气，止呕；厚朴燥湿除胀满。

[**加减法**] 夹热加黄连 9g，竹茹 9g；转筋加木瓜 9g。

[**病例**] 殷某某，女，24岁，感暑冒雨，乃发寒热、头痛、无汗、身重痛，脘闷呕吐，肠鸣不食，肢冷尿少。病历一昼夜，由于失水过多，渐次出现肢体干瘦、目陷唇痿等症。且两下肢转筋不已，呼号叫痛，口干不能饮水，苔白腻，脉沉伏。根据其外感寒湿症状，投用藿香正气散加减，以散湿和胃。

方用：鲜藿香 30g，鲜紫苏叶 30g，白芷 9g，厚朴 9g，半夏 9g，木瓜 9g，生姜 9g，黄连 2.5g，竹茹 9g。

服 1 剂，汗出，寒热呕吐皆退，小便利而能食，失水现象好转，但转筋轻而不罢，续用原方加汉防己 9g，生薏苡仁 30g，又 1 剂病愈。

（二）痰热扰胃

[**常见症状**] 呕吐便溏，心中烦热，胃脘痞满胀痛，并可见往来寒热，苔白腻，脉滑。

[**病症分析**] ①呕吐，心中烦热，胃脘痞满胀痛：均为痰热扰胃，胃失和降引起。

②便溏，并可见往来寒热：是由于湿伤脾胃与肌肉，湿与热争，则寒热往来，湿困脾阳，水湿及水谷不化，则大便溏薄。总之此证是脾湿胃热，交相影响，因而引起胃肠失和的疾患，有时可见于现代医学中的胃肠炎。

[**治法**] 苦降辛开，和胃止呕。

[**方药**] 半夏泻心汤加减。

半夏 9g，生姜 9g，黄连 6g，黄芩 9g，陈皮 9g，竹茹 9g。

[**方解**] 半夏、陈皮、生姜，除痰，理气，止呕；黄芩、黄连、竹茹，清降胃肠之热，除痰燥湿。

[**加减法**] 便燥加大黄 9g；肠鸣腹泻加干姜 6g；寒热往来加柴胡 9g；呕吐脘闷甚者，加藿香 9g。

[**病例**] 严某某，男，34 岁，长途旅行，归来后即发泛呕黄苦，寒热往来，神倦嗜睡，呓语，语皆客乡之事。口渴欲得凉饮，入口即吐，舌红苔黄，脉滑数。根据其痰热扰胃症状，投用半夏泻心汤加减，以除痰降逆和胃。

方用：半夏 9g，黄连 6g，黄芩 9g，竹茹 9g，鲜藿香 30g，龙胆草 9g，玉枢丹 1 粒（冲），生姜 6g。

服 1 剂，呕止神清，但寒热不除，仍有口渴，续用原方，并加柴胡 9g，又 1 剂病愈。

二、神经性呕吐

本病在肠胃道没有明显器质性病变，主要是由于精神因素的影响造成的胃肠功能紊乱，因而产生呕吐。

本病发生多与精神因素有关，典型表现为食后即吐，呕吐不费劲，吐出物量不甚多，心烦恶心，并可兼见其他神经官能症的症状，如心悸失眠、心烦易怒、眩晕耳鸣、胸闷噫气太息等。

本病最常见有气火生痰与肝胃气逆两型。

（一）气火生痰

［**常见症状**］呕吐恶心，食后胀满，心烦易怒，失眠心悸，头昏耳鸣，大便干结，苔腻舌红，脉弦数而滑。

［**病症分析**］①呕吐恶心，食后胀满：是痰热扰胃，胃逆不降的表现。

②心烦易怒，失眠心悸：是痰火扰心，心肝郁热的见症。

③头昏耳鸣，大便干结：是火结于内，腑气不通，肝胆之火，随经上炎，因而引起。

［**治法**］清降痰火。

［**方药**］温胆汤加减。

半夏9g，枳实9g，竹茹9g，龙胆草9g，青皮9g，黄连6g，生姜9g。

［**方解**］半夏、生姜，除痰止呕；黄连、龙胆草，清泻火热；青皮、枳实，行气除痰，泻热通便；竹茹清胆和胃，除烦止呕。

［**加减法**］胸胁胀满，口苦者，加柴胡9g，黄芩9g；心悸失眠，加远志4.5g；便秘者加大黄9g。

［**病例**］

（1）马某某，男，26岁，失恋后渐致胸胁逆满，失眠多梦，继而出现大便干燥，头痛眩晕，食入即吐，中带痰涎。延经数月，迭进降逆和胃诸方，效果不显，乃改清降痰火之方，用温胆汤加减，并重以通便。

方用：半夏9g，青皮9g，枳实9g，竹茹9g，龙胆草9g，黄连9g，柴胡9g，黄芩9g，大黄9g（后入），生姜9g。

服1剂，大便泻下三四次，胃脘胸胁之部觉舒，呕吐遂止，去大黄又服2剂，病愈。

（2）辛某，女，48岁，1990年12月16日初诊。主诉：胸骨后不适6个月，胸骨后中、上段不适，嗳气反酸，眠差，活动后心悸，急躁气恼后症状加重。胃镜检查：反流性食管炎，浅表性胃炎，胃窦大弯侧可见两条纵行发红黏膜皱襞。舌淡，苔少，脉弦滑。血压143/90mmHg。中医辨证：肝胃不和。西医诊断：反流性食管炎。治宜疏肝和胃。

处方：黄连6g，吴茱萸3g，白芍15g，赤芍15g，煅瓦楞子30g（先煎），煅牡蛎30g，陈皮10g，竹茹12g，柴胡10g，黄芩12g，半夏10g，枳壳10g，熟大黄5g。

二诊：1990年12月31日。症状明显减轻，反酸、嗳气均消失，纳可，舌红，苔微黄，脉弦细。仍以疏肝和胃法治之。

处方：柴胡 10g，半夏 10g，黄芩 10g，苍术 10g，厚朴 10g，青皮 9g，藿香 10g，紫苏叶 9g，黄连 6g，薄荷 3g，青蒿 12g，佩兰 12g，竹茹 12g。

随诊：1991 年 1 月 4 日。胃镜复查：镜下所见明显好转，反流性食管炎症已消失，原来位于胃窦大弯侧两条纵行发红黏膜皱襞已正常。临床症状消失。

按："气有余便是火"和"气郁化火"中的"有余"与"郁"是"由气化火"的同义词，都是指的肝气郁结。前人谓"肝经郁火吐吞酸"意即指此。对肝火扰心，心烦不寐，心神内乱的治疗大法，主要以清泻、宣发及凉血等为主。即所谓"火郁则发之""木郁则达之"，常用戊己丸疏肝和脾，清肝泻火，降逆止呕。煅牡蛎、煅瓦楞子制酸；柴胡疏肝；半夏、陈皮、竹茹降逆和胃；黄芩、熟大黄、枳壳清泻降火；苍术、厚朴、青蒿、藿香、佩兰、薄荷、紫苏叶祛湿除满，清火达木使脾胃得以安和；黄连倍于吴茱萸，取"左金丸"方义，清肝泻火，散郁热而疏肝和脾；赤芍、白芍理气活血，柔肝止痛。治疗半年余，自觉症状消除，胃镜复查亦为其疗效提供了客观依据。

（二）肝胃气逆

[**常见症状**] 呕吐嗳气，胸胁胀满，太息，苔白，脉细。

[**病症分析**] 呕吐嗳气，胸胁胀满，太息：是由肝气犯胃，胃失和降引起，因胸胁部乃肝的经脉所布之区，太息即长嘘，是肝气郁结常见症状之一。本病在肝失疏泄之职，气郁气结，干犯胃气，以致胃逆不降的病证中，最多见之，与旧说"木克土"意有可通，不过其所克者为阳土，病在肠胃而与脾的关系不大。

[**治法**] 疏肝和胃，降逆止呕。

[**方药**] 旋覆代赭汤加减。

旋覆花 15g（包煎），赭石 30g（先煎），半夏 9g，青皮 9g，生姜 9g。

[**方解**] 旋覆花、赭石，疏肝降胃；半夏、生姜，和胃止呕；青皮泻肝和胃。

[**加减法**] 胃酸多者，加煅瓦楞子 30g，吴茱萸 3g，黄连 6g；体虚加党参 9g，白术 9g；便溏加干姜 3g；便燥加大黄 9g。

附　梅核气

梅核气是神经官能症的另一种表现形式，它既不呕吐，也不便泻，其突出症状就是咽喉部常自觉如有物堵，吐之不出，咽之不下，但又不影响饮食物的吞咽。

[**常见症状**] 咽喉间如有物阻塞，吐之不出，咽之不下，但饮食、呼吸如常，喜太息，苔白，脉细。

[病症分析] 咽喉间如有物阻塞，但饮食、呼吸如常：咽喉如有异物，则必碍饮食、呼吸，今饮食、呼吸无异常，是本无物而有异物感。在中医惟痰气有无形之说，今若有似无，故中医常以"痰气郁结"名之，西医所称之"神经官能症"及"癔病"中，常多见此。

[治法] 除痰开郁。

[方药] 半夏厚朴汤加减。

半夏 9g，厚朴 9g，紫苏叶 9g，草豆蔻 9g，桔梗 9g，枳壳 9g，黄连 6g，竹茹 9g。

[方解] 半夏降逆除痰；厚朴行气除满；紫苏叶理气散郁；草豆蔻温胃行气；黄连、竹茹，清降胃气；桔梗、枳壳，一升一降，以除咽喉结气。

[加减法] 咽干加木蝴蝶 9g；热象明显加龙胆草 9g，锦灯笼 9g；逆气甚者加旋覆花 15g，降香 9g。有少数病例，可用乌梅丸治愈。

[病例] 吕某某，男，34 岁，平时多思善虑，二三年来，经常自觉前颈咽喉部如有异物，咽之不下，吐之不出，咽干，时觉有痰，但食物自能畅通入胃，嗳逆噫气，甚至呕吐痰食。胸胁不舒，胃脘胀闷，大便常干，但自能排便。病人疑虑素多，对此忧心更甚，总以为噎膈之证，屡经县医院钡餐透视，但上消化道通行正常，未发现异物，当诊为肝胃不和，痰气郁结，投用半夏厚朴汤加减，以除痰开郁。

方用：半夏 9g，厚朴 9g，紫苏叶 9g，草豆蔻 9g，桔梗 9g，枳壳 9g，黄连 6g，竹茹 9g，枇杷叶 9g，天花粉 9g。

并结合病理，给病人做思想工作，以解除其顾虑。

服药 3 剂，诸恙悉平。续用 5 剂后停药，病情一直稳定，未见复发。

三、幽门梗阻

幽门梗阻多由胃、十二指肠溃疡继发引起，由于幽门括约肌反射性痉挛，幽门附近溃疡炎症水肿，使幽门狭窄，胃中水谷不能下达于肠，因而造成呕吐，中医一般称为"胃反""反胃"或"翻胃"。其中并可有一部分是胃癌邻近幽门者引起。

本病起病前一般都有胃痛史，幽门梗阻发生后，则见上腹部胀满、疼痛，进食后加重，恶心嗳气，朝食暮吐，暮食朝吐，吐后觉舒，呕吐物为前一二日所食之物，同时可见大便秘结、四肢困乏等症。

本病起病缓慢，病多属虚，因此，临床治疗多从补虚降逆入手。

[常见症状] 朝食暮吐，暮食朝吐，完谷不化，吐后则舒，食后胃脘胀满，神疲乏力，面色不华，舌淡苔白，脉细数而虚。

[病症分析] ①暮食朝吐，朝食暮吐，完谷不化：此等症状，一般认为与胃阳不足有关，盖饮食入胃，必须依赖胃阳之气，进行气化作用，而后能化为精

微，充养全体。今胃阳不足，则胃之气化无权，故食后经久而不能消化，随胃气之虚而上逆，吐之于外。

②食后胃脘胀满，神疲无力，面色不华：乃胃虚不能消磨水谷，致水谷不能化生精微，充养周身所致。

［治法］补脾降胃。

［方药］大半夏汤。

半夏 15g，党参 18g，蜂蜜 60 克（分冲）。

［方解］半夏降逆止呕；党参补脾益气；蜂蜜甘润益胃，兼制半夏之燥。

［加减法］大便燥结，可加瓜蒌子 15g，桃仁 9g；阳虚甚，四肢清凉者，可加吴茱萸 6g，干姜 6g，或改用温补脾胃法，如附子理中汤加味。

附子 9g，干姜 6g，白术 9g，党参 9g，炙甘草 6g，蜂蜜 60g（分冲）。

四、食管癌

食管癌是癌瘤生于食管，由于肿物阻塞，致使水谷不能顺利入胃，甚至不能进食，中医把这类病称之为"噎膈"，但噎膈又不是单指此病，它可包括食管狭窄、贲门痉挛、食管憩室等一部分病变在内。

本病初起症状为吞咽困难，有物阻塞，尤其是不能吞咽固体食物，食即吐出，病情严重者可滴水不入，甚至吐出物如赤小豆汁样，大便燥如羊屎。

临床可分为胃阴不足与血瘀津枯两型。

（一）胃阴不足

［常见症状］吞咽困难，或食入格拒，胸胁隐痛，口干咽燥，性情急躁，大便干结，舌红苔黄，脉数。

［病症分析］①吞咽困难，或食入格拒：是食管有异物阻塞，其最多见者则为肿瘤，其中吞咽困难者，肿物多在食管的偏上部分；而食入格拒，然后吐出者，则可见于食管下端或近贲门之部。确诊食管癌最好是用 X 线钡餐透视，否则易和其他食管病混淆。癌瘤和其他肿物的存在，中医一般统称为癥积，化积消癥，在所当务。但癌瘤毕竟和其他肿物不同，一般被称为毒瘤、石疽、岩肿等，无非形容其发展快，消磨困难，对此，人们今后应加深认识与实践总结，以攻克这类人类生命之敌。

②胸胁隐痛，口干咽燥，性情急躁，大便干结：这是由于本病常以肝气郁结为因，气郁于肝，故又见胸胁隐痛；气郁化火，损耗津血，故见口干咽燥，性情急躁；水津不能润滑肠道，故见大便干结。

［治法］益胃养阴。

[**方药**] 启膈散加减。

沙参 15g，丹参 15g，贝母 9g，瓜蒌 15g，麦冬 9g，郁金 9g，枳壳 9g，玄参 9g，蜂蜜 30g（分冲）。

[**方解**] 沙参、麦冬、蜂蜜、玄参，生津益胃；丹参、郁金，行郁消肿；枳壳行气散结；贝母、瓜蒌，润燥除痰结。

[**加减法**] 便如羊粪，加桃仁 9g；胸胁痛加乳香 6g，延胡索（元胡）9g。

[**病例**]

（1）项某某，男，35 岁。平时身体健康，二三个月来，频觉胃脘堵满，嗳逆噫气则觉舒，最近发展至食入刮痛，食不下，停食胃脘，必倾囊吐出方安，吐出物带大量痰涎，大便燥结，邻里闲传为噎膈，病人更忧心忡忡，以为不治。当时根据其心烦掌烫、舌红少苔等胃阴不足表现，投用启膈散加减，以益胃生津。

方用：北沙参 15g，丹参 15g，川贝母 10g，麦冬 10g，广郁金 10g，全瓜蒌 18g，桃仁泥 10g，油当归 10g，荷叶蒂（即荷叶连蒂处）2 枚，杵头糠（即大米之软皮）一撮，蜂蜜 30g（冲）。

服药后，病情连续好转，加减进退，不外益胃生津，行郁散结，前后服药近 50 剂，病愈，20 余年迄今未发作。

按：此病因限于当时条件，未能确诊为食管癌，然就其见症来说，亦不能完全排除其为食管癌变，从治疗方法言，亦援古人治噎膈之方法，用益胃生津、消瘀散结之启膈散进行治疗而获愈。盖古之噎膈，在今日有大部分即为食管癌，附论于此，以待研究。

（2）刘某，女，50 岁。1991 年 12 月 2 日初诊。主诉：胃脘痛半年余，胃脘阵痛发堵，口干咽痛，大便干。胃镜及病理检查均示萎缩性胃炎。舌红，苔薄黄，脉细。

中医辨证：胃阴不足。

西医诊断：萎缩性胃炎。

治法：益胃养阴。

处方：沙参 15g，麦冬 12g，石斛 15g，黄精 30g，玉竹 15g，丹参 30g，川贝母 10g，生地黄 15g，玄参 15g，川楝子 15g，天花粉 30g，牡丹皮 15g，枇杷叶 10g，芦根 30g。

二诊：1991 年 12 月 12 日。口干、便干、胃脘痛、胃脘发堵及咽痛均减轻。舌红、苔薄黄，脉细。效不更方，在原方中加白芍 30g 以养血柔肝，舒挛定痛。

随诊：1992 年 9 月 10 日。坚持服药 9 个月，症状消失，食纳增进，体重增加。胃镜复查示浅表性胃炎，病理报告亦提示浅表性胃炎。

按：胃阴不足，津液缺乏，肠道失润故见便干、口干；胃酸过少，不能腐化食物，则胃脘阵痛发堵。笔者治疗本病以益胃养阴为主，益胃者，养胃体也。中医以体为阴，以用为阳，故益胃实亦养胃阴之意。养阴者，即寓生津之意，津为气阴，胃阴不足，实即胃津不足，故益胃养阴重点应在助长胃津，胃津生长，则胃酸自行来复矣。

（二）血瘀津枯

[**常见症状**] 食入即吐，饮水不下，胸胁刺痛，大便燥结如羊粪，或吐赤小豆汁样物，肌肤干燥，舌青紫，脉细涩。

[**病症分析**] ①食入即吐，饮水不下：是肿物发展到一定程度，格拒饮食物甚为严重。

②胸胁刺痛，舌青紫：是瘀血停蓄见症，肝络积瘀，故见胸胁刺痛。

③便燥结如羊粪，肌肤干燥：是津枯血燥，加上食入甚少，造化无源，因而引起。

④吐赤小豆汁样物：是肿物日久破溃而排出的腐烂或分泌物，此症状并非常见，故为或有。

[**治法**] 活血消瘀。

[**方药**] 膈下逐瘀汤加减。

桃仁9g，丹参30g，牡丹皮9g，赤芍9g，延胡索（元胡）9g，当归9g，五灵脂9g，红花6g，枳壳9g，乌梅15g，硇砂0.3g（冲）。

[**方解**] 方中一派祛瘀散结之药，合乌梅能润燥生津；枳壳行气以助活血；硇砂有消瘀去腐之作用，用以消除肿物。

[**加减法**] 体虚甚者，加人参9g。

附　呃逆

呃逆又名哕，由膈肌痉挛引起。中医把它归入胃气上逆范畴，常与呕吐相提并论。

本病有时与饮食有关，例如过食辛辣刺激性食物可使致呃逆，在不习惯于此类食物时亦易致呃逆。另有用膳过急，噎食不下，亦可造成呃逆。此类呃逆，一般为时甚短，过后即舒，可不经治疗，自行恢复。本文所言，乃指呃逆时间较长，不能自止，必须进行治疗，否则影响眠食，甚至可能作为生命垂危之先兆者，依据中医辨证分型，大率有寒呃、热呃、虚呃、实呃四类，下分述之。

（一）寒呃

[**常见症状**] 呃逆，形寒肢冷，喜热饮食，苔白，脉细，或见肠鸣泄泻等症。

[**病症分析**] ①呃逆：亦为胃气上逆的另一种表现形式，因常与胃受寒侵有

关，故我国有的地方叫它为"打冷噎"或"打格断"。

②形寒肢冷，喜热饮食，或肠鸣泄泻：均为阴寒见症，故本病为寒呃。

[治法] 温胃止呃。

[方药] 丁香柿蒂汤加味。

丁香 6g，柿蒂 9g，橘皮 9g，党参 9g，生姜 6g。

[方解] 丁香、柿蒂，温胃止呃；橘皮、生姜，散寒降逆；党参补脾气以助胃气，取腑虚治脏之意。

[加减法] 胃脘闷胀，加旋覆花 15g，赭石 24g，以降逆平胃。

（二）热呃

[常见症状] 呃逆，心烦内热，口渴凉饮，苔黄，脉数。

[病症分析] 心烦内热、口渴凉饮、苔黄、脉数等，均系热象，故本病为热呃。

[治法] 清胃养阴。

[方药]《济生》橘皮竹茹汤加味。

橘皮 9g，竹茹 9g，茯苓 15g，麦冬 9g，半夏 9g，枇杷叶 9g，人参 9g，生甘草 9g。

[方解] 橘皮、竹茹，和胃降逆；茯苓、半夏，和胃除痰饮；麦冬、生甘草，润燥生津，合枇杷叶以宣肺布津；人参益气而补津液。

（三）实呃

实呃可分为两大类型：一为瘀血阻于膈上，血瘀气滞，造成痉挛；二为肠道闭实，胃气不降，因而造成呃逆，这两种呃逆的共同特点是呃逆较为严重，但发作间隔较长。

1. 瘀血实呃

[常见症状] 呃逆，胸胁胀满，口干不渴，呃声深重，舌质暗红，苔白脉弦。或有呃久不退，诸药罔效者。

[病症分析] ①胸胁胀满，口干不渴：经常是瘀血为病的见症，因瘀血之成，多与肝有关，故祛瘀活血之药，一般都以入肝经为主，一有瘀血，则必影响肝气的舒展，故肝的经脉发生气滞不调，而见胸胁胀满；口干不渴，是由瘀血停滞，气机受阻，不能布津于口，但体内水津未伤，故虽有口干，而又不渴。

②呃声深重：此为实呃，是与虚呃相对而言者。

③久呃不退，诸药罔效：此语出自《医林改错》，意指久呃，一般治呃药物无效者，可从瘀血论之，盖取病久入络，且呃之为病，去来匆匆，即"数变"之

病，隶属"风"之为病，而血行则风自灭也。

　　[治法] 理肝活血。

　　[方药] 血府逐瘀汤加减。

　　柴胡 9g，赤芍 15g，当归 15g，川芎 9g，桃仁 9g，红花 9g，枳壳 9g，桔梗 9g，牛膝 9g，地龙 15g，土鳖虫（䗪虫）9g。

　　[方解] 本方用柴胡、枳壳，疏肝理气；当归、赤芍、川芎、桃仁、红花，活血散瘀；桔梗、牛膝，上下分消；地龙、土鳖虫（䗪虫），化瘀镇痉宁。

　　[加减法] 瘀积日久，可加夏枯草 15g，生牡蛎 30g。

　　[病例] 许某某，男，61 岁，因肺癌住院治疗 16 个月，已接受过化疗数疗程，平时能自由活动，精神良好。12 日前，突发呃逆，声深且重，屡经病房西医治疗及请中医会诊，终无一效。病人连日不能饮食及睡眠，精神萎靡特甚，邀笔者会诊，发现其呃声深重，知非坏病虚呃，其久治无功，当考虑与其本病毒瘤有关，日久积证不化，势不能与瘀血无关，故虽久病正虚，脉细苔少，笔者仍断然采用化瘀活血法治之，在上方中加入半枝莲 20g，以解毒瘤之毒。令服 3 剂，结果服至第 2 剂时，病人呃逆即除，胃舒能食，睡眠良好；续用 3 剂，所有症状基本消失，仅阵咳吐沫未除，知为肺癌之故，故乃改投清燥救肺汤加半枝莲以治肺部疾患，不复以治呃为主矣。

2. 便实呃

　　[常见症状] 呃逆，脘腹痞结，大便不通，脉实苔厚，食后症状加重。

　　[病症分析] 脘腹痞结、大便不通、脉实苔厚、食后症状加重等，都是"邪气盛则实"的表现。

　　[治法] 舒挛通便。

　　[方药] 小承气汤加味。

　　大黄 9g（后入），厚朴 9g，枳实 9g，赤芍 30g，甘草 9g，炒莱菔子 12g，槟榔 12g。

　　[方解] 本方用赤芍、甘草，舒挛止呃；大黄通肠利便；枳实、厚朴，消除痞满；槟榔、炒莱菔子，下气宽膨，消食助运。

　　[病例] 严某某，男，24 岁，自诉饱后受冷遇惊，续即呃逆不止，连续旬日。胃脘痞结，大便不行，屡经前医指投丁香柿蒂、橘皮竹茹诸方，病情不惟不减，反有加重趋势，由于食减睡少，病人神气大伤，目陷睛迷，全身呈现缺水现象，检视舌苔黑黄，但扪之尚未干燥，脉沉实有力，按其脘腹，自谓轻有痛感，脐周有条状物，知为便结引起，乃投用上方，服甫已，得下大便，先干后稀且数量甚多，顿觉腹中通畅，呃逆遂止，第二煎服毕，大便泻下数次，遂停药观察，病人眠食俱增，甚快即恢复健康。

（四）虚呃

［常见症状］呃逆连声，声轻浅短，多见于大病之后，或虚羸久病之人，脉虚，舌淡苔少。

［病症分析］呃逆连声，声轻短浅，这是虚呃的特征之一，一般认为由正气虚弱所致。

［治法］补脾益胃。

［方药］六君子汤加味。

党参 9g，白术 9g，茯苓 15g，甘草 9g，半夏 9g，陈皮 9g，竹茹 9g，生姜 6g。

本方用四君补气健脾；陈皮、半夏，降逆和胃；生姜、竹茹，调和胃气。

［按］虚呃病多危重，宜发挥中西医各方优势，协力救治。

第一节 总 论

泻和痢都是以腹泻为主的疾患。一般泻下稀薄而爽利的叫泻（泄泻）；泻下黏滞不爽，中带肠垢的叫滞下；滞下而有脓血的叫痢（痢疾）。本病可包括西医的急慢性肠炎、过敏性肠炎、溃疡性结肠炎、肠道癌肿、菌痢、原虫痢等在内。

中医认为本病多由脾、胃、大肠、小肠之病变引起。因为脾是主运化水谷与水湿的，脾胃虚弱，则水谷不能消化，营养不能吸收，废水不能由汗、尿排除，故而造成腹泻。大小肠主泌别清浊，传送糟粕，大肠、小肠受病则清浊不分，水谷杂下，故而使大便泻下。一般虚证多责之于脾，而实证则以治胃肠为主。这是由脏和腑、"藏"和"泻"的关系所决定的。在这里面，还要突出一个"湿"字，因为泻和痢基本上都是与湿有关，虚证多由脾阳虚不能运化水湿引起，严重的可影响到肾阳而为脾肾阳虚，而实证则多属于胃肠道湿浊滞留不去，为此，中医又有"无湿不成泻"或"湿多成五泻"之说。

中医对泻和痢的治疗，主要是分虚实，而寒热则在虚实中察之，一般虚证多为泻下清稀而爽，大便臭味不浓，中带残渣食物，或见自遗、不禁、脱肛等。治疗需以健脾祛湿为主，其中，兼外感的常需温散寒湿，多用紫苏叶、藿香、白芷等配合白术、茯苓等一起用；夹热则配黄芩、黄连，取其祛湿同时健脾；小便不利则重在健脾利湿，常用药如二苓（茯苓、猪苓）、白术、扁豆、泽泻、薏苡仁、木瓜等。若寒伤脾阳，而腹痛、肠鸣、肢冷、脉细者，则治疗需以温补脾阳为主，常用药如干姜、吴茱萸、肉豆蔻等配合党参、白术、甘草等；若脾虚及肾，脾肾两虚者，则可加附子、补骨脂等以助肾阳；大便自遗、不禁、脱肛者，并需重以温涩，如诃子、罂粟壳、五味子、禹余粮、赤石脂、灶心土等。

实证在大便时多有黏滞不畅之感，或见宿食不化、便气臭腐、腹痛拒按等症。治疗以通调肠胃为主。如系宿食在胃，吞酸嗳腐，矢气酸臭者，则以消食治泻之法，常用药如山楂、麦芽、神曲、莱菔子、鸡内金等。湿滞肠道，而见便下肠垢，或见后重气滞者，则取通肠导滞之法，常用药物如木香、槟榔、青皮、枳壳；大便严重不利者，还可配合大黄、黄芩、黄连等燥湿通便药一起用。如滞下肠垢而同时见有脓血，则为痢疾已成，重点需清燥肠道之湿热，常用药如黄芩、黄连、黄柏、秦皮、白头翁等（久痢虚寒者按虚证治）。大便严重困难，次多而量少者，需重加芒硝、大黄，以通便荡实。并结合行血以治便脓（如用当归、芍药等），行气以治后重（如枳壳、枳实、槟榔、青皮、木香等）。

第二节 各论

一、急性肠炎

急性肠炎是由肠壁的炎症产生的以泄泻、腹痛、肠鸣等症状为主的疾患。

本病起病较急，每天可泻下数十次。夏秋发病较多，常因饮食不洁引起。有的病人可同时见有呕吐、脘闷等胃炎症状存在，临床则称之为急性胃肠炎。

急性肠炎在临床治疗上，一般可分为以下四型。

（一）外受湿邪

［**常见症状**］恶寒发热，头身重痛，泻下清稀粪便，腹痛肠鸣，身体困倦，苔白，脉浮。

［**病症分析**］①恶寒发热，头身重痛：是湿邪困表的主要见症。湿为阴邪，困于表则恶寒，正气抗邪，故见发热；头身重痛，是湿邪困于肌表的特征，因湿为重浊之邪，以阴伤阳，最易阻遏阳气舒展，使荣卫气血不畅其流，发生痛感，亦"不通则痛"之意。

②泻下清稀粪便，腹痛肠鸣，身体困倦：湿为阴邪，善伤阳气，阳虚不摄，更兼气化无权，故泻下清稀；湿乃阴寒之邪，寒凝气滞，血不畅流，故引起肠鸣腹痛；湿困肌肉，故见身体困倦。

［**治法**］散湿和中。

［**方药**］六和汤加减。

藿香9g，厚朴9g，紫苏叶9g，白芷9g，白术9g，扁豆9g，茯苓9g，木瓜9g。

［**方解**］藿香、紫苏叶、白芷，散湿热于表；白术、扁豆、茯苓、木瓜，健脾以利湿；厚朴苦燥辛散，燥湿行气。

［**加减法**］兼食者可加焦三仙各 9g；寒象明显者加炮姜 6g；热象明显者加黄芩 9g，黄连 6g。

（二）伤食腹泻

［**常见症状**］泻下酸腐，嗳腐吞酸，泻后痛减，不欲饮食，苔厚，脉紧。

［**病症分析**］①泻下酸腐，嗳腐吞酸：是伤食病之常见症状。由于胃的超量负担引起，胃不能消磨，脾不能运化，遂致水谷酸腐，不但吐泻之物有酸腐之气，即嗳气、矢气，亦多酸臭，可令闻者掩鼻。

②泻后痛减，不欲饮食：因宿食不化而致泻，泻后宿食去故其腹痛即减，但如宿食未尽，则仍可再痛再泻；因胃为宿食所伤，故不欲饮食。

［**治法**］消食止泻。

［**方药**］保和丸加减。

焦山楂 9g，焦麦芽 9g，焦神曲 9g，炒莱菔子 9g，白术 9g，茯苓 9g，陈皮 9g。

［**方解**］焦山楂、焦麦芽、焦神曲，消化食物；茯苓、白术，健脾利湿以实大便；炒莱菔子、陈皮，行气宽肠，以除胀满。

［**加减法**］呕吐，加半夏 9g；腹胀，加厚朴 9g，焦槟榔 9g。

（三）寒湿困脾

［**常见症状**］大便泻下，腹胀冷痛，喜热饮食，手足不温，口不渴，苔白，脉细而迟。

［**病症分析**］①大便泻下，腹胀冷痛，喜热饮食：均为阳虚寒湿不化的见症。

②手足不温：是阳气虚乏，寒水之气内盛，不能使阳气温及四末引起的。此一症状的出现，一般不独脾阳受损，且在一定程度上说明由脾阳之虚，已损及肾阳，造成人体根本之阳——元阳不足，因而出现全身的虚寒症状。

③口不渴：病属阴寒证。阳气不能化水，体内水气充斥，故口不渴。

［**治法**］温中健脾。

［**方药**］附子理中汤。

熟附子 15g，炮姜 9g，焦白术 9g，炙甘草 9g，党参 9g。

［**方解**］熟附子温肾以助脾阳；炮姜温脾以散阴寒；焦白术、党参、炙甘草，补脾燥湿。

［**加减法**］呕吐，加姜制黄连 3g，吴茱萸 9g；迁延时日过久者，可合四神丸方同用，外加灶心土 100g，煎汤代水。

［**病例**］薄某某，女，22 岁。夏季纳凉饮冷过度，突发腹痛狂泻，体温降

低，肢冷脉伏。予之饮食，入咽即吐。从午夜开始发病至次日黎明，已大泻10余次，泻下物悉为水状，无臭味，腹中似有气攻冲而痛，痛甚则昏厥不语，冷汗淋漓，舌淡唇白，已出现目陷唇痿、肢体枯瘦等失水症状。当诊断为寒邪直中，脾肾阳伤，沉阴弥漫，水湿不化。乃根据吴鞠通治寒湿吐泻、寒多不欲饮水者之治法，投入大剂附子理中汤。

方用：熟附子（熟附片）30g，炮姜12g，焦白术12g，神曲拌炒党参各9g，炙甘草9g。

服1剂，痛除泻止，诸恙若失。

按：此笔者独立处理病人之破题儿作。大方效捷，对后数十年来临床工作的影响极大。笔者治急病，用大方；攻久病，出奇方，盖从此始。法自家传，业由己创，病如大敌，药似用兵，刚柔之道，必须互济，此所谓胆大心细者也。

（四）肠热下利

[**常见症状**] 起病急速，便泻灼肛，发热口渴，苔黄腻，脉滑数。

[**病症分析**] ①起病急速，便泻灼肛：常为饮食不洁，肠受病染而引起之急性肠道炎症。

②发热口渴，苔黄腻，脉滑数：是说明湿热在肠，已影响到全身，产生里热。

[**治法**] 清泻肠热。

[**方药**] 葛根芩连汤加味。

葛根15g，黄连9g，黄芩12g，生甘草10g，木通10g，茯苓15g。

[**方解**] 黄连、黄芩，清泻肠热，燥湿止泻；葛根解肌热，升津液；生甘草清热保津；木通、茯苓，燥湿清热，而利小便。

[**加减法**] 呕吐，加半夏9g，生姜9g。

[**病例**] 王某某，男，26岁。高热4日，泻利呕吐，汗多口渴，迭进半夏泻心汤、黄芩加半夏生姜汤等，并服过西药抗菌消炎药物，病情不惟不减，反见增剧，延经4日，渐见失水昏睡、大便不禁、肢冷面赤等症，已显气阴耗竭之象。脉细数，舌红苔黄腻，泻下物臭秽特甚，灼肛后重。诊断为肠热下利，热迫便行，改投葛根芩连汤加减，以清泻肠热，升津降浊。

方用：葛根30g，黄芩（条芩）15g，黄连6g，鲜马齿苋60g，鲜车前草5株（全草）。

服1剂，热退利止，渴、呕、大汗均退。嘱食糜粥自养，停药观察，3日已能下地散步。

二、慢性肠炎

慢性肠炎，多由急性肠炎迁延而成，同样是以泄泻和腹痛等为主，但一般不甚发热，时间较长。

本病起病较久，迁延难愈，时泻时止，或久泻不止，大便日二三次或五六次不等，为清稀便，臭味不浓，腹痛肠鸣，食欲不振，精神疲惫，或见五更泄泻、滑泻不止，完谷不化等症。

根据慢性肠炎的临床表现，最常见者为以下三型。

（一）脾虚湿渍

[**常见症状**] 大便时溏时泻，常不成形，食欲不振，食后脘闷，面色萎黄，精神疲困，四肢清凉，小便短少，舌淡，脉细弱。

[**病症分析**] ①大便时溏时泻，常不成形：大便溏泄，不能成形，是表示稀而爽利，凡下利甚爽者，只要热象不显著，都应考虑是因脾虚引起，日久可以伤肾，此盖"脾不虚不泻利"之意旨。

②食欲不振，食后脘闷：这是胃虚见症。胃主纳谷，故食欲差及食后胃胀闷，都是由胃虚引起。

③面色萎黄，精神疲困：是脾胃虚弱，不能运化水谷精微，遂致供养不足，生化气血无源，因而引起。

④小便短少，四肢清凉：脾虚湿浊不化，故小便短少；阴寒湿浊之邪，内困于脾，脾主四肢，故见四肢清凉。本证四肢清凉，尚未至于逆冷，故应属脾治。

[**治法**] 健脾利湿。

[**方药**] 四苓散加味。

茯苓 15g，猪苓 9g，泽泻 15g，白术 9g，薏苡仁 30g，炮姜 6g，灶心土 120g（煎汤代水）。

[**方解**] 二苓（茯苓、猪苓）、白术、泽泻、薏苡仁，利湿健脾；炮姜、灶心土，温脾摄便而止腹泻。

[**加减法**] 寒甚加附子 15g，虚者加党参 9g。

[**病例**] 吴某某，男，63 岁。便稀，日七八行，肠鸣腹不甚痛，已历 20 余年，久治不愈，不得已从解放军中转业回乡，病人饮食自如，但身困无力，动即汗出气短，苔白舌淡，脉细无力，有时水肿，中西医药屡屡，从无一效。根据健脾可以祛湿，利小便可以实大便的理论，投用平剂四苓散加味，盖亦"通阳不用温，但用利小便"之意旨也。

方用：茯苓 30g，猪苓 12g，泽泻 15g，白术 9g，薏苡仁 30g，炮姜 6g，灶心土 120g（煎汤代水），扁豆 9g，山药 15g。

服 5 剂，大便减至日 3 次，再服 5 剂，便已基本成形，二三次不等。连续 30 余剂，大便成条，每日 1 次，水肿、身困均退，痼疾遂告痊愈。观察数年，病未发作。

（二）脾肾阳虚

[常见症状] 久泻不止，便中完谷不化，腹痛肠鸣，喜温恶冷，腰酸肢冷，或见五更泻利，苔白，脉沉细。

[病症分析] ①久泻不止，便中完谷不化："暴泻属脾，久泻属肾"，故久泻常由脾阳虚而致肾阳虚，肾阳即元阳，为全身根本之阳，此阳一虚，则全身各处之阳，无不悉虚，便完谷是肾阳不能蒸化水谷的一个重要见症。

②腹痛肠鸣，喜温恶冷，腰酸肢冷，五更泻利：此等症状，均为脾肾阳虚，阴寒内盛所引起的"阴无阳无以化"的见症。阴寒凝聚，阳气受阻，气血流通不畅，故见腹痛肠鸣、喜温恶冷；腰为肾之外府，肾阳已虚，故见腰酸肢冷；五更即平旦天明，此时日出阳回，阴霾应即消散，但肾阳虚乃沉寒积冷，不能因天阳而即消除，故此时阴阳搏斗孔亟，乃出现腹痛泄泻症状。五更泻是肾阳虚的突出表现之一，一般病非阳热，即应从温肾论治。

[治法] 补脾温肾。

[方药] 四神丸合附子理中汤加味。

补骨脂（破故纸）9g，吴茱萸 9g，肉豆蔻 9g，五味子 9g，熟附子（熟附片）15g，炮姜 9g，党参 9g，白术 9g，炙甘草 9g，灶心土 120g（煎汤代水）。

[方解] 熟附子（熟附片）、补骨脂（破故纸），壮肾阳以补脾气；吴茱萸、炮姜、肉豆蔻，温脾胃以襄运化；党参、白术、炙甘草，补脾益气；五味子敛肺滋肾，涩精止泻；灶心土温涩止泻。

[加减法] 腹胀加焦三仙各 9g，以消食助运。

[按] 此笔者治久泻之临床常用方剂，已列为"抓主症"之方，凡久泻而见完谷不化者，率多用此，效果良好，有热象明显者例外。

[病例]

（1）杜某某，女，32 岁，原在沈阳工作。久泻 10 余年，水谷杂下，有时大便稍稠，但从未成形，一进肉食，则必便次增多而排出大量黏液，腹冷喜温，脉弦细无力，舌淡苔白。经友人介绍，求治于笔者，当根据"五脏之病，穷必归肾"的中医理论，结合其脾肾阳虚的实况，投用温补脾肾的四神丸、附子理中汤合剂。

方用：熟附子（熟附片）12g，炮姜 6g，焦白术 9g，党参 9g，炙甘草 6g，补骨脂9g，吴茱萸9g，肉豆蔻9g，五味子9g，焦三仙各9g，灶心土20g（煎汤代水），禹余粮15g，赤石脂15g。

服5剂，泻止，便成形，连续服至15剂时，病人自觉疗效巩固，急欲离京去沈。别前，主人送客，有意于本市某餐馆盛情招待，酒肉甚丰，病人吃了大量的动物脂肪食物，在2日内大便毫无变异，乃放心北去。据云：经治疗后已近20年，从未复发。

（2）孙某某，男，4岁。患嗜食腹泻，已近1年，形销骨立，腹膨，肢体枯瘦，耳薄能透半明，发憔悴几已半落，用消疳化积等剂，久治无功。值笔者去沪为人治病，其母乃携子就诊于笔者，笔者见其四肢清冷，飧泄完谷，乃投以四神合附子理中，略同上方，因病在小儿，稚年体弱，体重不如常人之半，乃以前方减半用量，令作汤剂服之。5剂方罢，已见肢冷即回，便中完谷已化，但仍便溏，续用前方约1个月，该孩已二便正常，面转红润，体躯日丰，遂停药观察，一直甚好。

（三）久泻滑脱

[**常见症状**] 泻利日久，滑脱不禁，精神倦怠，四肢不温，腰腿酸软，舌淡苔白，脉沉细。

[**病症分析**] ①泻利日久，滑脱不禁：久泻肠虚，阳气不能固摄大便，故见大便滑脱。

②精神倦怠，四肢不温，腰腿酸软：均系久泻，水谷精微外泻，不能充养周身，使肾阳日衰，周身机能减退的症状。

[**治法**] 温摄固脱。

[**方药**] 真人养脏汤加味。

诃子15g，罂粟壳9g，肉豆蔻9g，肉桂5g，木香5g，白术9g，党参9g，炮姜6g，灶心土120g（煎汤代水），炙甘草3g。

[**方解**] 诃子、罂粟壳、灶心土，固摄止利；肉豆蔻、炮姜，温脾阳以助化湿；肉桂温肾厚肠而止泻利；党参、白术、炙甘草益气而固脱；木香行气以除水湿。

[**加减法**] 腹痛加芍药9g；脱肛加升麻9g。

[**病例**] 姚某某，男，68岁。腹泻40余年，花甲以后，身体益复不支，时有脱肛和自利不禁现象，行动气短，纳少，舌淡苔白，脉细肢凉，易出冷汗。延余诊治时自谓病久年衰，别无奢望，但得脱肛、自利不禁有所好转，即已满足。笔者乃投用温涩固脱之真人养脏汤加减治之。

方用：诃子12g，罂粟壳9g，灶心土120g（煎汤代水），石榴枝15g，肉桂

5g，木香 6g，焦白术 9g，炒党参 9g，炮附子 9g，炮姜 9g。

服 10 剂，大便减少到每日 3 次，脱肛自利，基本消失，自汗气短，亦有所改善，病人自觉痛苦减轻。因经济困难，便自动放弃治疗。

三、功能性腹泻

功能性腹泻可分功能性腹泻、黏液性结肠炎、过敏性结肠炎等。主要是由于饮食不节，寒温不适，或情绪失常所造成的肠功能紊乱，而致腹泻。

本病发病，往往与饮食不节，情绪紧张有关，泻下次数很多，如水样便，有时可带黏液，同时见有胸胁胀满、心烦急躁等症；或见胃酸过多、烧心嘈杂等。

（一）肝脾不和

［**常见症状**］腹痛便泻，痛一阵，泻一阵，特别在情绪波动时见之尤多。胸胁胀满，心烦嗳气，舌质偏红，苔黄或白，脉弦。

［**病症分析**］①腹痛便泻：常见于脾虚之人，盖"脾不虚不泻利"也。

②痛一阵，泻一阵：是泻后则腹不痛，腹痛则腹必泻；如此者日有多次，这种现象，常发生在肝脾不和的情况之下，盖肝旺即能乘脾，肝气横逆，克（乘）脾太过，则出现腹痛，脾受克过甚，不能发挥其本身的运化水谷的作用，即为腹泻。

③在情绪波动后多见此：是病由肝气郁结所造成者居多，而肝气郁结，则气火风痰，相因而生，横于脾胃，更为多见，故本病虽命为肝脾不和，而肝脾不和之因，实多源于肝气郁结。

④胸胁胀满，心烦嗳气：胸胁胀满是肝气被郁的见症；心烦是气郁化火，扰乱心神所致；嗳气是肝气扰胃，胃失和降引起。

［**治法**］疏肝健脾。

［**方药**］痛泻要方加减。

防风 9g，白术 9g，白芍 15g，陈皮 9g，黄连 6g。

［**方解**］防风疏肝解郁；陈皮、黄连，理气降胃（盖胃不降则脾不升也）；白芍平肝以和脾气；白术健脾燥湿，以止泻利。

［**加减法**］大便粗糙，加焦三仙各 9g；心烦尿赤，加龙胆草 9g。

（二）火郁热泻

［**常见症状**］腹痛便泻，以情绪波动时为甚，痛一阵，泻一阵，肛门灼热，吐酸，烧心嘈杂，甚则可见下利完谷，舌绛无苔，脉弦数。

［**病症分析**］①腹痛便泻，以情绪波动时为甚，痛一阵，泻一阵：是病由肝

气郁结所造成者居多，而肝气郁结，则气火风痰，相因而生，横于脾胃，更为多见，故本病虽命为肝脾不和，而肝脾不和之因，实多源于肝气郁结。

②肛门灼热：是气郁化火，火热下注于大肠，因而引起。

③吐酸，烧心嘈杂：酸乃肝之味，胃酸过多，常由肝火犯胃引起，故有"肝经郁火吐吞酸"之说。烧心、嘈杂，均由胃酸过多引起。

④下利完谷：是火热下迫肠道，使水谷急下肛门，急则不能完成其受气取汁等的气化作用，故而使食入之物，不变原形，而成完谷不化。

［**治法**］泻肝和胃。

［**方药**］戊己丸加味。

黄连 9g，吴茱萸 3g，赤芍 15g，煅瓦楞子 30g（先煎）。

［**方解**］黄连泻火降胃，使火热不致迫便下行；吴茱萸温肝解郁，合黄连能健胃制酸；赤芍平肝以和脾止泻；煅瓦楞子制酸并能止泻。

［**加减法**］本方可以与痛泻要方配合使用，二方同以治肝为主，一以健脾，一以和胃，如肝盛病伤脾胃，则以二方合用为宜。若泻下黏稠不爽，可改本方为大柴胡汤加瓦楞子 30g（煅）治之（方详见"胃痛"）。

［**按**］经过数十年之临床反复实践，现本方已作为笔者临床常用的"抓主症"之方。凡见痛泻而同时胃酸过多者，率皆用此，效果良好。

［**病例**］田某某，女，54 岁。出生都市，因婚嫁转入农村，又因家庭不和，被翁姑虐待，故又再入城市，操保姆为生。情绪蒙受刺激，遂致郁气伤肝，气火内燔。偶有情绪不适，即感胃热吞酸，心烦嘈杂，消谷善饥，腹中阵痛，痛后即泻，飧泄完谷，对大便失去自控能力，常致污染衣被。如此者已历 30 余年。笔者于友人处茶话时接诊之。根据其舌红绛如榴火之色，脉弦劲而数等情，乃认为肝经郁火，干扰脾胃，故胃酸痛泻，由此而生，投用戊己丸合痛泻要方，泻肝而和脾胃。

方用：黄连 6g，吴茱萸 2.5g，赤芍 15g，白芍 15g，防风 9g，白术 9g，陈皮 9g，煅瓦楞子 30g（先下）。

服 3 剂，诸症悉罢。服 10 剂后，改用成药加味左金丸收功，服 3 个月以后停药，10 余年来，未见复发。

四、溃疡性结肠炎

本病是一种慢性结肠炎，多在结肠下段有溃疡病变，往往屡发暂愈。

本病病程较长，反复发作，可有长短不同的缓解期，发作时则腹泻，每天可有十余次大便，中带脓血或黏液，腹中可见阵发性绞痛，并可见里急后重，但每次泻下粪便较痢疾为多，发病期间，多有面色萎黄、精神疲乏等。

本病主要由湿滞肠道为病，一般属实证居多，但亦有病久正虚，出现脾肾虚寒之证者。

（一）湿热积滞

[**常见症状**] 腹部胀痛拒按，便肠垢不爽，泻下次多，有后重感，反复发作，苔黄腻，脉弦略数。

[**病症分析**] ①腹部胀痛拒按：是病属实证的表现。

②便肠垢不爽：肠垢即大便中的白色黏冻状物，多由肠道湿热引起。

③泻下次多，有后重感，反复发作：湿多成泻，故泻下次多，是由湿所成；后重是肛门坠胀之医用术语，由气滞引起，反复发作，是说明其病灶产生，已非一日，属慢性疾病。

[**治法**] 通肠导滞。

[**方药**] 枳实导滞丸加减。

枳实9g，大黄9g，黄芩9g，黄连6g，焦山楂9g，焦神曲9g，茯苓9g，泽泻9g。

[**方解**] 枳实下气除胀满；大黄通肠去垢；黄芩、黄连，清热燥湿；茯苓、泽泻，健脾利湿；焦山楂、焦神曲，消食助运。

[**加减法**] 后重气滞者，加木香5g，槟榔9g，名木香导滞丸。

[**病例**] 赵某某，女，46岁。10余年前病痢以后，便中经常带有大量黏垢，寒温不节或食物油腻过多，即出现脓血便及腹痛，按之痛甚，经医院检查确诊为结肠溃疡，服中西药物颇多，但效果不明显。根据其便脓血、腹痛及里急后重等情况，确定其为湿滞肠道，气血凝结为患。投以通因通用法，以木香导滞丸作汤以通肠去垢。

方用：槟榔9g，木香6g，枳壳9g，大黄9g，黄芩12g，黄连6g，神曲9g，茯苓9g，生薏苡仁30g，泽泻9g。

初服2剂时，觉腹中痛感增加，但便已觉爽。药服5剂毕，即痛泻皆轻。服20剂后，便中黏液基本消失，便通畅，改用木香槟榔丸，每次10g，日2次，约半年许，便垢、腹痛均未复见，遂停药。1年后因其他疾病复来门诊，得知疗效巩固，病未复作。

（二）湿渍肠道

[**常见症状**] 便肠垢不爽，日三四行，或更多次，腹痛不甚，肠鸣后重，苔腻而黄，脉弦细。

[**病症分析**] ①便肠垢不爽：是湿热停蓄于大肠的表现，其最多见者为结肠炎。

②腹痛不甚，肠鸣后重：是湿热在肠，虽已引起气滞，但血瘀未甚，故多见肠鸣后重，而腹痛不甚，盖气滞的主要见症为胀满感，而血瘀则主要为痛感也。

［**治法**］清理肠道。

［**方药**］清理肠道方（自制）。

桃仁 9g，杏仁 9g，生薏苡仁 30g，冬瓜子 30g（打），黄芩 15g，赤芍 15g，马齿苋 30g，败酱草 30g。

［**方解**］桃仁、杏仁，开利肺与大肠之气血；生薏苡仁、冬瓜子、黄芩，入肺与大肠而燥湿清热；赤芍行血则便脓自愈；马齿苋、败酱草，清大肠之热而解毒。

［**加减法**］寒象明显，腹有痛感，可加肉桂 2.5g，取其厚肠止泻，特别病久者宜之。

［**按**］经过多年反复使用，本方已作为笔者在临床经常使用的"抓主症"之方。凡便垢而不爽者，率先用此，效果良好。

［**病例**］

（1）芦某，女，50 岁。频发便垢不爽，已逾 10 年，腹不甚痛，食纳如常。近年以来，发作频度增加，腹痛加甚，便中时有脓血，经医院结肠镜检查，发现结肠部水肿充血，下端有溃疡。舌苔白腻而厚，脉弦。根据其湿滞肠道现象，投用清利肠道方，服药 10 余剂，便垢脓血均除，便即通畅，观察半年，病未复发。

（2）张某，男，32 岁。1992 年 8 月 17 日初诊。主诉：慢性腹泻 10 余年，阵发腹痛、腹泻，便中有黏液，里急后重，痛时即有便意，每日解 1~5 次。急躁气恼常为腹痛诱因，纳可眠差，有急性菌痢史。舌苔微黄，脉细。

中医辨证：肠道湿热。治宜清利肠道。

西医诊断：慢性结肠炎。

处方：黄芩 15g，赤芍 30g，牡丹皮 15g，桃仁 12g，生薏苡仁 30g，冬瓜子 30g，马齿苋 30g，败酱草 30g，木香 6g，川黄连 6g，肉桂 1g。

二诊：1992 年 8 月 24 日。症状明显好转，腹痛腹泻均减，便无黏液，里急后重感消失，舌红苔少，脉细。原方加杏仁 10g 以润肺通肠。

三诊：1992 年 8 月 31 日。腹痛消失，每日解溏便 2 次，有下坠感，腹部自觉较以前宽松舒适。舌红苔少，脉细。在方中加煅牡蛎 30g，鸡冠花 15g 以涩肠止泻。

四诊：1992 年 9 月 7 日。症状基本消失，便溏且爽，舌脉同前，仍以原方巩固。

附　论清理肠道方

清理肠道方是笔者通过多年临床使用而制定的一张经验方。

[组成] 黄芩（条芩）15g，赤芍 15g，白芍 15g，牡丹皮 10g，桃仁 10g，生薏苡仁 30g，冬瓜子 30g（打），败酱草 30g，马齿苋 30g。

[功能主治] 下利肠垢不爽，甚至便后有不尽感、后重感以及便前有腹痛感。在西医学中一般属于慢性结肠炎或结肠溃疡。

[组方原理与渊源] 本方的黄芩（条芩）、白芍、赤芍，取法于古方黄芩汤之遗意，以条芩是黄芩中之小者，用以清肠热、燥肠湿者为多。用条芩之寒以清肺与大肠之热，一面又以其苦以燥湿和开郁。盖下利之由，一般不离于湿，湿有寒湿与湿热之分，其中阴寒之湿，常见症为泻下甚爽，故亦称泻或泄，寓有快速之意在内，虽非"一泻千里"，但总是便稀而爽快的。这种泻在中医辨证，常属于脾湿，所谓"脾不虚不泻利"，基本上指此而言。以脾属脏属阴，主藏精微，属"藏而不泻"范畴，脏不能藏则病。这种不藏精微，是阴盛阳微，阳虚不摄所造成的，故常为脾阳虚或寒湿内盛所成。其中暴泻者多属脾虚，而久泻有时则影响人体根本之阳，亦称元阳或肾阳。不论它是脾阳虚或肾阳虚，总是阳虚或因阳虚而招致的阴寒内盛，不属用清法以去热的范畴。本方既用黄芩（条芩）清热，则其湿无疑是属于湿热。下利肠垢不爽，是湿热积滞的一大主症，在肠垢本身，足以说明是属于肠道湿热所化生的一种病理产物。其便时的不爽感，则更能说明其病非阳气虚的不藏，而是属于湿热滞而不泻。不泻之证，如以脏腑分证，其本身即属于腑证、实证为多，因腑主泻而不藏之故。此证形成腑实不泻的原因，归根究底则应归入湿郁热蒸的湿热积滞范畴。黄芩（条芩）的作用，既能以苦燥湿，又能以寒清热；既能清肺以解大肠之热，又能燥湿以去大肠之滞。故方中选用条芩还是比较合适的。

赤芍、白芍古代总称芍药，其作用以和血敛阴，舒挛定痛为主。一般赤芍的作用偏于行血、祛恶血和凉血的一方面；而白芍则能寓养血于活血行气之中。二者同用，对于瘀停气滞而出现之炎症肿痛有一定的作用。本方用以治结肠炎症而出现的热象与痛证，特别是"行血则便脓（包括肠垢样物）自愈"，有现实的意义。

方中的牡丹皮、桃仁、生薏苡仁、冬瓜子，系取《金匮要略》的大黄牡丹皮汤之意，该汤是古来治肠痈的主要方剂之一，它用牡丹皮凉血以退血中伏热，且兼有理血活血之用，能消肿痈炎症。桃仁、生薏苡仁、冬瓜子，开利肺与大肠，行瘀血以除化脓之源，排脓毒以除痈脓之害，故治肺与大肠之瘀结或化脓病中，常以此数药为主。此外，治肺痈之咳喘、胸痛、吐脓血的常用方《千金》苇茎汤中，亦以此数味为主。如以脏腑关系，脏实则治腑之理论言之，则此数药均以治大肠之炎症由瘀停热结而化脓者为主，本病乃病在大肠之炎症肿痛及部分带疮面之溃疡，与肠痈、肺痈，意有近似之处，故笔者移来用之。

败酱草一药，最早亦见于《金匮要略》治肠痈之薏苡附子败酱散一方之中，此药解毒清热，消炎治肿，特别对大肠已成脓之肿痛，有较好的作用。移用治结肠炎症乃事之所常，理之所合，故笔者移而用之。

马齿苋亦系清热解毒之药，笔者故乡江苏民间常以此一味作汤，治疗时痢发热、便脓血之症，一般即为现代医学之细菌性痢疾，效果良好。笔者接触西医学已久，深知菌痢之成，乃痢疾杆菌腐蚀肠壁，使肠道生炎症，化脓流血，因而引起了结肠之炎症。虽病非一源，而流有互通之处，如肠垢之结滞不爽，甚至发生后重感，亦与时痢之便脓血里急后重意有可通，但轻重缓急之程度不同而已，如以结肠溃疡而论，则此证尤多为病菌痢之后遗者，扶摇之鹏实即北海之鲲的化身，河淮江汉，不过同其源而异其流耳。故即以此移治。

总之，本方的形成是酌古证今的结果，它既有继承古籍遗产的一面，又有接受现代新知，包括西医学、生物知识与民间单方等在内。拳石之堆，虽不足以名山，而细流之积，则大可成为行潦，故笔者常以此作为冷芳而自赏。

临床效果：本方未制定以前，笔者接受家传父授，治大便肠垢不爽，常以积实导滞、木香槟榔等方为主，针对其不通之"通"，而实行"通因通用"，实亦无可非议。经治而愈者，当亦不乏其人。唯此二方通肠导滞，常因腹痛便频，使病人出现困乏不支等副作用，且效果并不很理想，有的积年累月，徒劳无功。而本方经使用后，不但不见任何副作用，且疗效提高甚多，虽不能尽愈诸病，但估计治愈率总在十之七八以上。

［病例］谷某，男，33岁，邮电工作人员。

病右胁痛2年，按之甚，值京地肝炎病人多所出现，该病人经多处大医院检查治疗，由于谷丙转氨酶一直在600~800U/L，故从始病即按肝炎论治。转辗求医，易地皆然。病积既久，药用日多，而病人体质却不支日甚。经友人介绍，求治于笔者，时已面色虚黄，眼睑浮肿，食纳虽尚可，而肢体经常疲惫。笔者乃询及其二便情况，病人自谓：自从始病以来，小便虽经常黄浊，但痛苦不甚，唯大便日行数次，便中黏垢甚多，滞下难行，且时见有余不尽之感，并兼后重。从其主诉大便情况看，几乎全是湿滞大肠见症，但又为什么其谷丙转氨酶如此甚高，而其痛点又适在肝区以内？根据仅有的西医知识分析，单项谷丙转氨酶升高，是不足以确诊为肝炎的，此其一；其主诉症状乃一派大肠病结肠炎见症，而结肠之横者乃横在胃前，横升之交，适在右胁之下，得毋其处积有炎症，乃误以为肝，误认肝治，故乃久治不得其宜，不得其愈？神思到处，勇气倍增，乃坚决力排众议，首倡治肠为主，投以上方，令服5剂。服药既毕，病人来复诊时，自谓大便每日 1 次，条便正常，肠垢已甚少，后重与不爽感均十衰其九，肝区疼痛感，已不复存在。效不更方，续以前方 5 剂，则诸般症状一鼓消除。再去医院化验肝功，则谷丙转氨酶已下降至正常值矣。停药观察，至今已历近十载。该同志一直健康无病。

以此，即可认为前 2 年多来之肝炎诊断，纯属误诊，其痛乃系大肠湿热所引起之结肠炎所造成。而笔者所制的清理肠道方乃针对结肠炎症而设，根本非治肝病者。多年来此方是作为笔者治结肠炎下利肠垢不爽之"抓主症"方使用，见此证，用此方，方向明，决心大，效果满意。

（三）脾胃虚弱

[**常见症状**] 时泻时止，泻下有不消化食物或带肠垢脓血，惟大便时较通畅，面色萎黄，食欲不振，疲倦，食后脘闷，舌淡苔白，脉虚无力。

[**病症分析**] ①时泻时止，泻下有不消化食物或带肠垢脓血：脾胃功能，主要在于消磨及运化水谷。食物有精粗之分，一般脾胃虚弱的病人，食入不易消化之食品，即易出现腹泻，其时泻时止，则多与食物有关；泻下有不消化食物，通常与食物的粗糙不精有联系；肠垢及脓血的出现，本为湿渍肠道，破坏肠壁引起，但有虚实之分，实证其便黏而不爽；虚证则虽有肠垢，但通利甚爽，以此为别。

②面色萎黄，食欲不振，疲倦，食后脘闷：消化吸收不好，水谷精微不能充养躯体，故见面色萎黄和疲倦；胃虚不能纳谷，故食欲不振，食后脘闷。

[**治法**] 利湿补脾。

[**方药**] 参苓白术散加减。

党参 9g，白术 9g，茯苓 9g，扁豆 9g，陈皮 9g，山药 15g，炒薏苡仁 30g，炙甘草 6g，炮姜 6g。

[**方解**] 党参、炙甘草，补脾益气，以助摄纳；茯苓、白术、炒薏苡仁、扁豆、山药，健脾利湿以实大便；炮姜温脾止泻；陈皮理气和胃以健脾。

[**加减法**] 大便中有不消化食物可加焦三仙各 10g。

五、细菌性痢疾

细菌性痢疾是由痢疾杆菌引起的肠道传染病，以结肠部的黏膜溃疡、化脓性炎症为主要病变。

细菌性痢疾以腹痛、便滞、便脓血及肛门坠胀（后重）等为主要症状，同时可以见到由于毒素作用而产生的全身中毒症状；如发热、恶心、呕吐，甚至可有意识不清、抽搐、惊厥，如不及时治疗，往往最后导致四肢厥冷，面色苍白，循环衰竭而死亡。另有一部分因未能及时治疗或治疗不彻底，可变成溃疡性结肠炎。

（一）肌热下痢

［**常见症状**］下痢肠垢，白多红少，里急后重，腹痛，口渴，全身高热，舌红苔黄，脉浮数或滑数。

［**病症分析**］①下痢肠垢，白多红少：此即所谓"白痢"，辨证时属湿热在气。古有"行气则后重自除"，意多指此。

②里急后重，腹痛：这是湿热滞留在肠道，破坏肠壁则腹痛，便滞不行则里急，气滞不利则后重。

③口渴，全身高热：是湿热在肠，邪正抗争，故有里热、肌热见症。

［**治法**］解肌清肠。

［**方药**］葛根芩连汤加味。

葛根 15g，黄芩 15g，黄连 6g，生甘草 6g，木香 6g，槟榔 12g。

［**方解**］葛根解肌热，升津液；黄芩、黄连，清肠燥湿；木香、槟榔，行气破滞，以治后重；生甘草甘缓和中，协调诸药。

（二）湿热痢下脓血

［**常见症状**］腹痛，下痢脓血，里急后重，肛门灼热，舌苔黄腻，脉滑数。

［**病症分析**］①腹痛，下痢脓血：是湿热破坏肠壁以后所出现的血结化脓见症，是病及于血的见症，古有"行血则便脓自愈"，意即指此。

②肛门灼热：病由肠热、肌热所引起。

［**治法**］清泻胃肠湿热，行瘀活血。

［**方药**］芍药汤加减。

赤芍 15g，白芍 15g，黄芩 10g，黄连 6g，木香 6g，槟榔 12g，当归 10g，大黄 9g（后入），马齿苋 60g。

［**方解**］赤芍、白芍、当归，行血祛痛以除脓血；木香、槟榔，行气破滞，以治后重；黄芩、黄连，清肠燥湿以清理肠道；大黄荡积去垢而除积热；马齿苋清肠热而解毒。

［**加减法**］食滞加莱菔子 12g；白痢去当归，加神曲 10g，炮姜 6g。

［**病例**］高某某，男，48 岁。患噤口痢（食入即吐）近 1 周，高热神昏，肢体枯瘦，苔燥黄而厚，泻下物如苋汁而稠，奇臭，如动物尸体腐烂后之臭味，远在户外，即已嗅知。肛门不约，故无从计算大便次数。历投白头翁汤、香连丸等方，毫无效果，正虚邪盛，日甚一日，乃改投芍药汤加减，取"痢无止法"

之意。

方用：赤芍 30g，白芍 30g，黄芩 15g，川黄连 5g，广木香 8g，槟榔 12g，当归 9g，大黄 9g（后下），焦神曲 9g，焦山楂 9g，鲜马齿苋 60g。

服 1 剂，呕止，大便已见粪便，续用 1 剂，腹减思食，便次骤减，热退。改用成药香连丸收功。

（三）气滞下痢

[**常见症状**] 下痢脓血，黏滞不爽，里急后重，明显腹痛拒按，口中腐臭，不欲饮食，脘腹满闷，舌苔黄腻，脉滑数。

[**病症分析**] ①下痢脓血，黏滞不爽，里急后重，腹痛拒按：这是湿热破损肠壁，即见血瘀，同时又有气滞，在细菌性痢疾中基本上是共有症状。

②口中腐臭，不欲饮食，脘腹满闷：是湿滞在肠，胃肠气滞的常见症状。

[**治法**] 行气导滞。

[**方药**] 木香槟榔丸加减。

木香 6g，槟榔 15g，青皮 9g，陈皮 9g，黄连 6g，大黄 9g，香附 9g，牵牛子（黑丑）9g，枳壳 9g。

[**方解**] 木香、槟榔、青皮、陈皮、枳壳、香附，行气以除胀满后重；大黄、黄连清肠通便；牵牛子（黑丑）下水湿以除湿滞。

[**加减法**] 腹膨食不化者，加山楂、神曲各 9g；下之不通，胀满后重转甚者，可改用大承气汤加味治之。

大黄 9g（后入），芒硝 9g（分冲），枳实 9g，厚朴 9g，木香 6g，槟榔 15g，莱菔子 15g。

[**病例**] 龚某某，女，36 岁。怀孕 6 个月余，染细菌性痢疾，初不甚重，但因妊娠关系，用药倾向姑息，日惟以香连丸、白头翁汤、马齿苋等，冀图确保胎儿，不求速效。延经旬余，不惟病不见退，且腹痛日深，圊数不便，偶从肛门内流出肠垢，但其中绝少粪渣，仅有恶臭，腹胀不食，已经 2 日。苔转燥黄，脉趋沉实，经几度接诊，病人家属似亦察知医意，畏惧端在腹中胎儿，乃主动提出：但求保全母命，不惜腹内胎儿（当时病人已有子女 4 人）。笔者与老父共议，治宗"有故无殒"之意，取大剂大承气汤急下。

方用：锦纹大黄 12g（后入），玄明粉 12g（分冲），枳实 9g，厚朴 9g，广木香 8g，花槟榔 12g，莱菔子 12g。

服 1 剂，便稍通畅，腹胀减轻，续用 1 剂，腹胀痛已去十之七八，胃纳大增，大便已无脓血，但余少量便垢。宗"大毒治病，十衰其六"意旨，令其食糜粥自养，果见痊愈。足月生一男孩，母子平安。

［**按**］此病全系先父秉忠公主治，笔者侍座襄诊，参加过意见，因此类病例无多，故并录之，以存其说。

（四）热重下痢

［**常见症状**］下痢赤多白少，或下赤冻，全身高热，肛门灼热，心烦口渴，苔黄舌红，脉数。

［**病症分析**］①下痢赤多白少，或下赤冻：这是肠热动血的表现，通常由湿热损伤肠壁所致。

②全身高热，肛门灼热，心烦口渴，苔黄舌红，脉数：是肠内外的全身高热见症。

［**治法**］清肠泻热，凉血行瘀。

［**方药**］白头翁汤加味。

白头翁 15g，黄柏 9g，黄连 6g，秦皮 9g，牡丹皮 9g，赤芍 15g。

［**方解**］白头翁、秦皮、黄柏、黄连，清泻肠热，兼能燥湿；牡丹皮、赤芍凉血祛瘀，以止脓血便。

［**加减法**］腹胀后重，加木香 6g；热甚加金银花 15g；抽搐加全蝎 6g，钩藤 15g，或以紫雪丹 6g 分冲。

［**病例**］

（1）叶某某，女，32 岁。产后二三日，染痢，白多红少，后转赤痢下重，高热汗多口渴，后重肛坠，但腹不甚痛。2 日来，入夜神识昏糊，自云见异物，答非所问者亦有之。他医惊为热入血室，但柴胡剂又未敢轻投，亦有认为产后宜温者，笔者非议之。遂根据《金匮要略》治产后痢之法，用白头翁汤加味，补虚治痢，同时为用。

方用：白头翁 15g，黄连 6g，黄柏 9g，秦皮 9g，生甘草 9g，阿胶 10g（化冲），马齿苋 30g。

服 2 剂，病愈。

按：本方常用治中毒性痢疾。在中毒性痢疾中，有出现高热神昏、抽搐动风，或竟有虚脱者，均可按前外感热病治法处理。病来过急则应入医院进行抢救。

（2）患儿韩某，男性，2 岁半。据斋堂医院病情介绍记载：诊断为中毒性痢疾，高热惊厥。经用液体疗法、各种抗生素，配合氢化可的松、镇静药等，3 天来仍无效，发现患儿反应迟钝，吃奶差，精神弱，易哭闹，出现共济失调，考虑中毒性脑病，静脉滴注细胞色素 C15mg，共用 2 天，并给极化液。5 天后热退，大便日一二次，但进食困难。8 天后眼神发呆更明显，似乎失明，不能认人，不时"啊！啊！"喊叫。于是转市内某大医院，门诊以"中毒性脑病后遗症，脑脱髓鞘"收入院，当时体检如下：呼吸 28 次 / 分，脉搏 120 次 / 分，体温 37.3℃，发育正常，营养中等，表情呆滞，神志恍惚，不能坐起，不能吃奶，时发单调叫喊。瞳孔等大，对光反射迟钝，眼球活动，不能注视，睫反射消失，角膜反射消失。肝肋下 1cm，剑突下 1cm，生理反射存在，病理反射未引出。尿、便常规（－）。血常规：白细胞 11.9×10^9/L，杆状核粒细胞 2%，分叶核粒细胞 49%，淋巴细胞 45%，单核细胞 4%。心电图示窦性心律不齐及房性早搏，睡眠脑电图未见病理波。7 月 13 日，建议转中医治疗失明与痴呆。诊断为中毒性痢疾，中毒性脑病后遗症。病案记载："向家属交待病情和预后，讲明后遗症无特效治疗，诊断明确，即出院休养。"

中医门诊检查：患儿失明，瞳孔散大，对光反射消失，失语，耳聋，无意识地乱动，舌质红，指纹紫，脉象数。于是先予"凉开"，用安宫牛黄丸 2 丸，分 2 次服，以清心开窍，后因缺药，代以"清开灵"注射液肌内注射，每次 2ml，每日 2 次，共注 60ml；同时开汤药 12 剂，仿"三甲复脉汤"加味。

方用：生牡蛎 10g（先下），鳖甲 10g（先下），龟甲 10g（先下），干地黄 4g，生甘草 4g，麦冬 4g，白芍 5g，火麻仁 4g，阿胶 4 克（烊化），五味子 4g，夏枯草 5g，葛根 10g，升麻 4g，钩藤 10g。

12 剂，水煎服，日服 1 剂。

二诊：8 月 7 日。服前方 12 剂，加上同时服用安宫牛黄丸或肌内注射清开灵后，失明、失语、失聪、四肢无意识乱动等症均已消失，但睡时四肢末端仍轻度瘛疭，无意识地咬牙，时而咬人，行走仍很困难。再以前方加生鸡子黄 2 枚，分 2 次冲服，共服 8 剂，未加其他治疗。

三诊：9 月 3 日。患儿一切正常，能跑路，能言笑，嘱注意调养，不必服药。

按：中毒性痢疾，中医称疫毒痢，属温病范围，由于热毒炽盛，侵入营血，引动肝风，蒙蔽心包，故见抽搐神昏，甚则下及肾阴，使真阴真阳受损，以致出现痴呆或内闭外脱之危候。该患儿的临床表现，基本符合这一病理发展过程。初见惊厥神昏，继之神志痴呆，此乃热邪久羁，深入下焦，吸烁真阴，肾精不能上荣于脑，以致失明、失聪、失语、痴呆；肝血不能濡养于筋，则四肢不用而瘛疭。舌红无苔，脉数，皆热耗真阴之症，故予安宫牛黄与清开灵以清热开窍，三甲复脉汤与大定风珠以滋阴清热、潜阳息风。大定风珠除滋补心肾之外，还可留阴敛阳，以防虚脱之虞。加减复脉汤见于《温病条辨》下焦篇，是寓攻于补之方，治真阴耗损，虚热内生，邪少虚多之候。第十八条原文曰："痉厥神昏，舌短烦躁，手少阴证未罢者，先与牛黄、紫雪辈，开窍搜邪，再与复脉汤存阴，三甲潜阳。临证细参，勿致倒乱。"该例的治疗，即依此原则进行，予安宫牛黄等开窍搜邪，而重点在于用复脉、阿胶、鸡子黄等养阴救液，填精补血；加夏枯草、钩藤者，取其入厥阴而降，加强息风之力；加葛根、升麻者，取其入阳明而升，外驱邪热从表而散，内提脾胃之气，助精血之化源，惟有升降运转，才能加强生机，生化不息。否则一派阴柔之药，孤阳难以克化，真阴亦无从填补，必启动阴阳升降之枢机，才有救死扶危之希望。

笔者认为该病取得疗效的关键在于辨证准确，用药灵活。患儿初有高热痉厥神昏，当时舌红脉数，这是辨证的要点。处方遣药，则应师古而不泥于古。

现代西医认为中毒性脑病往往随病理改变的轻重而预后不一，后遗症能否康复也视具体情况而定。该患儿病变虽未波及生命中枢，但从临床表现看，其大脑的损害亦非轻浅，可见中药治疗对促进大脑神经细胞的修复和生长起了良好的作用。现代药理研究认为，三甲、阿胶之类富有人体细胞代谢所需的各种有机、无机营养物质，而葛根黄酮类又有改善脑循环及冠状动脉循环的作用，其余如地黄、芍药、麦冬等药也多有强心、利尿、升压或抗惊厥、抗炎、抗过敏等作用，所以重用葛根、三甲等药，且与他药配合，可能为改善大脑神经细胞的新陈代谢过程提供了良好的条件，这些虽非定论，但可以作为理解疗效的参考。

六、原虫痢

原虫痢是由溶组织阿米巴侵及肠道而生的一种以痢疾为主的消化道传染病。

本病主要临床症状为腹痛、腹泻，每日数次或十数次，可稍见里急后重，往往在右下腹有压痛，便内有黏液、脓血，呈果酱色，腐败腥臭味，便量较细菌性痢疾为多，迁延日久，可转为慢性，胃肠功能混乱，可见食欲不振，脘腹胀满，大便时溏，或见五更泻等。

（一）湿热在肠

［**常见症状**］腹痛腹泻，日数行至十数行，下痢脓血呈果酱色，腐败腥臭，苔腻，脉滑。

［**病症分析**］①腹痛腹泻：指下痢较爽。

②下痢脓血呈果酱色，腐败腥臭：指肠壁被腐蚀后积瘀日久，遂成脓血便。

［**治法**］泻热解毒燥湿。

［**方药**］至圣丹。

鸦胆子20粒，去壳捣碎，以龙眼肉包严（或装胶囊）吞服。

［**方解**］鸦胆子清泻肠热、燥湿解毒，能杀灭阿米巴原虫，为了避免毒性刺激胃，故用龙眼肉包吞，或取胶囊装服。

（二）脾肾阳虚

[**常见症状**] 病发较久，食欲不振，五更泄泻，中带肠垢，腹中冷痛，四肢不温，面色萎黄，舌淡，脉沉细。

[**病症分析**] 本病类同五更久泻之脾肾阳虚见证，但因病如下痢，且便中尚有肠垢未净，故治有异同之处。

[**治法**] 温肾固肠，参以杀虫。

[**方药**] 四神丸加味。

补骨脂（破故纸）9g，吴茱萸 9g，肉豆蔻 9g，五味子 9g，灶心土 120g（煎汤代水），鸦胆子仁 10 粒（用龙眼肉或胶囊包装，药汁送服）。

[**方解**] 四神丸加灶心土以温涩大便；鸦胆子仁杀阿米巴原虫，泻肠热，燥湿解毒。

（三）虚寒久痢

[**常见症状**] 久痢不止，滑脱不禁，或见脱肛，面色萎黄，精神倦怠，舌淡，脉沉细。

[**病症分析**] ①久痢不止，滑脱不禁，或见脱肛：这是久痢正虚，阳气衰微，不能固藏之见症。

②面色萎黄，精神倦怠：这是病久气虚见症。

[**治法**] 温涩固脱。

[**方药**] 真人养脏汤加减（方见慢性肠炎中久泻滑脱）。

[**病例**] 殷某某，男，42 岁。患久痢便脓血有 10 余年，渐转腹皮膨大，大便滑脱不禁，经某地血吸虫病防治站检查，发现为血吸虫患者，但因久病正虚，水肿、贫血等因，不能使用锑剂治疗。特不远百里，渡江求医，先服中药治疗。根据其久病痢疾，邪少虚多的现实，投用真人养脏汤加味，以温涩固脱。

方用：诃子肉 10g，炙罂粟壳 10g，肉豆蔻 10g，肉桂 3g，当归 10g，广木香 3g，焦白术 10g，神曲拌炒党参各 10g，炙甘草 10g，炒白芍 10g，灶心土 120g（煎汤代水）。

服 5 剂，痢止，食量增加，水肿消退，体力增加。续用上方半月左右，再去血吸虫病防治站检查，即被收容入院，在治疗期间，经过良好，不但如期出院，并且神采焕发，胜似未病以前。

（四）久痢肺伤

[**常见症状**] 痢延日久，体虚羸瘦，滑脱不禁，或见脱肛，潮热咳喘，气急声嘶，脉数无力，舌光滑少苔。

［**病症分析**］①痢延日久，体虚羸瘦，滑脱不禁，或见脱肛：这是病久气虚不摄的见症。

②潮热咳喘，气怠声嘶：这是病实转虚，由大肠腑病而及于肺脏。

［**治法**］肺与大肠同治。

［**方药**］猪肺薏苡仁汤。

鲜猪肺 1 具、生薏苡仁 120g（用法：先将鲜猪肺洗净，然后将生薏苡仁从气管纳入肺中，入水煮熟，连汤带肺依量服之，服毕为度，每日 1 剂）。

［**方解**］鲜猪肺以肺补肺，补肺与大肠之虚，即腑虚治脏之意；生薏苡仁清补肺气，理湿利肠。二者相合，共奏补肺治肠之效。

［**病例**］蒋某某，男，34 岁。患赤痢后，经年不愈，渐转潮热咳喘，气怠声嘶，形销骨立。邻里咸惊为痨瘵病。但其病起于痢而痢之余症未罢，症转痢下清稀、不禁及脱肛等气虚不摄见症。通肠导滞，师老无功，且正气既虚，不容再下，经老父医治，乃取民间验方猪肺薏苡仁汤，通过补肺以补大肠，实即腑虚治脏之意。

薏苡仁 120g，鲜猪肺 1 具（洗净）（用法：先将鲜猪肺洗净，然后将薏苡仁从气管纳入肺中，入水煮熟，连汤带肺依量服之，服毕为度，每日 1 剂。不用盐同煮，但食时可蘸酱油）。连服半月，痢止喘平，潮热尽退，1 个月左右，恢复健康。

按：此例病人由先父秉忠公主治，笔者在学医时，得其言传，遇类此病人亦常使用，效果较为满意。不过经笔者治疗的患者，皆不若此例之深重，故将家传之病例取用，以资说明疗效。蒋姓病人方于年前因脑溢血病故于上海，生前曾向笔者介绍此病甚详，故民间验方不容忽视，旧有"三钱秘方，气死名医"之谚，笔者深然之。盖实践出真知也。

七、便秘

大便干燥坚硬，排出困难，称为便秘。便秘包括范围较广，举凡内伤、外感的多种病变，都可以有便秘的发生，不过病中如果不是以便秘为主，而是由其他病证的影响所造成者，则一般不作便秘论。故本文所讨论的范围，将局限在其他见症不明显而以便秘为主者，即西医所称之"习惯性便秘"。

本病在中医一般认为由水不润肠引起，分虚实二途，实证多由气火内盛，吸灼肠津，因而导致大便不能润滑下行；虚证则端由津血不足，造成无水舟停，而致大便不通，辨证分型如下。

（一）肠实便秘

［**常见症状**］便秘，腹中结滞不舒，病中能食，但连日不便则食欲不振，有

时便后腹痛，舌红少苔，脉实有力。

　　[病症分析]①便秘，腹中结滞不舒：大便不行，有两种情况可以发生。第一种是胃肠素弱，吃东西本来很少，特别是胃阴久虚的病人，根本就缺乏食欲，食少阴虚，造成的便秘是属虚证的。第二种是病中能食，但又连日不便，此种便秘，是属"邪气盛则实"的范畴，本病即为此类。二者都可以出现腹中结滞不舒的感觉，但一虚一实，必须分辨。

　　②病中能食，但连日不便则食欲不振，有时便后腹痛：能食不便，多实证，连日不便则食欲不振，是由于大便不通，则胃浊不能下降，胃口不开，则食欲不振；燥屎结在肠内日久，吸灼真阴，无水舟停，肠壁被燥屎所伤，便下后则见腹痛。

　　[治法]润肠通便。

　　[方药]润肠通便方（自制）。

　　火麻仁 12g，川大黄 9g（后入），郁李仁 9g，桃仁 12g，冬瓜子 30g（打），生薏苡仁 30g，油当归 15g，炒决明子 30g。

　　[方解]火麻仁、郁李仁、炒决明子，润肠通便；油当归、桃仁，理血润肠；生薏苡仁、冬瓜子，开利肺气以通大肠，川大黄苦寒泻热，泻下通便，荡涤胃肠积滞。

　　[加减法]睡眠不实，多梦者，加更衣丸（芦荟，朱砂）3g，一次吞服，脉虚者去大黄。

　　[病例]李某某，男，40岁。患习惯性便秘5年，便畅行则纳食旺盛，便不行则食欲骤减，经常使用牛黄上清丸、牛黄解毒丸缓通大便。近1年来，大便干结特甚，常四五天一行，且粗大逾恒，便后即感脐旁腹痛，半小时后始缓，颇以为苦。屡经西药治疗，疗效均不满意，故改中医诊治。经诊断舌红苔少，脉实有力。乃诊为肠实便秘，投用润肠通便方，服7剂，大便保持畅通而软，便后之腹痛遂去。续用10剂停药，大便能保持每日1次，稍干。继用炒决明子30g，每日1剂，冲汤代茶，服2个月，大便一直正常，数年未复发。

（二）血枯气少便秘

　　[常见症状]便秘，少气懒言，面色暗滞，体趋羸瘦，心悸头眩，或见于失血以后，或为老年体弱者见之，脉虚苔少。

　　[病症分析]本证所见为一派虚象，又见便秘，则显系血枯气少，津不润肠引起。

　　[治法]养血润肠。

　　生地黄 12g，白芍 15g，黑芝麻 9g（捣），松子仁 9g，油当归 15g，川芎 9g，柏子仁 9g，肉苁蓉 9g，枸杞子 9g，升麻 9g，何首乌 30g，梨汁 30g（分冲），蜂蜜 30g（分冲）。

[**方解**] 四物汤养血以生津润肠；蜂蜜、梨汁清润肠道；升麻升清降浊，使腑浊下行；肉苁蓉、枸杞子、何首乌、柏子仁、黑芝麻、松子仁，滑润肠道而通便。

[**病例**]

（1）何某某，女，92 岁。平时无病，突然数日不便，脐旁有块状垒垒，腹中结滞不舒，舌红光绛，脉细。当诊为高年血虚，水津不能润滑肠道，投用润肠通便方（用量减半），服 2 剂，便行，腹块消失，惟体力恢复甚慢，又年余病逝。

（2）病人何某，男性，89 岁，1999 年 7 月 1 日初诊。

患者大便干燥，甚则 10 天不行，家属予服麻仁润肠丸 1 丸，老人便泻无度（家属说坐起或移动身体等均可发现大便遗于内裤上，一日无数次，有时大便为一二个干球，但排便前无感觉，为失禁状态），另外病人口干，无唾液，仅以米粥、面条为食，吃米饭等则需以水送饭。病人自己感觉舌面上像"有玻璃碴的感觉，有干刺"。唇青，舌暗红，苔白干，脉弦细。

治法：滋液润肠。

处方：郁李仁 12g，柏子仁 12g，瓜蒌子 12g，天冬 15g，生何首乌 30g，炒决明子 30g，当归 15g，枇杷叶 10g，芦根 30g，白附子 12g，党参 10g。

方解：其中，郁李仁、柏子仁、瓜蒌子润肠通便；天冬、生何首乌、炒决明子、当归清肝热，养血，通便；而枇杷叶、芦根是肺经之药，笔者取其起肺朝百脉，布散津液于周身的作用；因患者有老年性瘙痒症（因皮肤干燥而瘙痒，无皮疹者），故用白附子、党参止痒。

二诊：1999 年 7 月 8 日。家属代诉。病人排大便已可以自控，能去厕所排便，大便仍有干结如球之块状物，食纳略增。

处方：前方加天花粉 15g，以加强生津之功，且天花粉可以活血，无论活血还是生津对该病人皆有益，家属述病人未说身痒，故去白附子及党参。

三诊：1999 年 7 月 15 日。家属代诉，患者一周来排便 2 次，为干便，另外不知饥，纳食不香（食量较一诊时略增），未见舌脉及病人情况。予开胃润肠。

处方：龙胆草 2g，大黄（川军）1g，郁李仁 15g，瓜蒌子 15g，当归 15g，生何首乌 30g，天冬 15g，青皮 10g，煅牡蛎 30g，炒决明子 30g，生薏苡仁 30g，冬瓜子 30g，牡丹皮 15g。

方解：此方中龙胆草、大黄（川军）少量开胃；润肠药加青皮治便干；煅牡蛎能涩肠；牡丹皮为血分药，老年人往往需用。病人服药后大便能控，食纳有增。

按：（1）该老年人有津亏液少的基础，病人津液亏于上见口干无唾液，津液亏于下则肠燥便秘，总宜滋液生津润燥，而不要轻易用泻下法，病人服麻仁润肠丸尚出现大便较多失禁，若用泻下之品，恐怕更难接受。

（2）枇杷叶、芦根，笔者在萎缩性胃炎、糖尿病等需要滋养阴液的病人方中常用，因此推而广之，只要属于阴液不足，无论病位是在肺、在肠、在胃皆可在方中加上两味药将津液敷布周身，尤其此病人，枇杷叶、芦根上可以润肺减轻口干咽燥之症，且肺与大肠相表里，故下又利于肠燥便秘。

第一节　总　　论

黄疸是指病中出现皮肤、目睛黄染，并以此作为主症出现的疾患。产生黄疸的原因很多，但就其总的成因来说，一般都是由于肝胆瘀结，胆汁不能正常排入肠道，逆入血中而成。西医把黄疸分为阻塞性、肝细胞性和溶血性三型，包括了很多疾病，如传染性黄疸肝炎、晚期肝硬化、肝癌、胆管阻塞等。

积聚是泛指腹中肿块，或胀或痛而言，中医习惯把固定不移的叫"积"，而聚散无常的则称为"聚"。本章讲积聚则范围比较局限，重点只在两胁下的积块，也就是讲的肝、脾大。引起肝、脾大的原因很多，如慢性肝炎、早期肝硬化、疟疾、血吸虫病、肝癌、肝脓肿等皆可导致肝、脾大。

鼓胀是以腹部膨大、胀满如鼓为主要见症的疾病，其病主要因于胁下积块，瘀停气结，逐渐形成水湿不化，留渍腹中而成。约相当于西医的门脉高压症，如晚期肝硬化、血吸虫后期所造成的腹水等。

黄疸、积聚、鼓胀三者，虽各有不同的临床表现，但它们之间又有一定的联系。中医认为黄疸是由于胆汁逆入血中而引起的，而胆汁入血以后，就会造成血的停蓄不行，发为积块胀痛，是为积聚。一部分病人又可以由积聚而致的血瘀气滞进而造成水液停蓄，称为鼓胀。黄疸、积聚、鼓胀，有一部分是有密切联系的，也就是血瘀气滞与腹水形成的关系问题，从西医观点说，就是由黄疸性肝炎造成的肝大，肝硬化而致的腹水。它们之间虽有这样的联系，但又绝非必然，黄疸中有大部分都是不会构成积聚的，而积聚也并不都由黄疸造成。与此相同，积聚也不都是发展成为鼓胀，因为肝、脾大有大部分都可以不发展成为肝硬化，而且中医所讲的鼓胀也不一定是由积聚造成的。其间有若即若离的关系，须要仔细查察。

一、黄疸

黄疸是由湿热郁蒸，血热停瘀影响于肝胆，而使胆汁逆入血中，发为遍体黄染。就其致病原因，约可分为脾胃影响肝胆及肝胆自病两种。前者由湿热郁蒸而起，多由饮食不洁，或脾虚积湿所造成，而后者则多为血热或停瘀，由多种内外因素，伤害到肝藏之血所引起。中医根据黄疸的临床表现，将其概括成为阳黄、急黄、阴黄三型。一般阳黄以皮肤色黄如橘子色为特点，其产生原因，主要由于脾胃湿热郁蒸影响肝胆，使胆汁逆入血中，溢出皮肤，故其治疗首当清除湿热，祛湿常选茵陈、苍术、厚朴、半夏、茯苓、猪苓、泽泻、白术、薏苡仁、滑石、藿香、蚕沙、车前子、金钱草等，清热常用栀子、黄柏、黄芩、大黄、连翘、大青叶、柴胡、淡豆豉等。

急黄以起病急骤、黄深而有赤色为主症，主要由于热毒入血，影响肝胆，因而发为黄疸。严重的可以见到血热、失血及神昏。治疗时主以凉血祛瘀，常用药如犀角（用水牛角代替）、人工牛黄、生地黄、牡丹皮、赤芍、玄参、天冬、何首乌、赤小豆、当归、白茅根、藕节、大蓟、小蓟等。神昏则取安宫牛黄丸、至宝丹、紫雪丹等。其他如利湿退黄之茵陈，亦可适当加入，并有时因气热极盛而用三黄、栀子等。

阴黄之黄色暗晦，常如烟熏。其产生原因，多由寒湿中阻，或为阳黄日久，湿热化寒而转为寒湿，使脾阳受损，发为阴黄。故对阴黄的治疗，一般宜温化寒湿，以畅脾阳，常用药如茵陈、附子、干姜、白术、茯苓、泽泻、厚朴、草豆蔻、陈皮、半夏等。为了调整脾胃与肝胆的关系，有时柴胡、芍药、当归、郁金、丹参、川楝子等亦可参合使用。若寒湿严重，影响了脾的消化，还可加入山楂、麦芽、神曲、莱菔子、鸡内金等。

二、积聚

胁下积块，主要由于气滞血瘀而成，其病属肝，为肝之经络所过之地。有因黄疸久病不愈而引起，亦有蛊毒、纵酒或胁痛病久入络而生者。其病多始于血瘀而见积块，甚者可定痛不移，继即在胃脘胸胁之部经常出现闷胀之感，为此本病又有偏于气和偏于血之不同。积之既久，则块坚而不易消散，必须结合软坚消积之品用之。一般理血行瘀，常用丹参、赤芍、牡丹皮、当归、郁金、姜黄、桃仁、红花、延胡索（玄胡）、三棱、莪术、五灵脂等；而疏肝理气则常用柴胡、青皮、枳壳、香附、川楝子、乌药、厚朴、木香、陈皮、砂仁等；化瘀软坚，则常用鳖甲、牡蛎、瓦楞子、土鳖虫（䗪虫）、水蛭、虻虫、海浮石、干漆、蛴螬、蜣螂等。在这些药里面，可以参合一些治痰湿和补正气的药一起用，因邪盛则正虚，血瘀气滞则痰湿不行。

三、鼓胀

鼓胀的产生，总不离血瘀、气滞与水停这三方面的因素。从表面看是"无水不成鼓"，应该以水为主，但实际上水之所以能停在腹腔，又端由血瘀、气滞而引起。中医在习惯上有水鼓、气鼓和血鼓之分，而实质上三者是互有联系的，不可分割，仅是程度上的轻重不同而已。治疗之法：治气活血，均可同于治积聚用药；治水治湿，则须加重利气行水，特别是开肺气、利三焦（水和气的通路）之药，如桔梗、紫菀、枇杷叶、椒目、葶苈子、大腹皮、槟榔、茯苓、泽泻、车前子、防己、陈葫芦、土狗、蟋蟀等，均宜相机取用。至于二丑、大戟、芫花、甘遂等烈毒药物，则一般不宜轻易使用，因药力过猛，易损正气，用则反增他变。如不得已而用之，亦基本上是配合参、芪、术、枣等，补正祛邪同时为用，或先补后攻、先攻后补相互交替使用；单纯用攻，或一意滋补，都不是治鼓胀的可靠治疗法则。

第二节 各 论

病毒性肝炎是由肝炎病毒引起的一种消化道传染病。本病一般可分为甲型肝炎（即传染性肝炎或短潜伏期肝炎）和乙型肝炎（即同种血清性肝炎或长潜伏期肝炎）两种。根据黄疸之有无，又分为黄疸型和无黄疸型两种，中医习惯把黄疸型肝炎称为黄疸，而无黄疸型则散见于胁痛、积聚等病中。现根据临床常见病型，简述于下。

一、黄疸型肝炎

黄疸型肝炎，总的说是由湿热引起，湿郁热蒸，不得泄越，胆汁外溢，泛溢周身，遂成黄疸。故欲治黄疸，必先治湿热，有湿重与热重之分。

（一）热重于湿

[**常见症状**] 身目黄色鲜明，发热口渴，小便短赤，大便干结，苔黄腻，脉弦数，心中烦热，嘈杂，或见烧心吐酸，如啖蒜状。

[**病例分析**]

①身目黄色鲜明：是阳黄见症。黄疸初起，正气未虚，多见此证。

②发热口渴，小便短赤，大便干结，心中烦热：这是实热之证。

③嘈杂，或见烧心吐酸，如唉蒜状：是由肝经郁热而致的胃酸过多引起。

[治法] 泻热利湿。

[方药] 茵陈蒿汤加味。

茵陈 30g，栀子 9g，黄柏 15g，大黄 9g，大青叶 30g，川金钱草 60g。

[方解] 茵陈、川金钱草，利湿退黄；栀子、黄柏，清热燥湿；大黄泻郁热；大青叶清热解毒。

[加减法] 心烦加淡豆豉 9g；大便不通加芒硝 9g（分冲）；寒热口苦加柴胡 9g，黄芩 9g，半夏 9g；胁痛甚者加郁金 9g，赤芍 20 克；烧心吐酸或嘈杂者，加煅瓦楞子 30g。

[按] 此笔者"抓主症"之方，见阳黄初起，大便干燥者即用此方，退黄效果甚好。

[病例] 印某某，男，46 岁。脘闷、心烦、嘈杂 3 天，肠鸣便泻。便色浅淡，3 日后出现黄疸，检尿三胆均高，肝在胁下 1 指，丙氨酸氨基转移酶 365U/L，黄疸指数 50μmol 以上，并见溶血。临床症状：面色金黄，目珠黄染，尿黄如柏汁，周身奇痒，嗳腐吞酸，烧心嘈杂，食欲甚差，肠鸣便滞，苔中黄腻，脉弦略数。当根据全身症状确定病属热重于湿之阳黄，投用茵陈蒿汤加味。

方用：茵陈 30g，栀子 12g，黄柏 15g，熟大黄（熟军）6g，广郁金 10g，川金钱草 60g，赤小豆 30g，煅瓦楞子 30g。

服 5 剂，尿黄渐退，肤黄亦轻，目珠仍黄，吞酸、嘈杂均基本消失，便色转深、成形。续用本方 10 剂左右，查黄疸指数已退至 12μmol，丙氨酸氨基转移酶 210U/L。继服中药治疗。宗前方为主，服药 30 剂，肝功恢复正常，黄疸指数亦在正常范围，遂停服中药，改用西药维生素及肝精等保肝疗法，观察 4 个月即恢复上班。

（二）湿重于热

[常见症状] 身目俱黄，头重身困，胸脘痞满，腹胀便溏，食欲减退，苔黄腻，脉濡。

[病症分析] ①身目俱黄，头重身困，胸脘痞满，腹胀便溏：湿郁热蒸，故身面俱黄，其湿甚者黄色较浅，而热甚者其黄则深。本证为湿甚，其黄色应较浅淡；湿困肌肉，故头重身困，湿困脾胃，故胸脘痞满（胃），腹胀便溏（脾）。

②食欲减退，亦由湿邪困胃引起。

[治法] 利湿退黄。

[方药] 茵陈五苓散加减。

茵陈 30g，茯苓 15g，猪苓 9g，白术 9g，泽泻 15g，川金钱草 60g，藿香 9g。

［**方解**］茵陈、川金钱草，利湿退黄；猪苓、茯苓、泽泻，利湿使从小便去之；白术健脾燥湿；藿香化湿和中。总使黄随湿去。

［**加减法**］胃口不开，加龙胆 1.5g，大黄 1g，以健胃燥湿。

［**病例**］毕某某，女，43 岁。病人身体素弱，染黄疸后食纳更少，面色暗黄，目珠黄染，肠鸣，大便稀溏，苔黄腻，脉细无力。检查肝功不正常，黄疸指数高出常值，尿三胆（尿胆红素、尿胆原、尿胆素）阳性。投以茵陈五苓散加减。

方用：茵陈 15g，白术 9g，泽泻 9g，茯苓 12g，桂枝 5g，熟大黄（熟军）3g，栀子 6g，黄柏 9g，焦三仙各 6g，藿香 6g，炮姜 3g。

服 3 剂，尿色加深，知为黄疸将退，续用 3 剂，身体、两目之黄渐减，食欲渐增，又服 20 余剂，黄色消退，肝功正常。

（三）寒湿阴黄

本病多由传染性黄疸型肝炎迁延而成，或素体阳虚，阴寒内盛，感受肝炎病毒而致。

［**常见症状**］皮肤黄染晦暗，如烟熏或如尘土，精神倦怠，食欲不振，脘腹胀满，大便溏薄，四肢清凉，苔黄腻，脉迟沉细。

［**病症分析**］①皮肤黄染晦暗，如烟熏或如尘土：这是寒湿阴黄的特征之一。

②精神倦怠，食欲不振，脘腹胀满，大便溏薄，四肢清凉：均为脾胃阳虚引起的症状。

［**治法**］温化寒湿。

［**方药**］茵陈姜附汤加味。

茵陈 30g，干姜 6g，熟附子（熟附片）9g，白术 9g，茯苓 12g，泽泻 12g，焦三仙各 9g，熟薏苡仁 30g。

［**方解**］茵陈利湿退黄；干姜、熟附子（熟附片），温中以祛寒湿；白术、茯苓、熟薏苡仁、泽泻，健脾利湿；焦三仙消食助运。

［**加减法**］腹胀满加厚朴 9g，草豆蔻 6g；食纳差加藿香 9g；便溏改干姜为炮姜。

（四）肝脾不和

［**常见症状**］身目俱黄，胸胁胀满，肝区隐痛，噫气太息，不欲饮食，肢体困倦，大便燥溏不时，脉弦，苔白。

［**病症分析**］①身目俱黄，胸胁胀满，肝区隐痛：前言湿热发黄，其病主在脾胃，今见胸胁胀满，肝区隐痛，是病不主在脾胃而在肝，因肝主藏血，胆附着于肝，肝胆郁热，胆汁外溢，而发为黄。

②噫气太息，不欲饮食，肢体困倦，大便燥溏不时：是肝病影响及脾，而致脾胃升降失调，运化无权所致。

［**治法**］疏肝理血。

［**方药**］逍遥散加减。

柴胡 9g，当归 9g，赤芍 15g，白术 9g，茯苓 9g，茵陈 30g，郁金 9g，薄荷 3g。

［**方解**］柴胡疏肝理气；郁金理血治肝疼；赤芍、当归，养肝理血；茵陈利湿退黄；白术、茯苓，健脾利湿；薄荷解郁达肝。

［**加减法**］苔腻加藿香 9g；食欲差加龙胆草 1.5g，大黄 1g；消化不良加神曲 10g，鸡内金 9g；胁下积块加丹参 15g，莪术 9g；恶心呕吐加半夏 9g，橘皮 9g。

二、无黄疸型肝炎

无黄疸型肝炎主要由于肝病后气血瘀滞所造成。

（一）肝络瘀阻

［**常见症状**］右胁下块痛拒按，多梦失眠，头胀昏晕，心烦口苦，肢冷掌烫，舌青苔少，脉弦。

［**病症分析**］①右胁下块痛拒按：这是瘀血停积于肝，不通则痛。

②多梦失眠，头胀昏晕，心烦口苦：是血瘀引起肝气郁滞，气火内燔。扰于心则多梦失眠、心烦；循肝的经脉上逆则头胀昏晕；引动胆气上逆则口苦。

③肢冷掌烫，舌青：常为血瘀阳气内郁，不能布达四末的"阳厥"证。

［**治法**］疏肝理血。

［**方药**］血府逐瘀汤加减。

柴胡 9g，枳壳 9g，赤芍 15g，甘草 9g，当归 15g，川芎 9g，地龙 9g，郁金 9g，桔梗 9g，牛膝 9g，红花 9g。

［**方解**］柴胡、枳壳，疏肝理气，气行则血自行；郁金、赤芍、当归、川芎、红花，活血以治肝疼；牛膝活血，引药下行；桔梗载药上浮，行上下分消；地龙搜剔久瘀，舒挛定痛；甘草调和诸药。

［**加减法**］久痛加土鳖虫（䗪虫）9g；痛甚加丹参 15g，延胡索 9g，川楝子 12g。

［**病例**］杨某某，男，52 岁。肝炎 10 年有余，虽经中西医多方医治，但肝功一直不正常，肝区痛麻，下午腹胀，迄未改善，来京后经他医医治，肝功有所改善，惟阵发性心烦、肢冷掌烫及肝区疼麻始终不减，睡差，面色晦暗，舌红苔微黄，脉涩细。经诊为气血郁滞，造成阳厥，故以血府逐瘀汤逐瘀疏肝为治。

方用：柴胡 9g，枳壳 9g，赤芍 15g，甘草 9g，当归 15g，川芎 9g，桃仁 9g，红花 9g，广郁金 9g，川楝子 12g，生牡蛎 30g（先煎），地龙 15g，土鳖虫（䗪虫）9g。

服 5 剂，心烦肢冷有所改善，10 剂后肝区疼麻已见减轻，守原方进退，约 50 剂，诸症悉平，肝功正常，回原籍休息。

（二）肝郁脾虚

[**常见症状**] 胁腹胀满，食后尤甚，食欲差，恶心欲吐，大便溏薄，肢体困倦，苔白，脉弦细。

[**病症分析**] ①胁腹胀满：是肝气被郁，疏泄失职的表现。

②食后尤甚，食欲差，恶心欲吐：是肝郁以后，横干于胃，胃主纳谷，胃被伤则纳谷的功能见差，故食后腹满甚，食欲差，胃气不降则恶心欲吐。

③大便溏薄，肢体困倦：脾主运化，脾受肝的影响，则运化功能失职，故见大便溏薄；脾主四肢及肌肉，故脾虚而见肢体困倦。

脾胃症状，本文统一称为脾虚，是因脾胃相表里，脾虚即可包括胃虚在内，这是由中医以五脏为中心的传统习惯所决定的。

[**治法**] 疏肝健脾。

[**方药**] 逍遥散加减。

柴胡 9g，当归 15g，白芍 15g，白术 9g，茯苓 9g，香附 9g，川楝子 9g。

[**方解**] 柴胡、香附、川楝子，疏肝理气；当归、白芍，活血养肝；白术、茯苓，健脾利湿以治腹泻。

[**加减法**] 腹泻重者加炮姜 9g，焦三仙各 9g。

（三）肝郁气滞

[**常见症状**] 两胁胀痛，嗳噫不舒，纳少腹膨，多梦少睡，脉细苔白。

[**病症分析**] ①两胁胀痛，嗳噫不舒，纳少腹膨：是肝郁横干脾胃的结果。

②多梦少睡：胃不和则卧不安，胃受肝扰，故多梦少眠。

[**治法**] 疏肝解郁。

[**方药**] 柴胡疏肝散加减。

柴胡 9g，枳壳 9g，川芎 6g，香附 9g，赤芍 15g，紫苏叶 9g，半夏 9g，竹茹 9g。

方解及加减法均详见"胁痛"。

三、阻塞性黄疸

阻塞性黄疸是由各种原因引起的胆道系统梗阻所致。临床最常见的病症为胆结石、胆囊炎等。中医认为本病由肝胆疏泄失职所致，故治疗时主用疏肝利胆之法，目的是使胆汁畅流，其余则常放在次要地位考虑。

［**常见症状**］身目俱黄，右胁胀痛拒按，上引肩背，脘腹胀满，大便干结，苔黄腻，脉弦数。

［**病症分析**］①身目俱黄，右胁胀痛拒按，上引肩背：胆有贮藏胆汁和排泄胆汁、帮助消化的作用，胆病则胆汁逆入肝所藏的血中，随心脉周历全身，故见身目俱黄；胆附于肝，故其部位亦在右胁，其不同于肝痛者，则以胆病之痛，常上引右肩背，具体原因待研究。

②脘腹胀满，大便干结：是肝胆湿热，停结胃肠，因而造成。这也是肝胆与脾胃的关系所造成的，干于脾则便泻，干于胃肠则大便闭结不通。

［**治法**］疏肝利胆。

［**方药**］大柴胡汤加减。

柴胡15g，赤芍15g，黄芩15g，半夏9g，枳壳9g，大黄9g（后下），茵陈30g，郁金9g，川金钱草60g，蒲公英30g，瓜蒌30g。

［**方解**］本方用大柴胡汤清肝胆之郁阻；茵陈、郁金、川金钱草利湿开郁退黄；蒲公英清热解毒；瓜蒌除痰利便。

［**加减法**］胆石加鸡内金9g，芒硝9g，以消坚化石；胆道感染加五味子9g，山豆根10g，以解毒；胆囊炎加生牡蛎30g，以软坚消肿。

［**按**］本方经过多年临床使用，目前已成为笔者"抓主症"的临床常用方，凡胆道疾病，如胆囊炎、胆结石、胆道感染等病，悉以本方为主进行治疗，效果良好。

［**病例**］

（1）某县医院外科病房，同时住急性胆囊炎待手术患者四位。均经该院确诊并都出现较重黄疸。笔者因参加农村医疗队在该院临床工作。由于用甘温除热法治一败血症继发骨髓炎高热患者取得疗效，故住院病人争先接受中医治疗，此四人亦在其中，经诊视后认为证同治同，均系肝胆湿热为病，投用上方（加生牡蛎）后，其中三例，因身体坚实，服药3~5剂，全部消除症状出院。仅有一例，因素有胃下垂之病，身体羸瘦，正气较虚，故药效稍缓，约服10剂后，临床症状消失出院。

张某某，女，46岁。患慢性胆囊炎年久，发作则便燥呕吐，不能饮食，胆囊肿如鸡卵，肉眼可见，手不可近。医药屡屡，迄未控制症状，每发须旬余始行缓解。经笔者诊后，亦认为病系肝胆湿热引起，投用上方，得大便狂泻数次，即肿退痛止，临床症状消除，以后每轻见发作，即服上方一二剂，很快解除症状。一次不慎原方遗失，病人不远三百里来此求方。

（2）唐某某，女，56岁，患胆石症准备手术，但年老体弱，且兼有严重心脏病、心衰、脚肿、行动气喘等情况，医院不敢动刀，保守治疗，症情又日趋严重。逢笔者带领西学中班实习于该院，院方请求会诊。当根据病人邪实正虚情况，贸然用攻，心有不释，继思病人住院，抢救条件较好，纵有虚脱等情，嘱医护严密观察，亦不致偾事。乃奋除恶务尽之决心，冀有病则病当之，虽峻剂可无损于正气。投用上方（加鸡内金、芒硝），服1剂，大便狂泻10余次，痛减十之七八，再服1剂，痛已解除，所有胆道症状均已消失。病人家属在倒便盆时，发现盆底有沙砾状物，倾动有声，乃持将向主管西医汇报，该医持否定态度，谓非胆石，病家又将其粪便送唐山某医院化验，结果唐山医院认为该物即系胆石，为泥砂型，此型最不利于手术，可继服中药治疗，以清余患。后乃减轻用量，服10余剂后出院，心衰问题不仅未影响治疗，且日有改善，至此，笔者益信中西医结合的伟大意义。

（3）赵某某，女，76岁。患胆结石、胆囊炎，胆道感染经常反复发作20余年。每遇胆囊炎、胆道感染发作，即输抗生素治疗缓解症状。1976年初突发高热、胁痛、呕吐、黄疸，住某中心医院外科，因不同意手术治疗，保守治疗2周后，自动出院，回到郊区农村家中，数日后请笔者治之。其症往来寒热，体温38.2℃，右胁胀痛拒按，呕吐酸苦，不食，巩膜微黄，大便干结1周未行。脉弦，苔黄腻。诊为少阳阳明合病之肝胃不和，治宜疏肝利胆、泻腑通便。治宜大柴胡汤加味。

方用：柴胡9g，黄芩9g，半夏9g，枳实9g，赤芍15g，白芍15g，川军9g（后下），煅瓦楞子30g，生牡蛎30g（先煎），茵陈30g，金钱草30g，郁金9g，竹茹9g，金银花30g，连翘15g。

服药3剂，大便已通，发热已退，胁痛、呕酸明显好转，已有食欲，能食半流质饮食。又服3剂，胁痛、呕恶、巩膜黄染悉退，精神、食欲基本恢复正常。之后每逢胆囊炎、胆道感染发作即服用此方治之，维持了9年之久。

按：此例应用大柴胡汤加味治疗一老农妇胆结石、胆囊炎、胆道反复感染，取得了很好的效果。一张处方未变一味药及剂量，坚持9年未做手术，确是一个奇迹。患者去世后，内衣口袋中装的就是这张用之有效便捷的"宝贵"处方。追溯历史从张仲景创制大柴胡汤至今二千余年，方之效力不衰，正是中医学可贵之处。凡胆系疾病均可率先使用，其效甚佳。

附一　黑疸

［常见症状］面色黧黑，目珠黄染，头昏烦躁，甚者神志不清，狂言乱语，腹胀大有水，小便色深，大便灰白，舌平滑苔中黄腻，脉沉细。

［病症分析］①面色黧黑，目珠黄染：是黑疸的主症，一般黄疸指数甚高，

病程较久。

②头昏烦躁，甚者神志不清，狂言乱语：是肝昏迷的征兆，中医认为是由瘀血引起。

③腹胀大有水：此为肝腹水，由血瘀气滞而造成的水停。

④小便色深，大便灰白：是阻塞性黄疸，胆汁受阻，不能流入十二指肠，以帮助消化，反逆流入血而为黄。其灰白色便，亦称白陶土便，是阻塞性黄疸的主症。

［治法］补气固本，软坚退黄。

［方药］软坚治疸方（自制）。

沙参 15g，麦冬 12g，柴胡 9g，半夏 9g，黄芩 12g，赤芍 15g，大黄（川军）3g（便稀者用熟大黄），枳壳 9g，川金钱草 60g，山豆根 9g，黄柏 15g，广郁金 9g，赤小豆 30g，丹参 15g，蒲公英 30g，生牡蛎 30g，土鳖虫（䗪虫）9g，栀子 9g。

［方解］本方用沙参、麦冬，两补气阴，以培其本；合大柴胡汤利胆疏肝，以退黄疸；川金钱草、广郁金，利疸退黄；山豆根、蒲公英、黄柏、栀子、赤小豆，清肝解毒；生牡蛎、丹参、土鳖虫（䗪虫），软坚活瘀，以消癥积。

［加减法］神昏加石菖蒲 9g，并加安宫牛黄丸（或至宝丹、紫雪丹）1~2 丸；便实加芒硝 6g（分冲）以软坚利胆。

［病例］

（1）郝某某，男，56 岁。因急性黄疸住院。经检查待除外壶腹部或胆总管占位性病变。外科动员剖腹探查，终因家属不同意而出院。后又住另一医院，主要服中药治疗，入院检查肝功能均不正常，黄疸指数在 50μmol 以上，面色黧黑，腹胀有水，神志时明时昧，最易动怒（拒服西药），脉弦细，舌平滑，中有白黄厚腻苔，尿赤，白陶土样便。当诊断为黑疸，投用软坚治疸方（并加服至宝丹 2 丸）5 剂，神识转清，腹水消退，续用 5 剂，便色恢复正常，黄疸减轻，肤黑、目珠黄均见退。后改益气养阴、凉血解毒，约 3 个月基本痊愈出院。追访 6 年。病人一切正常，已回原单位当顾问。

（2）杨某某，男，74 岁。经医院诊断为壶腹部癌，动员出院，延笔者往诊，见病人面色暗黑，腹胀有水，食少（每餐一两），下肢肿，白陶土便，尿黄如柏汁，已卧床不起两旬余，笔者乃投以软坚治疸方（曾加服安宫牛黄丸 5 丸），前后两次出诊，共服药 40 余剂，身黄面黑已基本消退，便色转黄，尿黄转淡，每餐能食三两左右，自能下地散步 1 千米以上。

按：上面两病例，前者虽经医院初诊为癌变（超声波有大片缺损），但终未能最后确诊，迨病愈以后，则有谓重症肝炎者，亦有坚持其为癌变者，诸说纷绘，莫衷一是。而后者则虽已确诊癌变，但又因变生仓促，未竟全功。目前应该研究的是：这种中医称之为"黑疸"者，在现代医学上究竟属于何种病变，而中药治疗，又能解决的是什么问题。反正此二例均属西医所难，应不失其疗效价值。

附二　湿疸

［常见症状］形体肥胖，困倦头昏，肝区痛，腹胀满，便溏，甚则肢体水肿，腹腔有水，皮肤淡黄，脉细无力，舌苔白黄厚腻，病人多有肝炎史。

［病症分析］①形体肥胖，困倦头昏：肥人多湿，湿困于肌肉则困倦，浊阴不降，清阳不升则头昏。

②肝区痛：湿郁气滞，络脉失和，不通则痛。

③腹胀满，便溏，甚则肢体水肿，腹腔有水，皮肤淡黄：均为水湿内停所造成。

［治法］健脾燥湿。

［方药］泽泻燥湿汤（自制）。

泽泻 30g，白术 12g，薏苡仁 30g，赤苓 15g，草薢 15g，黄柏 5g，苍术 12g，木通 9g，车前子 12g，川楝子 12g，广郁金 9g，丹参 15g，冬瓜皮 30g，山楂片 30g，茵陈 30g，延胡索 9g。

［方解］泽泻、白术、薏苡仁、赤苓、苍术、茵陈，健脾利湿；草薢、黄柏、木通、车前子、冬瓜皮，燥湿利水；延胡索、丹参、广郁金，理血除肝痛；川楝子泻肝开气闭；山楂片助运化又能消脂。

［病例］巴某某，男，52 岁。平素身体健实，10 余年来，身躯精神饱受折磨。遂致形体日丰，渐见水肿，身痛且沉，两胁钝痛，日久遂生腹水，腹大如箕。曾在某地区医院放出腹水一大盆，被诊断为脂肪肝腹水、风湿性关节炎，而转来北京医治。由于病人"恐癌"心理，来京后先在某医院肿瘤组观察治疗，以后证实，排除癌变，乃改中医治疗。初诊时腹皮膨大，周身水肿，面目淡黄，自谓全身疼痛明显，除两胁经常疼痛外，遍身关节均剧疼烦，舌质偏红，苔白黄厚腻，脉细而弦，小便短少，气短、急行则喘。上楼梯甚感困难。当诊断为水湿困脾，脾虚水泛，投用泽泻燥湿汤，因有风湿身痛，故加用了老鹳草 15g，豨莶草 15g。前后服药 40 剂左右，病人自觉身痛与胁痛均甚轻微，头昏困倦明显减退，尿多，身肿腹水均消（经医院复查已无腹水，腹围减少 12cm），气短喘满皆退。由于临床症状基本消除，病人又急于回原籍料理事务，故乃返回原单位休养。2 年后来京公干，据云身体一直甚好。

按：脂肪肝一病，病后多体肥而困倦，甚或水肿及腹水，在中医一般诊为湿病，由脾虚引起。健脾燥湿对改善症状效果较好，在改善症状后才有可能从量变到质变，以改变其肝细胞脂肪沉着的病理变化。故对本病治疗，利在缓图；攻坚破结，不可轻用，必须别于其他肝病。

附三　黄汗

[常见症状] 皮肤目珠黄染，身痛，恶风自汗，汗出色黄，染衣被如柏汁，脉缓，苔白。

[病症分析] ①本病脉缓，身痛，恶风自汗：悉如前寒在太阳病中的表虚证，但其汗出色黄，则又与太阳病表虚证有异。

②皮肤目珠黄染：当有湿热。

[治法] 益卫祛湿。

[方药] 黄芪桂枝五物汤加味。

黄芪15g，桂枝9g，茵陈30g，白芍15g，生姜6g，大枣5枚。

[方解] 黄芪桂枝五物汤治表虚身痛，加茵陈以利湿退黄。

[病例] 印某某，女，51岁。夏月纳凉，似觉太过，于是有恶风之感，随之自觉身痛，汗出成阵，以干毛巾拭之，发现汗为黄色。续视白衣，又发现衣服黄染如柏汁，所睡过的被单、枕巾亦均黄染。自知其病不同于寻常的伤风感冒，乃急延笔者诊治，当根据其自汗恶风、脉缓、身痛等情况，投用《金匮要略》黄芪桂枝五物汤，因其有身重及黄汗，乃加用茵陈30g，以利湿退黄。令服3剂，当2剂服毕，则诸症已全部消失，俟服完3剂，则已能自动下地行走，操持家务，一如平时。10余年间，未见复发。

附四　水行皮中发黄

[常见症状] 皮肤目珠淡黄，轻度水肿，胸膈胃脘之间烦满懊恼，欲得一吐方舒，沉默寡言，昏沉嗜睡，饮食减少，脉细无力，苔腻（病人多有外受雨湿史）。

[病症分析] ①皮肤目珠淡黄，轻度水肿：黄疸由湿热郁蒸而成，水肿亦由水湿困阻而致。

②胸膈胃脘之间烦满懊恼，欲得一吐方舒：胸膈与胃脘之部，积有痰湿，则烦满懊恼，一吐方舒。

③沉默寡言，昏沉嗜睡，饮食减少：是湿邪阻遏阳气的舒展，全身功能减退，动力见差，故致此等征象。

[治法] 涌吐痰湿。

[方药] 一物瓜蒂汤。

甜瓜蒂 5g。水煎服。

[方解] 瓜蒂（甜瓜蒂）能燥湿利水，又是涌吐良剂，能通过涌吐，把胸膈停痰、胃脘积湿，吐之于外。

[病例]

（1）蔡某某，女，30岁。夏日长途旅行中遇雨，衣履尽湿。步行二十里至家，才换上干衣。遂见恶风发低热，无汗。拖延2个月，始来就诊。病人面色、目珠均显淡黄，沉默寡言，如呆如痴，惟偶话"胸闷欲吐"，饮食锐减，头发脱落殆尽。舌淡苔黄薄腻，脉无力。诊为夏月伤于冷水，水行皮中，日久郁发黄疸，遂根据《金匮要略》"太阳中暍"意旨，投用一物瓜蒂汤（甜瓜蒂 5g）。服头煎后吐出黄色黏液约 500ml，但并无食物夹杂在内，服第 2 煎后，吐痰涎较第一次略少，后 2 剂服后，仍有痰涎吐出。吐后病人顿觉神爽气清，胸脘宽快，已无温温欲吐之症状，即停药。2 个月以后，患者病痊愈外出，前来告辞时，已是精神焕发，短发密茂，旧貌换新颜了。

（2）田某某，女，56岁。初秋在田间劳作，忽遇暴雨，回家后即感身寒内热，欲汗不得，2 日后一身淡黄，胸闷欲吐，不食不饥，全身水肿，嗜眠不已。其子急延笔者诊，笔者询知病人系于长夏初秋伤于冷水（暴雨）。乃水行皮中，又入内停于胸膈。对此，古人有"临病人问所便"及"病人欲吐者吐之愈"之论，故乃投用一物瓜蒂汤（甜瓜蒂 5g）。服后，病人剧吐黄色黏液，全家皆惊，以为药后有变。又急来询笔者。其实，笔者在处方时，已嘱咐病人，药后有吐，而病者头脑呆木，早已忘却，遂致造成一场虚惊。笔者宽慰病家勿惧，并嘱原方再服 1 剂。又得吐如前。过后，病人诸症若失，不数日即又下地劳动。

按：上附之证，均属无明确西医诊断者，但病属疑难，且中医治疗，效有可应，故附列于此，以供临床参考。

四、溶血性黄疸

溶血性黄疸是由于红细胞本身缺陷或血浆成分改变所引起的。中医认为此病仍为黄疸之一种，但病在营血，属血热、瘀血之发黄，故凉血、理血是治疗本病的大法。

（一）血热发黄

[常见症状] 身目淡黄，体困肢倦，心悸而烦，小便短赤，色如酱油，脉虚数，唇舌淡白，舌少苔。

[病症分析] ①体困肢倦，心悸而烦：体虚血热，故体困肢倦，心悸而烦。
②小便短赤，色如酱油，身目淡黄：红细胞大量破损，血红蛋白可由肾小球

渗出，混入尿中，有时尿色如酱油，亦称血红蛋白尿；由于红细胞大量被破坏，胆红素等滞留血中，随血流进入全身各处，故见黄疸；由于此种血热属虚热，气血皆虚，故其黄色一般较淡。

[治法] 理血退黄。

[方药] 茵陈当归赤小豆汤。

茵陈 30g，当归 15g，赤小豆 30g，连翘 9g。

[方解] 茵陈利湿退黄；当归理血；赤小豆养血兼能利湿；连翘清邪热。

[加减法] 掌烫心烦加生地黄 9g，牡丹皮 9g。

[病例] 王某某，男，7 岁。初入学不久，其家长即发现该孩面色发黄，小便暗赤如酱油，精神疲乏，懒于动作，继之目珠亦黄，但其黄色均较浅淡。故未予重视，仍促其入学不辍。病延旬日，发现病儿体力愈不支，心慌气短，虽饮食未明显减少，但贫血症状愈益加甚。乃就近去区卫生所治疗，经化验检查，确诊为溶血性黄疸，建议服中药治疗。家长延笔者出诊，根据其周身黄疸、气虚困乏、五心烦热等情况，诊为气虚血热，夹湿热而发为黄疸，投用茵陈当归赤小豆方加牡丹皮、赤芍，令服 5 剂。药入，小便颜色逐日变浅，身目黄色相因减退，1 周后复诊，则其尿色已基本正常，周身黄色亦已十去其七八。续用前方加黄芪 9g，作邪退正虚之治，又 5 剂病愈。1 个月后续学。经 2 年后笔者又去其家为他人治病，则该儿体躯健实，已读小学三年级。

（二）热入营血

[常见症状] 身目突然呈红黄色，高热烦躁，神昏谵语，衄血便血，发斑，小便赤烫，色如酱油，舌红绛，苔黄，脉数。

[病症分析] ①身目突然呈红黄色，高热烦躁，神昏谵语，衄血便血，发斑：是一派血热妄行见症，故与前温热病热入营血，有其共同之处，惟身目突然发黄，且其色甚深，发热甚高，兼有气热未罢之象。

②小便赤烫，色如酱油：这是溶血性黄疸常见之症，但非必具之症，因溶血性黄疸不都见血红蛋白尿。

[治法] 凉血祛瘀。

[方药] 犀角地黄汤加减。

犀角末 1g（冲，犀角用水牛角 30g 代），生地黄 15g，牡丹皮 9g，赤芍 15g，柴胡 9g，黄芩 15g，玄参 15g，黄连 6g，茵陈 30g，大青叶 30g。

[方解] 犀角地黄汤凉血祛瘀，加玄参生津清热；黄连泻降心火；柴胡、黄芩清泻肝胆之热，以资凉血；茵陈利湿热，退黄疸；大青叶清热解毒。

[加减法] 高热神昏，加用安宫牛黄丸、至宝丹或紫雪丹；小便短者加赤小

豆 30g；大便干结加大黄 9g，芒硝 9g。

五、脾大

脾大由多种原因造成。本文所讲，主要是以慢性感染，如疟疾、血吸虫病、黑热病等所造成的脾大为主的病变。另外，由肝硬化造成的脾大，肠伤寒发热期以及充血性心力衰竭、血液病而引起之脾大等不在本文讨论之列。

中医对脾大的认识，主要认为由瘀血造成瘀积，属癥积的范畴。因此，活血化瘀，软坚散结，在治疗上占主要地位。最常用方剂是鳖甲煎丸（《金匮要略》方）。

[组成] 鳖甲十二分，射干三分，黄芩三分，柴胡六分，鼠妇三分，干姜三分，大黄三分，芍药五分，桂枝五分，葶苈子一分，石韦三分，厚朴三分，牡丹皮三分，瞿麦二分，紫葳三分，半夏一分，人参一分，土鳖虫（䗪虫）五分，阿胶三分，蜂房四分，赤硝十二分，蜣螂六分，桃仁二分。

[方解] 鳖甲、蜣螂软坚散结；大黄、土鳖虫（䗪虫）、芍药、桃仁、赤硝（硝石）、牡丹皮、鼠妇（地虱婆）、紫葳（凌霄花），攻瘀破血；厚朴、半夏、射干、蜂房、黄芩，下气化痰，行气分结滞；石韦、瞿麦、葶苈子，利水导邪；柴胡、桂枝，调和营卫；人参、阿胶，益气养血以补正。本方攻补兼施，寒热并用，理气理血，是化瘀软坚、消癥破积的方剂。

另有鳖甲饮，可作汤剂服用。

[组成] 鳖甲 30g（先下），青皮 9g，莪术 9g，生牡蛎 30g（先下），槟榔12g，蔻仁 6g，厚朴 9g，乌梅 15g，土鳖虫（䗪虫）9g，党参 9g。

[方解] 鳖甲、生牡蛎，软坚消积；青皮、厚朴、槟榔、蔻仁，行气以行血；莪术、土鳖虫（䗪虫），行瘀化瘀；乌梅养阴；党参补气以扶正气。

[按] 上两方，均为治脾大为主的重点方剂，有一定的治疗效果，但往往疗效较慢，治疗期较长，常常需累月或积年，方见效用。有病急（如门脉高压、腹水症）不容缓治，且正气能支持外科手术治疗者，可考虑手术摘除，不一定株守中药治疗一途。

[病例] 韩某某，女性，32 岁，1999 年 7 月 8 日初诊。

患者因肝功异常及腹胀等在传染病专科医院诊治，出院时肝功正常，各型肝炎皆否定，但 B 超示：肝弥漫性病变，脂肪肝倾向，脾稍大，肋间 4.2cm，肋下1.4cm。病人舌质略暗，舌苔白腻，脉细。

笔者以疏肝散结消癥之剂调理。柴胡 10g，赤芍 30g，当归 15g，丹参 30g，生牡蛎 30g，炙鳖甲 15~30g（先煎），青皮 10g，莪术 10g，广郁金 15g，茵陈30g，青蒿 15g，佩兰 15g，玄参 15g，川贝母 10g。

以上方加减，根据病情或加入桃仁、土鳖虫（䗪虫）、水蛭等活血化瘀之品；或加入蒲公英、厚朴、白花蛇舌草、土茯苓等清热解毒之品调之。连续服药 3 个月，1999 年 10 月 11 日，病人无特殊不适，精神状态较好，且 B 超示，脂肪肝（轻度），脾大，肋间 4.3cm，肋下（－）。此后一直以上述方药加山楂片、生薏苡仁等药利湿，降脂，改善脂肪肝。至 1999 年 12 月 23 日病人自我感觉很好，纳食香，睡眠佳，无不适，复查 B 超原轻度脂肪肝，此次示肝脏正常，原脾大，肋间 4.3cm，此次脾为正常高限，肋间为 3.8cm。治疗效果满意。

六、肝硬化及腹水

肝硬化是一种慢性进行性肝病，是由各种原因引起的肝脏慢性弥漫性炎症，或广泛的肝实质变性和坏死继续发展的结果。随着病情的发展，可出现门静脉回流障碍、门脉压升高、血浆胶体渗透压减低、肝淋巴液溢出等多种因素，而形成腹水，这就是晚期肝硬化的腹水期，中医又叫鼓胀（此种腹水主要在腹，与心性、肾性等先由躯体四肢水肿而后及腹者有严格区别，故又称为单腹胀）。

中医对鼓胀病的治疗，习惯分血鼓、气鼓和水鼓三种。但血、气与水三者之间又有不可分割的关系，一般在肝炎、慢性肝炎或早期肝硬化时期，即已开始了血瘀、气滞的因素，至晚期肝硬化阶段，乃出现以腹皮鼓大为主症的鼓胀病。故对本病的治疗一般必须守治瘀血为本（肝藏血，故肝病乃先见血瘀症状，绵延变化，总不出瘀血一途，而治疗即以化瘀活血为本）。胆汁性肝硬化，在黑疸中已详细介绍。脂肪性肝硬化则多于湿疸中见之。在此，将主要介绍门脉性的肝硬化腹水。以血瘀为主之鼓是为血鼓，由血瘀而产生气滞的症状，如已腹胀大，但未见腹水者，即称气鼓；再由气滞而产生水停，即以腹水为主者，乃称为水鼓；三者之间有一部分因果关系，故治瘀活血，常常是治本之法。

（一）血鼓

[**常见症状**] 大腹鼓满，腹壁有青筋暴露，胁下癥块，坚满刺痛，手不可近，面色青暗，面、颈、胸、腹部有较多的小红点出现，唇舌青紫，或见吐衄，脉沉弦。

[**病症分析**] ①大腹鼓满，腹壁有青筋暴露：腹大有形，谓之鼓满。鼓满大致由气聚水停所造成，一般鼓之有声（一般称清音）者为气聚。鼓之成实（一般称浊音）者为水停。有水无水，可使病人移动卧位，其浊音界有移动者为水鼓，因水流下之故；如无浊音转移，即为气聚，亦称气鼓；青筋即腹壁静脉，由于门静脉回流严重障碍，则腹壁静脉怒张，中医则称为腹壁青筋暴露，多于晚期肝硬化腹水期见之。

②胁下癥块，坚满刺痛，手不可近，面色青暗：胁下癥块，其左者多为脾大，右侧则为肝大；坚满刺痛，手不可近，是瘀血成癥；面色青暗，亦常为瘀血见症。

③面、颈、胸、腹部有较多的小红点出现，或见吐衄：小红点一般称为蜘蛛痣。痣的边缘，可见微小线状外展。状如蜘蛛小腿外伸，故名。此痣亦可见于四肢，此一症状，连及吐衄在内，均是静脉高压引起。中医亦认为体内瘀血。

[治法] 活血祛瘀为主。

[方药] 膈下逐瘀汤。

赤芍 15g，当归 15g，桃仁 9g，红花 9g，丹参 15g，水蛭 9g，土鳖虫（䗪虫）9g，枳壳 9g，大腹皮 9g，大腹子 9g，柴胡 9g。

[方解] 当归、赤芍、桃仁、红花、丹参，活血行瘀；水蛭、土鳖虫（䗪虫），化久瘀，消积块；枳壳、大腹皮、大腹子，行气以行水；柴胡疏肝且引药入肝经。

[加减法] 出血加牡丹皮 9g，三七粉 3g（分冲）。

（二）气鼓

[常见症状] 胁腹胀痛较久，继发腹部胀满，不以饥饱为增减，一般晚间为重，渐变腹部膨大，击之如鼓，无移动性浊音，有两胁积块（肝脾大），舌苔一般不厚，脉弦。

[病症分析] ①胁腹胀痛较久，继发腹部胀满，不以饥饱为增减，一般晚间为重。气鼓常由肝炎（包括中毒性肝炎）继发，在肝炎期间，即以胁腹胀痛为常见症状，痛有定处，常为瘀血常规征，由血瘀而转致气滞，则可见腹部胀满，乃"气滞则胀"之意。由于此种气滞，并非出自胃肠。故其腹胀不以饥饱为增减，即食前亦有腹胀之感，其病在脏在阴。故其见症常以夜间为甚。

②渐变腹部膨大，击之如鼓，无移动性浊音，有两胁积块：气胀之始，因病情尚浅，故但胀不膨；迨积之既久，病情日深，则可以由腹胀而转为腹皮膨大；其击之如鼓，无移动性浊音，乃指其膨胀者仍为气聚，未至水停阶段，在此期间，中医一般称为"气鼓"。

③有两胁积块：此时一般都有肝肿脾大。

[治法] 化瘀软坚，开利三焦。

[方药] 化瘀通气方（自制）。

柴胡 9g，赤芍 15g，丹参 15g，当归 15g，生牡蛎 30g（先下），广郁金 9g，川楝子 12g，桃仁 9g，红花 9g，桔梗 9g，紫菀 9g，土鳖虫（䗪虫）9g。

[方解] 柴胡、当归、丹参、赤芍、广郁金、川楝子、桃仁、红花，疏肝理

血；桔梗、紫菀，开肺气、利三焦以开气道，消腹胀；生牡蛎软坚消肿；土鳖虫（䗪虫）化久瘀，消积块。

[按]此为笔者经过多年实践，并经常在临床使用的"抓主症"之方，凡病肝炎而后见腹胀为主症的，一般均率先使用此方。有时病人未发现有肝炎病史，而腹胀顽固，诸药不效者，亦可用此方治之。盖有一部分"隐性肝炎"，症状既不明显，体检又不及时，俟积之既久，则"肝性腹胀"既已形成，而检查肝功，则又可以处于正常值的范围之内，似此，则同样可以用此方，且常收可喜疗效。

[病例]

（1）罗某某，男，42岁。病人患肝炎5年，肝脾大，两胁痛，小腿沉胀，近1年来经常腹胀，腹皮日大，但无水。肝功不正常，饮食对腹胀基本不发生影响，已5个月余不能上班，小有劳倦，则腹胀更甚，有时不能睡卧。远道来京，先用一派疏肝理气除胀消鼓药物，久而无功，后由笔者主治，根据肝病因血瘀引起气滞的发病特点，确定本病以血瘀为本，气滞为标，治病求本，即不能舍化瘀软坚而他求。复因肝病瘀血而引起之腹胀，乃肝性之腹胀，它既不同于发于脾胃之腹胀（与饮食物有密切联系，且得嗳则舒），又不同于病本在肠之腹胀（其大便必有溏燥或不爽等变化，且得矢气则胀减），故理气除胀消鼓之剂，只能对病本在气的胃肠（包括脾）功能失调所引起之腹胀有作用，对肝性腹胀病由瘀血而引起者，则不能发生效果。为此，在化瘀软坚的基础上，必须用开利肺气的药物，如紫菀、桔梗、枇杷叶等，以开利三焦气道（三焦为水、气的通路，上出于肺，下达膀胱，故开肺气即所以开三焦），使气行瘀散，而后腹胀乃愈。这是笔者多年以来治疗肝性腹胀的一点心得体会。施之于肝病患者，屡见卓效。为此，投用化瘀通气方，果然一剂知，二剂退，三剂则明显减轻，前后服用50余剂，临床症状完全消失，肝功检查亦均正常，乃改成丸剂善后，返原籍休息。1年后病人因事过京，则谓已整日上班，且身体坚实逾恒，从无不适之感，距今已逾5年，该病人愈后一直在外地车站从事装卸工作，经常负重200斤。

（2）石某，男，55岁。1990年12月24日初诊。主诉：腹胀2年，与饥饱无关，午后和夜间胀甚，伴右胁胀痛，肠鸣，便溏不爽，头昏，疲乏酸困。B超检查示脂肪肝。肝功能、心电图检查均正常。舌淡苔白有裂纹，脉弦细。

中医辨证：湿困瘀停，三焦不利。

西医诊断：脂肪肝、腹胀。

治法：疏肝、开肺气、利三焦，佐以健脾利湿。

处方：柴胡10g，当归15g，赤芍30g，丹参30g，生牡蛎60g（先煎），郁金 15g，川楝子 15g，桃仁 10g，土鳖虫（䗪虫）10g，桔梗 10g，紫菀 10g，白术 15g，茯苓 30g，泽泻 30g，生薏苡仁 30g。

二诊：1991 年 1 月 7 日。服药 10 剂，腹胀明显减轻，疲乏酸困好转，有时怕冷。舌青，苔白腻，脉弦。原方加炮姜 5g，焦三仙各 9g，款冬花 10g，灶心土 120g（煎汤代水）。

三诊：1991 年 1 月 21 日。腹胀消失，大便成形，余无不适，继续以原方巩固治疗。

按：治疗本病重在治湿，然后始及其余。其疏肝、开肺、利三焦，主要乃针对腹胀用之。柴胡、当归、赤芍、郁金、川楝子、桃仁，疏肝理血；桔梗、紫菀开肺气、利三焦以开气道，消腹胀；生牡蛎软坚消肿；土鳖虫（䗪虫）化久瘀，消积块；白术、茯苓、泽泻、薏苡仁健脾以利湿；炮姜、灶心土温化寒湿。如无腹胀，则重在利湿健脾可矣。

（3）徐某某，男，48 岁。华北油田技术干部。长期从事石油勘探野外工作，饥饱劳碌。自觉右胁痛、腹胀、疲乏、口干苦，大便干结、尿黄多年。于 1989 年 3 月在北大医院诊为胆石症、胆囊炎，行胆囊切除，术中探及肝脏结节性肝硬化。术后症状未见缓解。于 1990 年 12 月 13 日求笔者初诊。除上述症状外，皮肤、巩膜轻度黄染，肝功能不正常。B 超示：肝硬化，胆囊缺如。脉弦，舌红苔黄腻。

辨证：肝胆湿热并肝硬化，肝性腹胀。

治法：清利肝胆佐以疏肝、开肺、利三焦。

处方：柴胡 10g，半夏 10g，黄芩 10g，枳实 10g，赤芍 30g，川军 6g，鸡内金 12g，玄明粉 6g（分冲），王不留行 10g，海金沙 60g（布包），茵陈 30g，郁金 10g，川金钱草 90g，丹参 30g，生牡蛎 60g（先下），当归 15g，桃仁 10g，川楝子 10g，桔梗 10g，紫菀 10g，土鳖虫（䗪虫）10g。

二诊：1991 年 1 月 10 日。服药 28 剂。胁痛、腹胀明显减轻，大便畅解，尿不黄，食纳增进，疲乏减轻。脉弦，舌红苔薄黄。

前方有效，略施加减。

处方：柴胡 10g，半夏 10g，黄芩 10g，赤芍 30g，枳实 10g，川军 6g，玄明粉 6g（分冲），鸡内金 12g，王不留行 10g，郁金 10g，桃仁 10g，川楝子 10g，桔梗 10g，紫菀 10g，土鳖虫（䗪虫）10g，川金钱草 60g。

三诊：1992 年 3 月 5 日。坚持服用上方 100 余剂。腹胀、胁痛基本消失，口苦、尿黄、便干、疲乏已除，肝功能已基本恢复正常。B 超：结节性肝硬化影像也有所减轻。脉弦，舌红苔薄白。

对原方加以调整，改投以消鼓汤为主收全功。

处方：柴胡 10g，当归 15g，赤芍 30g，丹参 30g，生牡蛎 45g（先下），郁金 10g，桃仁 10g，川楝子 10g，桔梗 10g，紫菀 10g，土鳖虫（䗪虫）10g，炙鳖甲 30g（先下），炮甲片 10g，蒲公英 30g，紫花地丁 30g，土茯苓 30g。

嘱其每 2~3 天 1 剂，缓图。

随诊： 1998 年 5 月 4 日。这 5~6 年来患者根据自我感觉调整上方服药节奏，且一直正常上班，无明显自觉不适。多次单位职工体检无异常发现。时至今日已退休迁来北京回龙观孩子处看护孙子，安享天伦之乐。

按： 患者结节性肝硬化症状明显，诊断确切。皆因长期野外作业胆囊炎、胆石症得不到及时治疗所致。治疗起来当有别于一般肝炎后肝硬化。笔者宗"治病必求于本"之意，以肝胆湿热（大柴胡汤合三金排石汤）与肝性腹胀（消鼓汤）并治，收到明显效果，待肝胆湿热已除、症状缓解以后，乘胜追击，再图软肝散积、开肺气、利三焦，治疗肝硬化，收到预计效果。并能预防胆石症、胆囊炎术后的肝胆管和胆总管结石的形成。

（三）水鼓

[**常见症状**] 腹大如鼓，胸胁胀满，其病多由气鼓积渐而来，腹中水渍，转侧有声，叩之则移动性浊音明显，下肢可见水肿，面色萎黄，小便短少，大便时干，脉细数。

[**病症分析**] ①腹大如鼓，胸胁胀满：其病多由气鼓积渐而来，腹中水渍，转侧有声，叩之移动性浊音明显；这是肝硬化腹水期的典型症状，一般都是由先气滞而后见水停。其转侧有声，叩之则移动性浊音明显，均系腹水的证候。

②下肢可见水肿：亦由静脉回流障碍引起。

③面色萎黄，小便短少，大便时干：气血大虚，故见面色萎黄，由于门静脉压高，血中有用物质多从静脉壁漏入腹腔，非一般水气互化的气化作用所能及，故见膀胱三焦的气化不利而小便短少，水津不能润肠而大便反干。

[**治法**] 化瘀软坚，开利三焦。

[**方药**] 化瘀通气排水方（自制，即化瘀通气方加川椒目、葶苈子各 9g）。

[**方解**] 化瘀通气排水方治气滞三焦之肝性腹胀，重在治血治气，今乃由血瘀气滞而造成水停，故必须加开利三焦而又能下水的药物，如川椒目、葶苈子等都具有这种作用。

[**加减法**] 体虚加阿胶 9g（化冲）；便实加大黄 9g。

[**按**] 经过多次使用，现本方亦已作为笔者在临床经常使用的"抓主症"之方，凡由气鼓而致之水鼓，腹水明显者，率先用此。效果似乎较之早年使用的健脾、利湿、攻下逐水等法为优。但因此病终系古来四大"实病"之一，不能用

之即应，用现代西医观点说，肝的破坏超过三分之二以上，即健康肝不足三分之一者，则肝的代偿作用已不足以完成对人体应起的作用，故挽救即较困难。然否待考。

[**病例**] 陈某某，男，54岁。病肝炎达10余年，半年前连续出现腹胀、腹大，月前发现多量腹水。曾住院治疗，效果不甚理想，改就中医治疗。检肝大，有中等以上硬度，脾大2cm，白蛋白球蛋白比值（A/G）倒置，食道静脉曲张，已确诊为肝硬化晚期腹水。诊脉弦细，舌红，苔薄白，面颊部红纹（毛细血管）显露甚多，腹大如箕，尿量极少，但脾胃不败，食纳尚充。两胁有时疼痛，但最近反不如以前明显。笔者乃根据肝病一般规律——血瘀 - 气滞 - 水停的理论，投用化瘀通气排水方，治肝、治血以治本，治三焦、治气、治水以治标。药入尿量增多，腹胀随减，前后服药五六十剂，已能停药上班（半日班）。次年冬，因办公室较冷，将息失宜，致腹水又起，复来诊视。笔者见其体质似不如前，故于前方加入阿胶1味，此次腹水未甚，药效渐佳，服药10余剂，即不复来诊。询知又病愈上班矣，其后也未复发。

附一　论肝性腹胀

综观肝性腹胀是有肝炎病史，而后出现以腹胀为主症的一种病证。其中有的是肝痛和消化道症状已经消失，检查肝功亦基本正常，但也有的是肝功尚未恢复，肝痛和消化道症状继续存在，更有的病人，是从来未发现过肝炎，但初起即以腹胀为主，而使用中药、西药治疗腹胀，日久不见功效者（这种病例，为数不甚多，有可能患过隐性肝炎）。这种肝性腹胀的特征，一般不受饮食物的影响，即不是在饮食之后，亦同样有腹胀发生，而且这种腹胀，常常不因矢气或嗳噫而有所减轻，其症状一般以晚间为重。

肝性腹胀在现代医学上，多数是属于慢性肝炎、迁延性肝炎或早期肝硬化的阶段。肝炎初起见者不多，有时乙型肝炎亦可见之。从中医辨证来看，往往是由于血结于肝，由肝血瘀阻而发展至气滞不行的阶段。有的除自觉腹胀以外，还可出现腹皮膨大，但叩之无移动性浊音，腹腔尚未积水，中医见到这种情况，一般称为"气鼓"，是"水鼓"（晚期肝硬化腹水期）的前期症状，失治则易生腹水。

根据笔者多年从事中医内科临床工作的长期观察，肝炎特别是无黄疸型肝炎的早期见症，最多是以肝区（右胁）定痛、压痛和肝肿等为主，中医一般认为这种定痛、压痛是由瘀血所造成，而肝肿则是"积症"为病，此积症乃是血瘀而起。在这一病程阶段，笔者最常用的治疗方法，一般是以疏肝理血为主，最常用的方剂是逍遥散加减法（加活血行瘀和清热解毒药物，一般不用健脾之品），疗效基本是可靠的。若此时失治或调治不当，则其病可以由血瘀而转生气滞，并可以因肝气横逆而干犯脾胃，故其所表现的症状重点即在于腹胀。有的胀重在脘腹，但亦有上起胃脘胸胁，下迄少腹，同时见有胀满，甚至出现腹皮膨大者，若再治不如法或失于治疗，则病由气滞而又可转变成为水停，即气不行则水湿不行的原理，进一步发展成为水停腹中，发为鼓胀（又名单腹胀），最后至于"鸡头牛腹"的"蜘蛛鼓"（指头面、四肢、胸胁等部瘦小，而腹独大）阶段，因正虚邪实、昏迷、出血等而造成死亡。亦有经过救治而邪消正长，水去胀除而回生者。不过病至鼓胀（肝硬化晚期腹水）阶段，就有相当一部分病人会因肝所受的破坏过大而致不救。

根据笔者对肝性腹胀的认识，结合临床治疗的实际经验，分析标本缓急，从而确认本病的病本在血，以血瘀在肝为本。在初起肝肿、肝疼阶段，即已种下肝中瘀血的病根，故其治疗原则亦以治肝治血、活血行瘀为主（因此阶段，非关本文重点，故论治内容从略），若由血瘀在肝进而发展成为气滞于肝，则出现了腹胀为主的症状，从而可以测知本病血瘀，必然是有所加深加痼，为此，在前用方逍遥散加减的基础上，必须加强其祛瘀活血的作用。同时因为病至肝性腹胀阶段，必然是其病较初病肝炎阶段既深且久，故而加强磨化久瘀的虫类、介类药物，亦属势在必行。更有一层，此病的主症已在腹胀，而腹胀的出现，又端在于气（滞气主胀，瘀血主疼），这种气滞乃由瘀血在肝所产生，它和胃肠道的滞气不同，故而一般行气、理气、下气、破气之类的药物，如木香、槟榔、青皮、陈皮、厚朴、香附、紫苏叶、紫苏梗、砂仁、豆蔻、枳实、枳壳、莱菔子等药物，根据经验，对它几乎不起作用。从多次失败中找到的一条出路，证明这种气胀，只有从三焦这条"元气之所终始"的"气道"中加以驱除。考三焦这一"孤府"，它上通于肺，下达膀胱，而肺乃是主周身之气的，故欲治三焦，使"气道"通畅，势不能舍开理肺气而它求。为此，笔者想到紫菀、桔梗这两味药，在临床常用在呼吸道气郁、气闭，由气不主宣而造成气逆喘咳痰出不爽的多种疾病中，常常是行之有效的，故而笔者就选用了这两味药，作为开利肺气、以通三焦的主要药物。并结合治肝炎初起时的常用方逍遥散加减及治久瘀所习用的介类、虫类药物，于是便组成了笔者治疗肝性腹胀的"抓主症"用方，命名为舒肝开肺方，方药如下。

［组成］柴胡 10g，赤芍 30g，当归 15g，丹参 30g，生牡蛎 30g（先下），广郁金 10g，川楝子 12g，桃仁 10g，土鳖虫（䗪虫）10g，紫菀 10g，桔梗 10g。

［方解］本方用柴胡、赤芍、当归、丹参、广郁金仍守治肝治血之本；川楝子是泻肝气以去痛的，取气为血帅，气行则血行之意；桃仁破血行瘀，以泻血结；土鳖虫（䗪虫）、生牡蛎，是虫、介类药物，能磨化久瘀，软坚消积，对血积深痼，尤为宜用。紫菀、桔梗，则从治肝治血的基础上开利肺气，使三焦通利，气畅其流，从而消除腹胀。在本方中，后两味药是不可缺的。若因气滞而

出现水停，发为鼓胀者，则于本方中加入葶苈子 10g，川椒目 10g，以通利水道，使三焦发挥其另一功能——行水的通路，有时对晚期肝硬化腹水期，亦能取得效果，但治疗效果的可靠性已远不如肝性腹胀的阶段。故治疗这类疾病，在抓紧战机这一问题上，还是十分必要的。

本方经使用多年，愈病动以百计，特总结于此，以飨同道。

［总结］"肝性腹胀"系笔者于 1983 年根据《内经》《难经》及古典医籍中有关论述，结合家传及多年临床经验而提出的，相当于肝炎、肝硬化的腹胀。提出治肝治血为本，治气治水为标的标本兼顾法——开肺气、利三焦、活血化瘀，在此基础上拟定"消鼓汤"为基本方。

由于慢性肝炎、肝硬化没有明确的分界线，故以本约治疗多种慢性肝炎亦同样收到可喜疗效。中医认为肝为藏血之脏，西医则认为肝有类似血库的作用。可知血的出入于肝是不可少的，本品以化瘀软坚为主，活血是其前提，对促进肝血的活动和消除其活动的障碍，从理论到临床实践，都有其较高意义。

附二　论扶正祛邪法

在肝硬化腹水，诸药无效时，可以使用以下方，间日交替作服。

扶正：黄芪 120g，党参 60g，白术 60g，当归 15g。水煎服，隔日 1 剂。

祛邪：牵牛子（黑丑）120g，芫花 30g，大戟 30g，大黄 60g，甘遂 30g，青皮 15g，陈皮 15g，木香 15g，槟榔 15g，轻粉 3g。

共研末，和大枣肉共捣为丸，如梧桐子大，清晨空腹服 15g，温开水送下，隔日服 1 次。与扶正药交替服用。

附三　乙型肝炎

乙型肝炎以乙型肝炎病毒携带和肝功能受损害为诊断依据，乙肝表面抗原阳性为准。本病自觉症状似比其他肝炎为轻，但其缠绵性又似有过之而无不及。肝功有正常者，亦有肝功破坏甚大而致肝硬化腹水者，笔者从医接触此类病人为数不少，认为以下两方尚有蛛丝马迹之疗效可寻。

1. 清肝解毒方（自制）

柴胡 9g，赤芍 15g，当归 15g，半夏 9g，黄芩 15g，生牡蛎 30g（先下），板蓝根 15g，土茯苓 30g，白茅根 30g，重楼（蚤休）9g，蒲公英 30g。

［病例］

（1）张某某，男，32 岁。因接受健康检查时，发现乙型肝炎表面抗原（澳抗）阳性，经几次复查，均未改变，遂被定为乙型肝炎。检丙氨酸氨基转移酶（ALT）高出常值，自觉肝区有疼，眠食如常，惟疲困特甚。求治于笔者，投用清肝解毒方。服药 40 余剂，转氨酶已恢复正常，乙肝表面抗原亦转为阴性，观察半年，未见复发，现已照常工作。

（2）孟某，男，40 岁。1992 年 6 月 8 日初诊。主诉：肝区胀痛 4 个月余，今年 1 月外院行胸腹联合切口肝右叶部分切除术，手术和病理确诊为肝癌，术后右侧胸水不断，每天抽胸水 250ml，呈暗黄色，伴双下肢水肿，肝区胀痛，低热 37.5~37.8℃，每日大便 4~5 次。西医诊断：肝癌肝右叶部分切除术后黄疸。舌红苔微黄，脉弦细。中医辨证：肝经瘀积。治宜疏肝散结，清热解毒。处方：柴胡 12g，当归 30g，赤芍 30g，生牡蛎 60g（先煎），桃仁 12g，郁金 15g，川楝子 15g，川贝母 10g，玄参 15g，泽兰 15g，茵陈 30g，栀子 12g，地骨皮 15g，黄柏 15g，青蒿 15g，生石膏 45g（先煎），土茯苓 30g，土贝母 15g，白花蛇舌草 60g，半枝莲 30g，半边莲 15g，金钱草 30g。

二诊：1992 年 6 月 18 日。病情好转，黄疸减轻，纳可，下午水肿甚。外院 X 线示胸水已吸收，胸膜粘连。舌脉同前。原方有效，效不更方。

三诊：1992 年 8 月 17 日。精神好转，黄疸已完全消退，肝区疼痛、下肢轻度水肿，大便每日 3~4 次，要求制成药丸长期服用。

处方：取柴胡 100g，赤芍 300g，当归 300g，生牡蛎 300g，郁金 150g，桃仁 120g，川楝子 150g，土鳖虫（䗪虫）120g，川贝母 100g，玄参 150g，海藻 150g，昆布 150g，海浮石 180g，土茯苓 300g，土贝母 150g，白花蛇舌草 300g，半枝莲 300g，半边莲 300g 共研末制蜜丸，每丸 10g，每日服 2 次，每次 3 丸。

四诊：1993 年 7 月 26 日。除有时右胁痛外，症状已基本消失，肝功能及血清胆红素均正常。1993 年 7 月 23 日 B 超复查示肝形态不大，内回声粗糙不均，表面呈小回声结节，左肝较大，符合肝硬化改变。舌红，苔微黄，脉弦细。继拟疏肝解毒散结治疗巩固。

处方：柴胡 10g，当归 30g，赤芍 30g，生牡蛎 60g（先煎），郁金 15g，桃仁 10g，川楝子 15g，土鳖虫（䗪虫）12g，蒲公英 30g，虎杖 30g，白花蛇舌草 60g，半枝莲 30g，半边莲 15g，土茯苓 30g，土贝母 15g，夏枯草 15g，海藻 15g，昆布 15g，海浮石 18g（先煎）。

按：本例经手术和病理确诊为肝癌，术后恢复差，出现胸水、黄疸而来求治。笔者仍守中医"标本兼治""治病求本"的原则，一方面以柴胡、当归、赤芍、桃仁、郁金、川楝子疏肝理血，茵陈、栀子、黄柏、金钱草利胆清热退黄，青蒿、地骨皮、生石膏清热，生牡蛎、玄参、川贝母、海藻、昆布、海浮石软坚消癥，土茯苓、土贝母、白花蛇舌草、半枝莲、半边莲清热解毒。使胸水、黄疸均消失，体力恢复，从初诊恶病质到最后随诊健如常人，短短一年，判若两人。

2. 清胆解毒方（自制）

水牛角 15g，广郁金 9g，黄连面 3g（冲服），黄芩 15g，栀子 9g，丹参 15g，蒲公英 30g，土茯苓 30g，白茅根 30g，重楼（蚤休）9g。

另牛黄解毒丸，每次用药汁送服 1 丸。

［病例］于某某，男，52 岁。肝功不正常已 7~8 年，检乙肝表面抗原阳性，已定为乙型肝炎。经用清胆解毒方 30 剂后，肝功恢复正常，乙肝表面抗原已转阴性。用清胆解毒方巩固疗效，已半年余，病情从未反复，除有时右胁隐痛外，已无症状可言。现已停药 1 年余，早就全日上班工作。最近去党校学习前，做一次健康检查，其肝功已全部恢复正常。

第一节　总　　论

淋、癃、浊、小便不禁都是症状，见于与小便有关的疾患。淋是小便时尿道作痛，约相当于西医的尿路感染。癃是尿蓄膀胱而小便不通，多属西医的前列腺肥大或前列腺肿瘤之类病变。浊是前阴中浊物自流，约相当于西医的前列腺炎一类疾患（妇女白带病不在本章介绍）。小便不禁，是小便不能由意识控制，而自行流出体外，主要是膀胱括约肌失去了控制。

中医认为，淋主要由湿热入侵膀胱，损伤了尿窍引起，或因湿热蕴积，结成砂石，则尿中沙砾，阻塞尿窍，亦能造成剧痛。癃是由于三焦水道闭阻引起之小便排出困难，有肺、肝、肾与三焦自病之分，亦称癃闭。浊者出于精窍，多由脾肾之虚，不能摄精及运化水湿所致；肝经湿热下注亦可造成此病。小便不禁多因肾气虚亏，膀胱约束无力所致，亦有膀胱蓄血，气血紊乱而引起的。

对以上诸病的治疗，中医的基本原则是：淋病以小便不通，不通则痛为主，其治疗重点应在于通，即通利小便。一般尿道刺痛多取木通、车前子、萹蓄、瞿麦之类，以清利膀胱湿热（中医以尿道列为膀胱所司）；如尿有砂石，则除利尿外，还需重加排石之品，如川金钱草、石韦、海金沙、滑石等；若尿频，少腹急结，或见有尿即尿，不能自制，则此病多在膀胱，治疗宜于清理膀胱之外，再加行瘀散结，如当归、贝母、苦参、黄柏之类；若胀痛重在腰部，叩之痛甚，水肿尿少，则治疗需重理血，可于前清利膀胱药中，适当加入赤芍、牛膝、丹参之类，以助血液的流通而缓解腰痛。

癃病亦有癃和闭之分：一般癃者是指小便下流不利；闭是尿蓄膀胱，点滴不下。其实癃和闭，仅是程度的不同，一般癃轻闭重，由癃可以发展成闭，但亦有不经癃的小便滴沥难下阶段，而忽然尿闭的。

癃和淋的区别，主要在于淋是以小便时的疼痛为主，癃则基本不痛，仅有胀感。中医对癃病（包括闭在内），早有清泻三焦火热之法，或开肺气以利三焦，亦称提壶揭盖。清泻三焦如黄芩、黄连、栀子、黄柏等药，开肺如桔梗、紫菀、麻黄、紫苏叶之类。不过此等药物，对忽然尿闭不通者，似乎较为有效，而对由癃而闭，病由积渐而致者，似乎效果不明。盖由癃而闭者，多属癥积堵闭尿道引起，非消不除。常用药物如海藻、昆布、牡蛎、贝母、夏枯草之类，以软坚散结。

白浊是在尿前、尿后自流的黏性液体，本包括妇女的白带在内，因带下为妇病，妇科已有专论，故本病一般仅局限于男子。中医对白浊的认识，一般认为浊出精窍，是由败精的流下所造成，由色欲妄动引起的肝胆火热，或过劳房事的肾不藏精，均可导致。一般肾不藏精其所见者多为阳虚，治疗常以桑螵蛸、益智仁、潼蒺藜、菟丝子等为主，通过补肾涩精而摄纳精液；其肝胆火热者，则以泻肝降火为主，常用药如龙胆草、栀子、柴胡、黄芩之类，此类药物不但有寒以泻火的作用，并因其味苦，又能燥循肝经下行之湿热。

小便不禁一般由于膀胱虚、肾阳不振所引起，但外伤瘀血和内动七情引起的阴阳失调、气血紊乱等亦可造成。其中膀胱虚者治其肾，常用如桑螵蛸、益智仁、肉苁蓉、五味子等以温肾固脬；外伤瘀血，则以化瘀行血治之，总不外桃仁、红花、当归、赤芍之类的药物；病有七情内动，六郁横生，因而阴阳不调，气血逆乱造成小便不禁者，则宜调理肝胃，以畅气机，常用药如柴胡、黄芩、半夏、橘皮之类，通过调整气机而使脬气恢复正常。

第二节　各　　论

一、尿道炎

尿道炎是尿道受到细菌等的感染而发生的炎症。其症状一般以尿前疼痛为主，严重时可有脓状物外流，亦可发生终末血尿或全血尿。

本病主要见症为尿急、尿频、尿前痛甚，阴中有急迫及胀痛感。尿检可见大量红细胞及少量蛋白，严重时可见寒热甚盛，大便闭结，日久不愈，可使尿道狭窄而使排尿困难。

本病最常见者有痛淋与砂淋（砂之大者为石淋）两种。

（一）痛淋

[**常见症状**]小便时阴中涩痛，或见寒热，尿黄赤而频，舌红苔黄，脉数。

[**病症分析**] ①小便时阴中涩痛，或见寒热：由于尿道出现红肿热痛等炎症病理，排尿时经过疮肿部位，故发疼痛；由于其排尿障碍，故其痛多重在尿前；寒热是炎症而引起的全身症状。

②尿黄赤而频：病属湿热，故尿黄赤；尿道肿胀，排尿困难，故见尿频。

[**治法**] 利水通淋。

[**方药**] 八正散加味。

木通 9g，车前子 9g（包煎），萹蓄 9g，大黄 9g，滑石 15g（包煎），甘草梢 9g，瞿麦 9g，栀子 9g，柴胡 30g，五味子 9g，黄柏 15g。

[**方解**] 木通、车前子、萹蓄、滑石，利水通淋；瞿麦、大黄行瘀泻热；栀子、黄柏，清泻三焦火热；甘草梢治阴中作痛；柴胡、五味子两药合用，根据报道，对大肠杆菌之感染于泌尿系者，有良好的抑制作用（笔者移用于抗胆道感染，效果亦甚明显），故对一部分尿路感染，发生良好的效果。

[**加减法**] 痛甚者加琥珀末 3g，另吞。

[**按**] 本方经多年反复使用，现已作为"抓主症"的常用方在临床应用，凡尿系感染、尿道刺激症状明显及病情反复，历久不愈者，率多用此，疗效甚为满意。

[**病例**] 张某某，女，17 岁。近月来小便涩痛，尿频，尿检有多量红细胞及少量蛋白，腰酸带下。经医院检查，认为系"肾炎"，劝休学 1 年。求治于笔者，细察病情，似与肾炎不合，而属于尿路感染范畴，按中医理论属膀胱湿热，故用以前方八正散加味治之。服药 5 剂，症状大减，续 10 剂，临床症状基本消失。续以原方改丸剂收功。疗效一直巩固。

（二）石淋

[**常见症状**] 尿中夹有沙砾，小便刺痛窘迫，时或突然尿中断，少腹连腰而痛，或见尿中带血，舌红，脉数。

[**病症分析**] ①尿中夹有沙砾：此沙砾小者如沙，大者如石，此物生于膀胱或肾内，尿中出现的砂石，是从肾与膀胱下来的。

②小便刺痛窘迫，时或突然尿中断：由于砂石状物刺破尿道，引起炎症的发作，故尿通过时则刺痛窘迫，尿中有沙砾状物杂下时，过肿胀及狭窄处堵塞尿的通行，故突然尿中断。

③少腹连腰而痛，或见尿中带血：阴中炎症肿痛，可以向上放散至少腹及腰部，引起疼痛；尿石刺破尿道，故可见尿血；在肾及膀胱、输尿管等处的尿石，亦可损伤其所过部位，引起尿血。

[**治法**] 利尿排石。

［**方药**］三金排石汤（自制）。

海金沙 60g，川金钱草 60g，鸡内金 12g，石韦 12g，冬葵子 9g，滑石 15g（包煎），车前子 12g（包煎）。

［**方解**］石韦、冬葵子、滑石、车前子，利水通淋；海金沙、川金钱草，除能利尿外，更有排石作用；鸡内金有化石之用。

［**加减法**］尿石不尽加煅鱼脑石 30g（黄花鱼头脑颅腔之两块硬石），以加强排石的作用。

［**按**］经过多年反复使用，现本方已作为笔者"抓主症"的常用方在临床使用。凡尿中发现砂石状物，即可用之。一般砂石较小者之效果较显，而肾与膀胱之间结石较大者，则效果较差。有时用一味海金沙 60g 煎汤，用于治砂淋，亦为有效。

［**病例**］

（1）钱某某，男，42 岁。尿频茎痛，中带沙砾，经常尿半而中断，疼痛倍增。有一次大于黄豆之尿石，堵于尿道下口，尿不得下半日有余，后用带钩镊子取出。严重时见有血尿。历投八正散、导赤散诸方，获效甚微。故改投自制三金排石汤（见上），由于疼甚，故于该方中加琥珀末 3g（另吞）。服 3 剂，尿痛明显减轻，尿频已退，尿中沙砾已少，无中断现象。续用前方 5 剂，诸症悉除，从未复发。

（2）笔者出诊途中，遇前村王某某。据告知家中有小男孩，方 3 岁，每尿必号泣苦叫，以手猛掏龟头尿道口，检视发现，尿中带砂片及砾状物较多，但不识此为何物。笔者令将病儿抱来，即就尿道旁诊之。见病孩小龟头已抓烂，脓血模糊，尿前复以手乱抓龟头尿道下口，并亦见有沙砾状物随尿排出。因此知为砂淋，湿热所生。因病孩服大苦燥湿清利药比较困难，故为处验方一则，即以：海金沙 500g，每天 30g，煎汤服毕。服至 5 天后，病儿全部症状即基本消失。过半个月后，则龟头之疮面亦已平复如前，遂嘱令停药。多年从未发作。

二、膀胱炎

膀胱炎是膀胱受到细菌感染等多种因素而发生的炎症疾患。本病多由肾的感染下行及膀胱；或有尿梗阻性疾患、前列腺肥大、尿道狭窄以及忍尿过久等因素，使膀胱受到的压力过大，造成炎症并可继发感染；另有膀胱的局部病变如结核、结石等，亦可损害膀胱，使之发炎。

本病最常见者为湿热之型。

［**常见症状**］少腹急结，按之痛甚，尿急，尿频，尿液混浊，严重时可出现尿血。尿痛多出现在尿后，有时小便不能控制，有尿意即遗尿。

[**病症分析**] ①少腹急结，按之痛甚：膀胱位于少腹当脐之下，故膀胱炎仍出现少腹急结，按之痛甚症状。

②尿急，尿频：膀胱有病，则影响其贮尿功能，由肿痛而出现尿急，由尿急而出现尿频。

③尿液混浊，严重时可出现尿血：尿液混浊是膀胱湿热所为；尿血则由湿热所生的炎症损伤膀胱的毛细血管所致。

④尿痛多出现在尿后：尿后膀胱排尿已空，膀胱体急剧收缩，气滞血瘀，故见痛感。

⑤小便不能控制，有尿意即遗尿：这是湿热所生的炎症影响到膀胱括约肌所造成的。

[**治法**] 燥湿祛瘀散结。

[**方药**] 当归贝母苦参丸加味。

当归15g，川贝母9g，苦参15g，木通9g，甘草梢9g，竹叶9g，生地黄9g。

[**方解**] 当归、生地黄行瘀凉血；竹叶、甘草梢清火缓痛以治尿道之痛；川贝母消肿散结；苦参、木通清利湿热，解毒消炎。

[**加减法**] 妊娠妇女，去木通加黄芩9g。少腹痛甚加琥珀末2g（分吞）。

[**按**] 经过临床多次反复使用，现本方已成为笔者在临床工作中常用的"抓主症"之方。遇有西医确诊为膀胱炎之病人，即首先使用此方，效果一般良好。

[**病例**]

（1）王某某，女，49岁。更年期届，月经数月一行。睡少梦多，心烦易怒。周前忽然尿前下腹坠痛，有尿感即行尿裤，不待如厕而尿，舌红苔黄，脉数。当诊为更年期尿不禁，由瘀停结癥引起，投用当归贝母苦参丸加味，服5剂而愈。

（2）1960年笔者所在原北京中医学院附属东直门医院一女护士，年24岁，新婚未出旬日，即患尿疼不禁，隆冬湿裤，痛苦益深。求治于笔者。笔者亦投用当归贝母苦参丸加味，5剂而愈。

三、肾盂肾炎

肾盂肾炎是因肾盂部受到细菌感染等多种因素，而发生的炎症。本病的发生，有一部分是由膀胱、尿道感染后的上行感染，也有的是经血循环而感染，均可使肾盂部发生炎症，深入肾内，即成肾盂肾炎。

本病腰痛明显，肾区肌肉可有强直之感，肋脊角常出现叩击痛，血行感染者常伴有高热、寒战、恶心、呕吐等症状，上行性感染，则有尿频、尿急、尿痛史或见血尿。

本病见症常以腰痛为主，有定痛及叩击痛者，最多见者为瘀血之型。

［**常见症状**］腰部疼痛，叩击更甚，尿量减少，肢体轻度水肿，严重时可出现恶寒、发热等症，或有尿急、尿频、尿痛史。

［**病症分析**］①腰部疼痛，叩击更甚：腰为肾之外府，这说明肾有瘀积。

②尿量减少，肢体轻度水肿：这是湿浊不化的象征。

③严重时可出现恶寒、发热等症：这是由炎症引起的全身反应。

［**治法**］行瘀利湿。

［**方药**］桃红四物汤加减。

桃仁 9g，红花 9g，当归 15g，赤芍 15g，川芎 9g，牛膝 9g，木瓜 9g，黄柏 15g，知母 9g，苍术 9g，萆薢 15g，泽泻 30g。

［**方解**］桃仁、红花、当归、赤芍、川芎，理血活血以祛瘀血，治腰痛；牛膝、木瓜，舒筋燥湿，又能引药下行；黄柏、知母、苍术，燥湿又能坚阴；萆薢、泽泻，利湿热而消水肿。

［**加减法**］恶寒、发热，加柴胡 9g，黄芩 12g 以清解寒热。

四、前列腺炎

前列腺炎是前列腺受到细菌等的感染或房事过度，会阴损伤，以及酗酒太过等因素而使前列腺发生炎症。

本病尿道口常有乳白色或无色黏液分泌，早晨起床时有的可被黏液封闭，并可见尿道刺痛。排尿次数增多，下腹、会阴部轻度疼痛，性功能减退。在急性期还可见恶寒、发热、全身疼痛、头痛乏力等症。

本病中医一般称为白浊，最常见以下三型。

（一）肝经湿热

［**常见症状**］阴中流浊，头痛眩晕，心烦尿赤，掌烫脉数，小腹结滞不舒，大便干或不爽，舌红苔黄。

［**病症分析**］①阴中流浊：这种浊物下流，一般由于肝经有湿热，循肝之经脉下注，由于肝脉络阴器，故其湿乃从前阴下。

②头痛眩晕，心烦尿赤，脉数掌烫，小腹结滞不舒，大便干或不爽：肝经火热上炎，故头痛眩晕；肝火炽盛，内扰于心，故心烦尿赤；掌烫脉数，乃内热引起；小腹结滞不舒，是肝的经脉受到湿热影响，因而出现此症，因为肝的经脉是布于小腹的；大便干或不爽是由肝经湿热蕴结所致。

［**治法**］泻肝燥湿。

［**方药**］龙胆泻肝汤加减。

龙胆 9g，栀子 9g，黄芩 9g，柴胡 9g，车前子 9g，泽泻 9g，木通 9g，黄柏

15g，萆薢 15g，苦参 15g。

[**方解**] 龙胆、栀子、黄芩、柴胡、黄柏、苦参，燥湿清泻肝热；木通、车前子、泽泻、萆薢，清利湿热。

[**病例**] 杨某某，男，26 岁。新婚未久，即感茎中浊物自流，后发展至尿前及平时均流黏浊白液，龟头发痒，掌烫心烦，睡少梦多，性欲亢盛，苔灰黄而腻，脉弦数。已经西医诊断为前列腺炎。笔者诊为肝经湿热下移，由于肝脉络于阴器，故直接侵犯前阴之部，发为白浊。沿用前方龙胆泻肝汤加减治之。嘱令节欲，减少作劳，清淡饮食，并必须注意劳逸结合。服药月余，病已。

（二）肾虚流浊

[**常见症状**] 阴中流浊，腰膝酸软，头晕耳鸣，四肢不温，健忘，脉虚细，苔白。

[**病症分析**] 腰膝酸软，头晕耳鸣，四肢不温，健忘等，都是一派常见的肾虚、肾精不足见症，如此则阴中流浊，乃由肾虚不能固摄精液引起，亦称败精。

[**治法**] 补肾益精。

[**方药**] 右归饮加减。

熟地黄 9g，山药 15g，山茱萸（山萸肉）9g，杜仲 9g，补骨脂（破故纸）9g，萆薢 15g，桑螵蛸 25g，益智仁 9g，菟丝子 9g，连衣胡桃肉 9g，鹿角霜 15g。

[**方解**] 熟地黄、山茱萸（山萸肉），补肝肾之虚；山药、萆薢，助脾肾以运湿；杜仲、补骨脂（破故纸）、桑螵蛸、益智仁，补肾而涩精；连衣胡桃肉、鹿角霜、菟丝子，益肾精而助固摄。

（三）脾虚湿盛

[**常见症状**] 阴中流浊，唇舌淡白，面色不华，肢体困倦，头眩心悸，或见下肢水肿，脉虚缓无力。

[**病症分析**] ①唇舌淡白，面色不华，头眩心悸：此数症均系脾虚气血不足引起。

②肢体困倦：因脾主四肢，故脾虚而见肢体困倦。

③或见下肢水肿：脾虚不能运化水湿，水湿流下，故见下肢水肿。

[**治法**] 利湿健脾。

[**方药**] 参苓白术散加减。

党参 9g，白术 9g，薏苡仁 30g，扁豆 9g，陈皮 9g，山药 15g，莲子 9g。

[**方解**] 党参、莲子，补脾益气；白术、扁豆、山药、薏苡仁，健脾利湿；

陈皮和胃行气以除痰湿。

[**加减法**] 浊多者加芡实 9g。

五、前列腺肥大

前列腺肥大，多发于老年，由精阜以上的前列腺部、尿道周围腺体的增生，逐渐将前列腺组织挤压而成假包膜，在肥大的腺体与前列腺包膜之间，可压迫尿道，造成小便的不通或不利。

本病排尿困难，开始时常需等待一段时间才开始下尿，尿次增多，尿流无力，继而需增腹压，方能下尿，尿有中断或呈点滴状；严重时则出现充溢性尿失禁或尿潴留。

本病亦称癃闭，最常见有以下三型。

（一）三焦火热

三焦是行气行水之通路，故又称水道。三焦火热，则气逆不降；水道不通，故致癃闭。

[**常见症状**] 癃闭，头眩昏胀，胸闷气粗，脘痞心烦，少腹胀满，舌红苔黄，脉数口渴。

[**病症分析**] ①头眩昏胀，胸闷气粗，脘痞心烦：这都是三焦火热引起的见证，因火热之气，常上升而有胀满感。

②少腹胀满：一般是与尿潴留在膀胱有关。

[**治法**] 清降三焦。

[**方药**] 黄连解毒汤。

黄连 6g，黄芩 15g，黄柏 15g，栀子 9g。

[**方解**] 黄芩清泻上焦，黄连清泻中焦，黄柏清泻下焦，栀子通泻三焦火热，热去火降，水趋下流，则三焦通利而胀闷自除。

[**病例**] 芦某某，男，64 岁。长途旅行，值公共汽车拥挤不堪，下车则无法再上，忍尿 8 小时，及至下车时则反不能尿矣。经导尿术方始能尿。归来后即觉少腹坠满，腰痛，小便不能畅通，延经月余，忽然癃闭不能尿，少腹膨隆，不可手近。头脑昏涨，胸闷心烦，阵发号叫，声达户外，检视舌红苔黄，脉数口渴，但不欲饮。当根据三焦火热理论，投用黄连解毒汤，加桔梗 10g，以开利肺气，通调三焦水道。药后烦闷悉减，小便通畅，不数日即恢复健康。

（二）前阴癥积

[**常见症状**] 前列腺肥大，小便癃闭不通，多先由小便滴沥不尽开始，多见

于老年，苔腻，脉弦有力。

[病症分析] ①前列腺肥大，小便癃闭不通：肝脉络阴器，故前阴癥积（包括前列腺肥大）大多与肝有关；由于积块压迫尿道，故见小便癃闭不通。

②多先由小便滴沥不尽开始：小便滴沥，已见困难，癥积日大，乃见癃闭。

[治法] 疏肝散结。

[方药] 疏肝散结方（自制）。

柴胡9g，丹参15g，赤芍15g，当归15g，生牡蛎30g（先下），玄参15g，川贝母3g（分冲），夏枯草15g，海藻15g，昆布15g，海浮石15g（先下），牛膝9g。

[方解] 柴胡疏肝解郁；当归、赤芍、丹参，理肝经之瘀血，因前列腺部乃肝之经脉所络也；牛膝引药下行；生牡蛎、海浮石、玄参、川贝母、夏枯草、海藻、昆布同有软坚散结之作用，以消肿块。

[按] 经多次使用，现本方已作为笔者"抓主症"的常用方剂，见有老年前列腺肥大，小便癃闭病人，率先用此，效果良好。

[病例]

（1）米某某，男，72岁。患癃闭尿滴沥而下已久，1周来转为膀胱胀痛，而尿点滴不下。经医院诊断为老年性前列腺肥大，动员手术治疗，病人因年老体虚，没有同意，故于急诊室接受导尿治疗1周后，带导尿管回家休息，并接受中医治疗。考前列腺之名，来自西医，中医自古言癃闭，未知结块肿大造成，故亦不知软坚消积能治此类疾病。今既有西医诊断于前，则散肿消坚，责无旁贷，笔者就多年来自制方用治肝经结块，如乳腺增生、肋软骨炎、子宫肌瘤、淋巴结炎等的疏肝散结方（见疏肝散结方），外加肾金子5粒（桂圆肉包裹，一次服下，据传对老年性前列腺肥大有一定作用），用药5剂，果见小便通畅自如，导尿管久已取出。停药观察，2年来未见复发。

（2）任某某，男，83岁。患小便不利已二三年，近数月来，日见严重，尿时滴沥，甚至一二小时方毕，经本市某医院诊断为老年性前列腺肥大，以为除手术摘除前列腺以外，别无其他方法治疗。经笔者所在医院同志介绍，来笔者处接受中医药治疗。笔者亦投用疏肝散结方外加肾金子（肾金子仅购得4粒，一次吞服），药后病人自觉药力直达病所，前列腺部有活动之感，以后尿时即日感爽利，5剂药服毕，小便即基本畅通无阻。后停药观察，2个月未见反复。

按：本方用治乳腺增生、肋软骨炎，则去牛膝，加蒲公英30g，全瓜蒌30g。治子宫肌瘤则就原方加泽兰叶15g，茺蔚子30g。治颈淋巴结炎，则去牛膝，加桔梗9g，枳壳9g。一般效果良好。可见中医经络学说，用之有验，盖此等结块，皆肝之经脉所过之地也。

附 论疏肝散结方

疏肝散结方是笔者积 50 年临床经验研制的旨在治疗多种良性占位性病变的经验方。由柴胡 10g，当归 30g，赤芍 30g，丹参 30g，生牡蛎 60g（先煎），玄参 15g，川贝母 10g，海藻 15g，昆布 15g，海浮石 18g（先煎），夏枯草 15g 组成。方中柴胡疏肝解郁；当归、赤芍、丹参理肝经之瘀血；生牡蛎、海浮石、玄参、川贝母、夏枯草、海藻、昆布清热消痰、软坚散结。

现附病例以说明之。

［病例］

（1）彭某，女，31 岁，1992 年 12 月 6 日初诊。患者 1 个月前气恼后发现双侧甲状腺逐渐肿大、疼痛，伴疲乏无力，头沉腿软，便干不爽。诊查：双侧甲状腺弥漫性肿大，如核桃大小，质如红枣，边缘不清，压痛明显。

西医诊断：甲状腺肿大。舌红，苔薄白，脉细。

中医辨证：肝经瘕积（瘿）。

治法：疏肝散结。

处方：柴胡 10g，当归 30g，赤芍 30g，丹参 30g，生牡蛎 60g（先煎），川贝母 10g，夏枯草 15g，海藻 15g，昆布 15g，海浮石 18g（先煎），枳壳 10g，桔梗 10g，桃仁 10g，红花 10g，川芎 10g，青皮 10g。

二诊：1992 年 12 月 15 日。甲状腺较前缩小，疼痛减轻且边缘清楚，如小枣大小，便调，右侧颈部发酸，口干苦，舌红，苔黄腻，脉细。在原方中加葛根 30g，以治项强，去烦热；加龙胆草 10g，栀子 10g，以清胃热，解热郁口干。

随诊：1992 年 12 月 30 日。甲状腺已恢复正常大小，周身无不适。

按：瘿的形成，多始于气郁。因气为七情之本、六郁之首，气郁即可转生血郁和痰郁。痰血相结即可形成本例所表现的按之可及、触之有应的瘿。瘿病位属足厥阴肝经，治疗当疏肝散结，宜在疏肝散结方的基础上加用桃仁、红花、川芎以增强行瘀活血之力，桔梗、枳壳、青皮能加强疏肝理气祛痰作用兼以载药力上浮，效果良好。

（2）戚某，女，51 岁，1992 年 6 月 21 日初诊。患者近半年来，咽干咳嗽，声音嘶哑，外院手术和病理证实为声带乳头状瘤，术后声音好转。痰不多，易咳出，手足心热，心烦，便调，睡眠可。

西医诊断：声带乳头状瘤术后。舌红，苔根微黄，脉细数。

中医辨证：肝经瘕积（喉痹）。

治法：疏肝散结。

处方：柴胡 10g，当归 30g，赤芍 30g，丹参 30g，生牡蛎 60g（先煎），玄参

15g，川贝母 10g，夏枯草 15g，海藻 15g，昆布 15g，海浮石 18g（先煎），桔梗 10g，山豆根 10g，鱼腥草 30g。

二诊：1992 年 9 月 7 日。症状明显好转，口不干，声音嘶哑好转，舌脉同前。原方有效，效不更方。

按：内伤喉痹，多先见脏腑不和证候，而后方有咽喉肿痛、咽干嘶哑症状，且有气血瘀滞痹阻的病理变化。足厥阴肝经，分布于胁肋部，沿喉咙的后边向上进入鼻咽部，原方疏肝散结，加桔梗可疗咽痛喉痹，载药上浮，另用鱼腥草、山豆根以清热解毒。

（3）徐某，男，54 岁，1992 年 4 月 9 日初诊。主诉：上腹胀、腰酸 5 年。患者 1987 年始自觉上腹胀、腰酸，伴下肢水肿、脾大，B 超检查发现肝右叶有占位性病变，CT 检查证实为肝血管瘤。1991 年 1 月 31 日 B 超检查示肝内回声不均匀，右叶可见一约 7cm×8cm 之强回声区，其中有网状结构，边界不清楚，门脉宽 1.4cm，脾大，厚 5.4cm。符合肝血管瘤，早期肝硬化诊断。丙氨酸氨基转移酶 67U/L，白蛋白与球蛋白比为 0.9。

西医诊断：肝血管瘤，早期肝硬化。舌红、苔黄，脉弦细。

中医辨证：肝经癥积。治宜疏肝散结，佐以开肺气、利三焦。

处方：柴胡 10g，当归 30g，赤芍 30g，丹参 30g，生牡蛎 60g（先煎），玄参 15g，川贝母 10g，夏枯草 15g，海藻 15g，昆布 15g，海浮石 18g（先煎），郁金 12g，桃仁 10g，川楝子 10g，桔梗 10g，紫菀 10g，土鳖虫（䗪虫）10g。

二诊：1992 年 4 月 13 日。仍有上腹胀，脾大，白细胞和血小板计数偏低，下肢水肿，鼻衄。舌脉同前。在原方中加生鳖甲 30g（先煎），青皮 10g，莪术 10g 以消癥积，加强破血散瘀之功。

三诊：1992 年 6 月 11 日。腹胀明显减轻，舌脉同前，在原方中加生山楂 30g。

四诊：1992 年 9 月 2 日。已无腹胀，B 超复查示肝血管瘤已减小。前方有效，效不更方。

按：随着诊断技术不断进步，肝血管瘤、肝囊肿等良性占位性病变越来越多能被明确诊断。结合临床表现和肝经夹胃两旁，属肝，络胆，向上穿过膈肌，分布于胁肋部，故该证仍不出肝经癥积范畴，治以疏肝散结方，加桃仁、郁金、川楝子可加强疏肝理气活血之力，桔梗、紫菀可开肺气，利三焦，消腹胀。

（4）王某，女，35 岁，1990 年 12 月 17 日初诊。患者近半年来，乳房肿胀疼痛，伴胸痛且痛连后背，局部有压痛，咽如物阻，胸憋气短，性情急躁。查体：双侧乳腺轻度增生，无结节，轻压痛，乳头无溢乳。1990 年 11 月 6 日乳腺侧位 X 线片示乳腺小叶增生。

西医诊断：乳腺增生。舌红、苔少，脉沉细。

中医辨证：肝经癥积。

治法：疏肝散结。

处方：柴胡 10g，赤芍 30g，当归 30g，丹参 30g，生牡蛎 60g（先煎），川贝母 10g，玄参 15g，夏枯草 15g，海藻 15g，昆布 15g，海浮石 18g（先煎），蒲公英 30g，全瓜蒌 30g，虎杖 30g，郁金 15g，川楝子 15g。

二诊：1990 年 12 月 24 日。疼痛减轻，胸闷好转，睡眠欠佳，舌脉同前。在原方中加首乌藤（夜交藤）30g，合欢皮 15g 以养血和肝，安神解郁。

三诊：1991 年 2 月 4 日。疼痛减轻，乳腺肿胀消失，睡眠食纳增进。舌红、苔少，脉弦细。仍予疏肝散结治疗。

1991 年 3 月 7 日随诊，症状基本消失，继服原方巩固。

按：乳腺增生主要由肝气郁结，胃热蕴蒸，以致气血凝滞而成。仍守疏肝散结治疗之大法，在方中加虎杖、蒲公英以化热毒，消痈散结；加全瓜蒌以除乳痈肿痛；郁金、川楝子泻肝行气解郁以除胀，疗效满意。

（5）刘某，女，35 岁，1993 年 3 月 3 日初诊。主诉：少腹疼痛 5~6 年，平时白带多且腥臭，头痛畏寒，腰酸腿沉，月经量少。B 超示子宫大小正常，形态略失常，后壁偏右浆膜下可见一 3cm×2.4cm 大小实质性异常回声，轮廓清，有包膜突出于浆膜外，宫壁回声均匀，内膜线居中，双侧附件未见异常，提示子宫肌瘤（浆膜下肌瘤）。舌淡、苔薄白，脉沉细。

西医诊断：盆腔炎、子宫肌瘤。

中医辨证：湿热带下，肝经癥积。

治法：燥湿清热，疏肝散结。

处方：苍术 10g，黄柏 12g，生薏苡仁 30g，牛膝 10g，萆薢 10g，椿皮 10g，滑石 18 克（布包），泽泻 30g，茯苓 30g，续断 10g，桑寄生 10g，杜仲 10g。

二诊：1993 年 3 月 6 日。症状减轻，少腹偏右疼痛。舌淡、苔薄白，脉沉。原方加小茴香 6g，川楝子 10g 以散寒开郁，除腹痛胀满；加赤芍 30g，白芷 10g 以活血祛风胜湿，疗赤白带下。

三诊：1993 年 3 月 11 日。白带已尽，子宫肌瘤 3cm×2.4cm，纳差，舌淡，苔薄白，脉弦。证属肝经癥积。治宜疏肝散结。处方：柴胡 10g，当归 30g，赤芍 30g，丹参 30g，生牡蛎 60g（先煎），玄参 15g，川贝母 10g，夏枯草 15g，海藻 15g，昆布 15g，海浮石 18g（先煎），泽兰 15g，茺蔚子 30g。

四诊：1993 年 4 月 29 日。月经正常，仍有腰酸，B 超复查示子宫肌瘤 2cm×1.5cm。舌淡、苔薄白，脉弦细。效不更方。

随诊：1993 年 6 月 1 日，治疗 3 个月，服药近 90 剂，月经已正常，余无不适。B超复查，子宫体积大小、形态正常，宫壁回声均匀，内膜线居中，后壁浆膜下肌瘤未见显示，子宫包膜光滑，双侧附件未见异常。

按：本例子宫肌瘤合并有湿热带下，治疗先以四妙丸加味燥湿清热，带下病治愈后，再以疏肝散结方治疗子宫肌瘤，并在原方加泽兰、茺蔚子以加强通经散结、活血填精作用。

（6）高某，女，21岁，1991年12月6日初诊。患者近1个月来，持续发热，伴颈淋巴结肿大、疼痛，经外院用先锋霉素治疗后体温下降，夜间低热，口干纳差，便干消瘦。查体：双侧颈部可扪及蚕豆大小成串排列分布的肿大淋巴结，有压痛，病理示淋巴结反应性增生，伴噬血性反应。B超示脾大。舌红、无苔，脉细数。

西医诊断：颈淋巴结肿大。

中医辨证：阴虚瘰结。

治法：养阴散结。

处方：柴胡10g，当归30g，赤芍30g，丹参30g，生牡蛎60g（先煎），川贝母10g，玄参15g，夏枯草15g，海藻15g，昆布15g，海浮石18g（先煎），桔梗10g，枳壳10g，牡丹皮15g，鱼腥草30g，山豆根10g，瓜蒌子12g，天花粉30g。

二诊：1991年12月19日。两侧颈部肿大淋巴结基本消失，体温正常，手掌发热，舌红，苔少，脉细数。

在原方中加白茅根30g，藕节15g以清热生津。

按：阴虚瘰结多因气郁虚劳所致，久则化火内燔以致炼液成痰，痰火上炎，结于颈项，遂成此证。治疗以疏肝散结方为主，配以滋阴解毒，方中加牡丹皮凉血祛瘀；天花粉、瓜蒌子清热祛痰，解毒消肿；鱼腥草、山豆根清热解毒。

（7）周某，男，43岁，1990年1月18日初诊。排尿时尿道有烧灼感3年，伴少腹胀痛，尿中夹有白浊，易激动，纳可，舌红，苔少，脉弦数。

中医辨证：肝经癥积（淋证）。

西医诊断：前列腺炎。

治法：疏肝散结，佐以清利湿浊。

处方：柴胡10g，当归30g，赤芍30g，丹参30g，生牡蛎60g（先煎），川贝母10g，玄参15g，夏枯草15g，海藻15g，昆布15g，海浮石18g（先煎），牛膝10g，知母12g，黄柏15g，石莲子10g，皂角刺30g，紫花地丁30g。

二诊：1990年2月22日。白浊减少，少腹胀感减轻，舌红，苔微黄，脉细。效不更方。

随诊：1990年3月8日。患者症状消失，舌红、苔少，脉弦。仍以原方巩固疗效。

按：淋证多为膀胱湿热蕴积或气火郁于下焦所致。治疗此证仍以疏肝散结方为主，配合知母、黄柏清下焦湿热，石莲子通淋利湿，皂角刺搜风消痛，紫花地丁凉血解毒、清热消肿，牛膝引药下行，标本兼顾，颇有新意。

（8）孟某，男，40岁，1992年6月8日初诊。主诉：胸胁胀痛4个月。患者1992年1月被确诊为肝癌并行肝右叶部分切除术，术后右侧胸水不断，每天抽胸水250ml，呈浅黄色，伴双下肢水肿，肝区胀痛，低热37.5～37.8℃，每天大便4～5次，皮肤、巩膜黄染且逐渐加深。舌红、苔微黄，脉弦细。

西医诊断：肝癌肝右叶部分切除术后黄疸。

中医辨证：肝经癥积。

治法疏肝散结，清热解毒。

处方：柴胡10g，当归30g，赤芍30g，生牡蛎60g（先煎），玄参15g，川贝母10g，桃仁12g，郁金15g，川楝子15g，泽兰15g，茵陈30g，栀子10g，地骨皮15g，黄柏15g，青蒿15g，生石膏45g（先煎），土茯苓30g，土贝母15g，白花蛇舌草60g，半枝莲30g，半边莲15g，金钱草30g。

二诊：1992年6月18日。病情好转，黄疸减轻，纳可，下肢水肿甚，外院X线复查：胸水已吸收，胸膜粘连。舌脉同前。效不更方。

三诊：1992年8月17日。患者已回原籍，来信诉精神好转，黄疸已完全消退，肝区疼痛，下肢轻度水肿，大便每日3～4次，要求制丸药长期服用。

处方：取柴胡100g，赤芍300g，当归300g，生牡蛎300g，郁金150g，桃仁120g，川楝子150g，土鳖虫（䗪虫）120g，川贝母100g，玄参150g，海藻150g，昆布150g，海浮石180g，土茯苓300g，土贝母150g，白花蛇舌草300g，半枝莲300g，半边莲300g共研末，制蜜丸，每丸10g，每次服3丸，日服2次。

四诊：1993年7月26日。除有时右胁痛外，症状已基本消失，肝功能正常，1993年7月23日B超复查结果：肝癌术后1年半，肝形态不大，内回声粗糙不均，表面呈小回声结节，右肝较大，符合肝硬化改变。舌红、苔微黄，脉弦细。效不更方，继续予疏肝散结、清热解毒治疗以巩固治疗。

按：本例是经手术病理确诊的肝癌患者，术后恢复甚差，笔者在疏肝散结方的基础上，加用大剂量土茯苓、土贝母、半枝莲、半边莲、白花蛇舌草清热解毒以疗恶疮，茵陈、栀子、黄柏、金钱草利胆退黄，桃仁、郁金、川楝子、泽兰疏肝理气，地骨皮、青蒿清骨蒸劳热。有研究报道：丹参有促使癌肿转移之嫌，故在此场合，笔者都尽量不用。

足厥阴肝经起于足大趾，上行经膝、大腿内侧绕阴器，至小腹，夹胃两旁，属肝，络胆，向上穿过膈肌，分布于胁肋部，沿喉咙的后边，向上进入鼻咽部，上行连接目系，出于额，与督脉会于头顶。在经脉之间，又有交接延伸，故肝经癥积可及全身诸躯百骸。肝主疏泄，疏泄功能正常，则气机调畅，气血和调，经络通利。反之肝失疏泄，则气机不畅，肝气郁结，脏腑失和，或怒动肝火，或湿痰凝滞，营卫气血瘀滞。基于对这组病变共同的病理生理基础的认识，笔者倡导疏肝散结大法，研制疏肝散结方以清热消痰、软坚散结。临床实践，屡验屡效，使部分患者免受手术之苦。疏肝散结方治疗位于肝经经路上的良性占位性病变，无疑也为经络学说指导中医临床实践提供了有力的证据。

（9）邱某，男，80岁，1992年1月9日初诊。患者已明确诊断为前列腺肥大多年，阵发小便淋漓不下，加重1周，并已插导尿管保留导尿，咳嗽，痰多且黏，有陈旧心肌梗死。舌红、苔燥而黄，脉弦。

西医诊断：前列腺肥大。

中医辨证：前阴癥积（癃闭）。治宜疏肝散结，通利州都，佐以保肺复脉。

处方：柴胡9g，当归15g，赤芍12g，白芍12g，丹参30g，生牡蛎60g（先煎），玄参15g，川贝母10g，夏枯草15g，海藻15g，昆布15g，海浮石18g（先煎），牛膝10g，沙参15g，麦冬10g，五味子10g，橘络3g。

二诊：1992年1月16日。癃闭减轻，拔除导尿管后，小便可畅解，惟有咳嗽，痰不易出，大便溏薄，舌干、苔黄糙，脉弦。证属津亏液涸，治宜滋阴潜阳，以三甲复脉汤加味。

处方：生牡蛎30g（先煎），煅牡蛎30g（先煎），生地黄15g，火麻仁10g，龟甲30g（先煎），生鳖甲30g（先煎），白芍24g，阿胶10g（烊化），生甘草10g，川贝母10g，玄参15g，五味子10g，麦冬12g。

三诊：1992年1月23日。水津来复，舌上津回，大便成形，每日一解，尿畅量多，且能控制，舌红、苔灰黄腻，脉弦。病有泰相，再拟初诊原方继续巩固。随诊3个月，未再出现癃闭症状。

按：肝气郁结，疏泄不及、气滞血瘀可影响三焦水液的运化及气化，致使水道的通调受阻，形成癃闭。从经脉的分布来看，足厥阴肝之脉，绕阴器，抵少腹，是肝所生病者，如遗尿、癃闭等，疏肝散结乃治疗之大法。考虑到该患者年事已高，津亏液涸，故在方中加入生脉散以保肺清心、补气生津，并穿插服用三甲复脉汤以滋阴潜阳，而牛膝引药下行，标本兼顾，相得益彰。

（三）肺热气壅

肺为水之上源，膀胱为水之下源，故肺热可以影响膀胱，而成癃闭。

[常见症状] 小便癃闭，咽干烦渴，呼吸迫促，苔黄，脉数。

[病症分析] ①咽干烦渴：是里热伤津的表现。

②呼吸迫促：是肺热气壅的表现。由于肺热气壅而见癃闭，即应考虑其癃闭由肺热气壅所引起。

[**治法**] 清肺利水。

[**方药**] 清肺饮加减。

桑白皮 15g，黄芩 9g，栀子 9g，茯苓 15g，木通 9g，车前子 9g，桔梗 9g。

[**方解**] 桑白皮、黄芩、栀子，清肺与三焦之火；桔梗开肺气以通利三焦与膀胱；茯苓、木通、车前子，清利膀胱湿热。

[**按**] 上面的三型，均属中医的癃闭之证。但除前阴癥积由医院确诊为老年性前列腺肥大以外，其中三焦火热与肺热气壅两型，虽证属癃闭，病者多系老年，但所积病例，多未经医院确诊，是否即系前列腺肥大，抑或有其他因素造成，需待以后观察，彻底解决其诊断问题。

附　尿失禁

尿失禁是小便不能自禁。有睡中尿炕的则为遗尿。两者同为肾虚下元不固，膀胱约束无力引起，但也有一部分是心脾气虚和瘀血引起的。由于这部分病在现代医学上，一般不作专题讨论，是散见于其他疾病中的一个症状，故本文作为附篇提出来进行综述。

1. 肾虚下元不固

本病是肾虚不能约束膀胱，并包括膀胱本虚约束无力在内。因膀胱与肾相表里，膀胱之虚，常由肾虚引起，而治疗膀胱之虚，则主要以固肾为主。此亦虚证治脏，实证治腑之意。

[常见症状] 小便不能自禁，或睡中无梦自遗，头晕腰酸，四肢清冷，形寒时欲近温，舌淡苔白，脉迟细。

[病症分析] ①小便不能自禁，或睡中无梦自遗：这在中医认为是阳气虚不能固摄小便引起的，与有梦遗尿，常需区别。

②头晕腰酸，四肢清冷："髓海不足则脑转耳鸣""腰为肾之外府"，故头晕腰酸，同为肾虚精乏的表现；阳气虚不能温及四末，故四肢清冷；形寒时欲近温，乃阳虚外寒的表现。

[治法] 温肾固摄。

[方药] 菟丝子丸加减。

菟丝子 9g，五味子 9g，桑螵蛸 25g，益智仁 9g，山药 15g，附子 9g，肉苁蓉 9g，羊脬 1 具（煎汤代水）。

[方解] 菟丝子、桑螵蛸、益智仁、五味子，固肾缩小便；附子、肉苁蓉，温阳以固摄小便；山药补脾以助统摄；羊脬"以脏补脏"以补膀胱。

2. 心肾气虚

[常见症状] 因梦遗尿，形寒肢冷，心悸头昏，舌淡苔白脉细。

[病症分析] 因梦遗尿：是指睡梦中自认为如厕，但醒后却是尿床。这种遗尿，是由梦引起的，与神不内守有关。

[治法] 安神养肾。

[方药]（1）桂枝龙骨牡蛎汤加味。

桂枝 9g，炒白芍 12g，甘草 9g，煅龙骨 30g，煅牡蛎 30g，桑螵蛸 30g，益智仁 9g，生姜 9g，大枣 5 枚。

（2）桂附八味丸（即六味地黄丸加肉桂、附子），每晚睡前服 10g。

[方解] 本方用桂枝汤温养气血，调和阴阳表里；煅龙骨、煅牡蛎，镇心而击梦境；桑螵蛸、益智仁缩小便。加桂附八味丸，补肾气以助膀胱固摄小便。

[按] 经过多次反复使用，现本方已作为笔者"抓主症"的常用方在临床运用。凡因梦遗尿者，率先用此，疗效甚好。

[病例]

（1）高某某，男，17 岁，高中学生。由于经常遗尿，被褥常湿，又羞于曝晒。积久尿毒吸入皮肤，遂继发尿毒性关节炎，遍身疼痛而肿。经其表姐问疾而求治于笔者。笔者未见病人，仅询得病人乃因梦遗尿，即为处桂枝龙骨牡蛎汤加味。令服 10 剂。据病人来信云：约服至七八剂时（每晚睡前嘱服 1 丸桂附八味丸），遗尿即止。尿毒性关节炎从此言瘥。

（2）1960 年前后，笔者所在院一位老药工，连续 3 年来均患梦中遗尿，入冬为甚。求治于笔者，笔者亦以桂枝龙骨牡蛎汤加味投之，服药 5 剂，遗尿即止，续用 10 剂。此疾从未复发。

3. 脾气不升

[常见症状] 少腹坠胀，小便滴沥自遗，唇舌淡白，面色不华，肢体困倦，甚则出现虚肿或轻度水肿。

[病症分析] ①少腹坠胀，小便滴沥自遗：由于气虚降多升少，脾气下陷，故见少腹坠胀；小便滴沥自遗，是脾气虚不能固摄尿液所致。

②唇舌淡白，面色不华，肢体困倦，甚则出现虚肿或轻度水肿：均系脾虚不能滋生气血而产生的症状。

[治法] 补脾益气。

[方药] 补中益气汤加味。

黄芪 15g，党参 12g，白术 9g，陈皮 9g，桑螵蛸 30g，益智仁 9g，五味子 9g，升麻 9g，柴胡 9g，当归 15g，炙甘草 9g。

[方解] 本方用补中益气汤升举脾阳，治少腹坠胀；加桑螵蛸、益智仁、五

味子，固肾缩尿。

4. 瘀血小便不禁

［常见症状］少腹痛拒按，小便不能由自己控制，经常滴沥而下，脉沉涩，舌青紫，多有跌扑损伤史。

［病症分析］①少腹痛拒按：是下焦蓄血的瘀血见症。

②小便不能由自己控制，经常滴沥而下：这是尿失禁，结合少腹痛拒按，为蓄血膀胱所造成者为多。

［治法］祛瘀活血。

［方药］桃红四物汤加味。

桃仁 12g，红花 9g，当归 15g，生地黄 12g，赤芍 15g，川芎 9g，土鳖虫（䗪虫）9g，琥珀末 3g（分吞）。

［方解］生地黄、赤芍、当归、川芎，行血活血；桃仁、红花，祛瘀血；琥珀末行瘀活血并有镇心安神作用；土鳖虫（䗪虫）化久瘀，理伤损。

第八章　水肿

第一节　总　　论

水肿指以头面四肢的浮肿症状为主的疾患而言。病久，才能使肿势延伸入腹而见腹水。这和鼓胀病人，先见腹水腹大，而后肿延四肢者，截然不同。

本病在西医可包括：急性肾炎、慢性肾炎、心力衰竭水肿、营养不良性水肿等。

中医认为：水肿是由肺、脾、肾的气化功能失调，或三焦不利引起。因肺气失于宣降，则水道（三焦）不能通调；脾虚不能健运，则水湿难以运化；肾气不能蒸化，则气水无由互化；三焦不能通利，则水气交阻，水道不通。以上几种因素，都能使水湿停留于体内，外不得开泄出于皮毛而为汗，内不能下入于膀胱化为尿，因而发为水肿。治疗之法，首重宣畅气机，通调水道，使水湿能从正常渠道化为汗、尿，排出体外。

一般肺型水肿，多见寒热无汗、咳喘等症，肿胀以上半身为重。治疗重在开降肺气，以利三焦水道之畅通无阻。开肺气常用：麻黄、杏仁、桔梗、浮萍、紫菀、款冬花、白芷、前胡、荆芥、薄荷、秦艽、羌活等药。降肺则常取：石膏、桑白皮、知母、黄芩、甘草、半夏、陈皮、橘红等药。且开之与降，往往相依为用，相反相成，如麻黄开宣肺气，却又能定喘降肺，通三焦而利尿，石膏降肺，却有时用于解肌发汗，以降为开，这就有赖于严密的配伍作用。

脾型水肿，多见唇舌淡白、面色不华、小便不利、身重困倦等症。治疗主要在于补脾健运，以利水湿。补脾常用：党参、黄芪、鲤鱼、莲子、扁豆、炙甘草等。健脾则常以白术、茯苓、薏苡仁、赤小豆、猪苓、泽泻、车前、冬瓜皮、大腹皮、玉米须等为主。

肾型水肿，多见腰疼、腰膝酸软、四肢不温、腰以下肿甚、脉迟细等症。治疗主要在于益肾补精。益肾常用：肉桂、附子、补骨脂（破故纸）、续断、杜仲、熟地黄、山茱萸（山萸肉）等药。补精则常取：鹿角、紫河车、菟丝子、潼蒺藜、覆盆子、淫羊藿等。

三焦水肿，病多属实，以水势延伸入腹为主要标志，腹水较为明显，二便不畅。治疗之法，首重攻水下气。攻水常用牵牛子（二丑）、商陆、紫蝴蝶花根等；下气乃取枳实、槟榔、青皮、厚朴、蔻仁、木香等。

随着科学的不断发展，又出现了以行瘀解毒为主之方，治疗急 / 慢性肾炎水肿者，意取链球菌变态反应病（急 / 慢性肾炎多属此类）属"数变"之畴，数变乃风之为病特征，而治风则须治其血，故桃仁、红花、当归、赤芍、丹参、川芎等乃为常用之药。又因肾炎毕竟有炎症存在，故清热解毒之山豆根、蒲公英、土茯苓、重楼（蚤休）、白茅根、板蓝根、紫花地丁等又都能发挥其作用。今日之以益肾汤治疗急 / 慢性肾炎水肿，已取得良好效果，此一疗效，首先应归功于中西医结合。

第二节　各　　论

一、急性肾炎

急性肾炎又叫急性肾小球肾炎，多发生于溶血性链球菌甲型等感染以后，是由变态反应而引起的以肾小球损害为主的疾病，并有因细菌的直接感染而产生的。

急性肾炎的起病较急，水肿多先由眼睑开始，次及头面及全身，初起可伴寒、热、咳、喘，或有腰痛。尿检有红细胞、白细胞及蛋白，血压可有增高，有时可见高血压性脑病。

中医认为本病主要由肺与咽喉病变引起，其中又分肺失宣降和咽喉不利两型。

（一）肺失宣降

[**常见症状**] 眼睑部先见水肿，以后很快发展到全身，怕风怕冷，关节酸痛沉重，尿少，或有咳嗽发热，咽喉肿痛，舌尖红，脉浮数。

[**病症分析**] ①眼睑部先见水肿，以后很快发展到全身：肾炎水肿，多先发于面部，眼之下睑是最先发现水肿的地方。以后水肿逐渐加深，乃肿及周身。

②怕风怕冷，关节酸痛沉重，咳嗽发热，咽喉肿痛：肾炎初起常兼见外感症状，如恶风寒、发热、身酸痛、咳嗽等。其中咽喉肿痛，尤为常见，虽咽喉肿痛，同属外感的常见症状之一，但咽喉肿痛，常因链球菌的感染进而出现肾的变

态反应病。肾炎就是链球菌的变态反应病中的一种，故咽喉肿痛，包括烂喉丹痧，扁桃体的发炎、化脓，常为诱发本病的病灶所在，必须及时治理。

③尿少：肾炎的主要症状，端在尿少，一般肾小球发炎以后，其滤过的液量就必然减少，排出于体外的尿量，也必然相应地变少，这样水液便停留于体内，发生水肿。这种尿少，从中医理论言，其虚证多责之肺、脾、肾气化功能，而实证乃从三焦、膀胱中求原因。盖"虚则补之，实则攻（包括汗法）之"之意。

[治法] 宣降肺气。

[方药] 越婢汤加味。

麻黄9g，生石膏30g，生甘草9g，生苍术9g，杏仁9g，桑白皮15g，生姜9g。

[方解] 麻黄、杏仁、生姜，宣肺气以散水湿；生石膏、桑白皮、生甘草，降肺气以利三焦；生苍术发散水湿又能燥湿。

[加减法] 肿甚无汗，加浮萍9g；舌红加白茅根30g。

（二）咽喉不利

[常见症状] 水肿重在头面，咽喉赤肿而痛，寒热，咳嗽气喘，渴喜凉饮，苔白中黄，脉数。

[病症分析] ①水肿重在头面，咽喉赤肿而痛，咳嗽气喘：此水肿主要以肺为主，重在上焦；咽喉为肺之门户，故咽痛红肿乃与肺有关；咳嗽气喘，乃肺气不降之象；寒热是肺主皮毛方面的症状。

②渴喜凉饮：表示此为热证，已灼伤津液。

[治法] 宣肺气，利咽喉。

[方药] 甘桔汤加味。

生甘草9g，桔梗9g，牛蒡子12g，山豆根10g，板蓝根15g，射干9g，生石膏30g（先下），鲜白茅根30g，薄荷3g，杏仁9g，金银花15g，连翘9g。

[方解] 生甘草、山豆根、板蓝根、金银花、连翘，清热解毒；桔梗、牛蒡子、杏仁、薄荷，宣肺利咽；生石膏清降肺气；鲜白茅根凉血生津；射干解毒利三焦，消水肿。

[加减法] 腹胀气壅加商陆9g，以通利三焦，行水气；尿中多红细胞、白细胞加仙鹤草30g，以消炎止血。

二、慢性肾炎

慢性肾炎多由急性肾炎未能及时治愈因而转致。但亦有未经急性期而初发现即为慢性者。本病以反复发作水肿、蛋白尿和高血压等为主，在中医多属脾肾之虚，但亦有因急性发作而见肺型症状者。

（一）脾虚水肿

[**常见症状**] 唇舌淡白，面色不华，全身水肿，腹大膨满，肢冷畏寒，尿少，脉虚缓无力。

[**病症分析**] ①唇舌淡白，面色不华：是脾虚气血不足的表现。

②全身水肿，腹水膨满：是由水肿发展成为水胀（水胀一般指腹水），水胀之成，常不但是脾肺之虚，而是由脾肺之虚影响及肾，即所谓"五脏之病，穷必归肾"是也。

③肢冷畏寒：一般为肾阳不足引起的"四逆"见症。

[**治法**] 健脾利水。

[**方药**] 实脾饮加减。

茯苓 30g，白术 12g，木瓜 9g，厚朴 9g，大腹皮 15g，草豆蔻 9g，干姜 6g，熟附子（熟附片）9g，泽泻 15g，薏苡仁 30g，抽葫芦 30g，玉米须 30g。

[**方解**] 茯苓、白术、泽泻、薏苡仁，健脾以运化水湿；大腹皮、抽葫芦、木瓜、玉米须，行湿利水；草豆蔻、干姜，温脾胃以行水湿；熟附子（熟附片）温肾以助气化。

[**加减法**] 气虚甚者加黄芪 15g，党参 9g。

（二）脾肾两虚

[**常见症状**] 水肿重在下部，腰酸腿软，肢冷脉沉细，面色不华，小便少，头昏，行动气喘。

[**病症分析**] ①水肿重在下部，腰酸腿软，肢冷：下部水肿，常为脾肾之虚，特别是肾虚引起；腰酸腿软，肢冷亦均为肾虚、肾阳不足的表现，因腰为肾之外府，而肾主骨，骨弱无力，故腿软；肢冷是元阳亏虚，不能温煦四末所致。

②面色不华：是脾虚气血不足的表现。

③小便少：是造成水肿的主要因素之一，已见前。

④头昏，行动气喘：髓海不足则头昏；肾不纳气，故行动气喘。盖"呼出心与肺，吸入肾与肝"，吸入之气，必下行入肾，其气乃顺。若肾虚则不能纳气，吸气不能入于下焦，故见行动气喘。

[**治法**] 温补脾肾。

[**方药**] 济生肾气丸加减。

熟地黄 9g，山药 15g，泽泻 15g，茯苓 15g，肉桂 3g，山茱萸（山萸肉）9g，熟附片 12g，牛膝 9g，车前子 9g（包煎），鹿角霜 15g，紫河车 15g，黄芪 15g，党参 12g。

［**方解**］熟地黄、鹿角霜、紫河车、山茱萸，补肾填精，以治肾虚；黄芪、党参，补气益脾，以生气血；山药、茯苓、泽泻、车前子，利湿健脾，以利小便；肉桂、熟附子，壮肾阳以化水气；牛膝引药下行归肾。

［**加减法**］腰部冷痛加补骨脂9g。

（三）三焦壅滞

［**常见症状**］胸腹胀满，周身肿胀，腹水明显，无汗，小便少，呼吸气粗，口渴便干，苔厚，脉有力。

［**病症分析**］①胸腹胀满，周身肿胀，腹水明显：水气闭阻于三焦水道，故见胸腹胀满，周身肿胀。三焦是水气通路，内而脏腑，外而肌肤，都有它的分布，故三焦壅滞，则不但见皮肤肌肉的全身之肿，并可见有腹水。

②无汗，小便少：三焦可包括汗腺的"水道"在内，古称"腠"，《金匮要略》谓"腠者三焦通会元真之处"，即指此，为此，无汗亦三焦闭阻所成；小便是由三焦下入膀胱的，三焦闭阻，则水道不利，水停三焦，不能下入膀胱，故尿少而肿。

③呼吸气粗，口渴便干：是三焦闭阻，吸气不入，水津无由布化所引起。

［**治法**］通利三焦。

［**方药**］疏凿饮子加减。

槟榔12g，商陆9g，茯苓皮30g，大腹皮15g，花椒（椒目）9g，通草1g，羌活9g，秦艽9g，赤小豆30g。

［**方解**］槟榔、商陆、花椒（椒目），通水道、利三焦而行水气；秦艽、羌活，散水湿于表；茯苓皮、大腹皮、赤小豆、木通，利湿于里（注：目前研究，关木通、广防己、青木香等马兜铃科中药有可能引起马兜铃酸肾病，损伤肾功能，可以通草代替木通使用）。

［**加减法**］肿甚加生姜皮6g，冬瓜皮20g。

［**病例**］

（1）蒋某，女，46岁，1992年3月15日初诊。患者下肢水肿并有腹水3个月，伴腹胀，尿少，尿蛋白（++++），血压正常。舌淡，苔少，脉细数。

西医诊断：肾病综合征。

中医诊断：阳水，水气病。

治法：利水化气。

处方：槟榔15g，商陆6g，茯苓30g，花椒（椒目）10g，大腹皮15g，赤小豆30g（先煎），秦艽10g，羌活10g，泽泻30g，通草1g，桔梗10g，紫菀10g，葶苈子10g，丹参30g，泽兰15g。服7剂。

二诊：尿量增多，腹水减少，腹胀减轻。近日来，若停用抗生素即发热。舌脉同前。原方利水化气有效，在此基础上加用清热解毒药蒲公英30g，鱼腥草30g，山豆根9g，板蓝根30g。继服7剂。

三诊：腹水减少，腹胀减轻，停用抗生素已无发热，尿多，尿蛋白（＋）。舌苔黄少，脉细数。仍守利水化气继续观察。原方加冬瓜皮30g，生薏苡仁30g。

按：肾病综合征在临床上是以大量蛋白尿、水肿、低蛋白血症及高胆固醇血症为特征的一种肾脏病。属中医水气病中的"皮水""正水""石水"范畴，因已迁延时日，故不作风水论。本病先见下肢水肿，继之腹水、腹胀，是先水肿而后腹胀满，应列在水气门中论治，更以其病水以里水、腹水为主，故治疗即需以疏导里水为重点，重在行气以行水、下气以下水，选方以疏凿饮子为主，伍以宣肺利三焦之药，使水之与气，得以下三焦而出于膀胱，水气得以通调，则气化行而无水停气聚之患矣。

（2）江某，女，52岁。患慢性肾炎已20年，经常水肿，尿少，血压升高，肾功能低下亦已10余年。肿甚则服西药利尿，但停药则尿不行，水肿如故，渐至行动气喘，胸膺憋闷，医药屡屡，根治甚难。笔者始投健脾补肾，徒劳无功，反增疲惫。故乃改弦易辙，计从三焦而按实证治之，方用上方疏凿饮子加减。服1剂，水肿因连得大疞尿而减轻，服毕5剂，水肿尽退。其后，每见尿少，即服用3~5剂，基本上能保持不肿。如此者2年，近查肾功已恢复正常，肾病基本恢复，血压亦已基本正常，但在情绪波动时稍有不稳，早已恢复上班。近因梅核气病来此求治，已不复有需攻水利尿矣。

（四）风水型"肾炎"

本病系概括西医所称急、慢性肾炎在内，是链球菌感染后的变态反应病，来势急剧，变化极速，故名为风。病中常可发现水肿，则曰水。故风水肾炎乃泛指所有急、慢性肾炎在内（尿中毒似应除外），凡病人有肾炎临床症状，尿检查符合肾炎指标者皆属之。

［**治法**］活血（祛风）解毒。

［**方药**］益肾汤加减（本方系从山西省中医研究所的"益肾汤"加减而来）。

当归15g，赤芍15g，川芎9g，丹参15g，桃仁9g，红花9g，蒲公英30g，紫花地丁30g，山豆根10g，土茯苓30g，白茅根30g。

［**方解**］桃仁、红花、当归、赤芍、丹参、川芎，活血以祛风；蒲公英、紫花地丁、山豆根、土茯苓、白茅根，均系清热解毒之药，两者相合，既能解毒消炎，又可活血治风，故为临床常用之方。

［**加减法**］贫血加党参、黄芪各15g；高血压加夏枯草15g。

[**按**] 经过多次在临床反复使用，目前本方已作为笔者"抓主症"的常用方，凡临床见有化验室检查，符合肾小球肾炎者，不论其为急性期病或慢性期病，率多先用此方，虽不能尽愈诸病，但其临床疗效似觉较以前的"辨证论治"时提高了不少。

[**病例**]

（1）刘某某，女，13岁。肾炎4个月，经常面肿身疼，尿检有血细胞、管型、蛋白。中西药屡屡，从未控制，求治于笔者，笔者以益肾汤加减投之，服药20剂左右，尿检即全部正常，继用原方巩固疗效，前后服药3个月（每日1剂），证明效果稳定，现已恢复学习，全日上学。

（2）张某某，男，9岁。患肾炎1年，因猩红热继发，经常出现尿蛋白、红细胞、白细胞及管型，先后经中西医治疗，未能控制病情，中间曾患传染性黄疸型肝炎，方过传染期（25天）即来求诊于笔者。笔者视其肝功已恢复正常，乃不主治肝，仍以治肾为主治之，投以益肾汤加减，药后尿检逐渐恢复正常，服药3个月余，即恢复上学。

（3）刘某某，男，69岁，1997年7月9日初诊。

因双下肢水肿在北京某医院住院诊治。经各项检查诊断为肾病综合征，曾经采用补充白蛋白、利尿、改善微循环等方案治疗无效，且由于高度水肿、胸水、腹水等因素致病人循环衰竭，濒临死亡，经奋力抢救脱离危险后，医生动员病人接受肾脏穿刺检查及必要时用激素治疗，又因病人体液潴留严重并合并肾功能衰竭，请笔者前去会诊。刻诊：高度水肿，下肢已肿至皮肤透亮，曾静脉点滴之针眼不时向外渗水，阴囊肿甚，上肢、背部、头皮皆有可凹性水肿。病人卧于床上不能翻身及移动。面色不华，声低息微，呼吸困难，语言断续，甚则只以点头或摇头示意，纳差，腹胀，大便1~2日一行，尿少，虽经呋塞米（速尿）利尿治疗，每日尿量仍为500~700ml。体重较发病前增加20kg，舌体胖大，舌质紫暗，苔白腻，脉细。X线胸片报告示大量胸水，B超检查有大量腹水，化验尿液、血液呈高度蛋白尿、高脂血症、低蛋白血症等。

笔者谓此为风水，以其来势凶猛、急骤、变化极速名为风，周身水肿为主要证候则曰水。治疗当以理血利水解毒为法。方选益肾汤加减。

药用：赤芍30g，当归15g，川芎15g，桃仁12g，红花9g，茺蔚子30g，泽兰15g，蒲公英30g，紫花地丁30g，土茯苓30g，白茅根30g，冬瓜皮30g，山豆根10g，鱼腥草30g，夏枯草15g。每日1剂，水煎服。

二诊：7月16日。病人精神状态明显好转，喜形于色，胸闷、憋气、腹胀均减轻，腹围减小，下肢轻度水肿，食纳已增，大便偏干。最突出的是尿量每日可达2500~3500ml。舌脉基本同前。惟肾衰情况尚未解除。血清尿素氮为

11.6mmol/L，血肌酐正常。笔者谓目前仍应以利水为主要原则，水道得利，则浊邪当渐渐随水而排出体外。故于前方基础上加强下气利水之品。

方用：赤芍 30g，当归 15g，川芎 15g，桃仁 12g，红花 9g，茺蔚子 30g，泽兰 15g，蒲公英 30g，紫花地丁 30g，土茯苓 30g，白茅根 30g，冬瓜皮 30g，丹参 30g，茯苓 30g，陈皮 9g，大腹皮 15g，桑白皮 15g，槟榔 15g，通草 3g，生薏苡仁 30g，木瓜 15g，炒决明子 30g。

病人服用上方 20 余剂，诸症消失，食纳、二便等如常人，体重恢复至病前水平，水肿渐消，复查肾功已转为正常。

9 月 8 日患者特来医院门诊告诉笔者，自觉身体已恢复正常。

按：此例病人为肾病综合征之重症，笔者在治疗中不仅解决了严重的体液潴留问题，且使其肾功等各项指标得以恢复，疗效极佳。肾病综合征西医认为是由多种原因造成的。中医则认为该病人属于水、血、毒互结，血瘀于内，则水道不利，致水泛周身，而水湿内停，血、水湿凝聚致使毒浊积聚体内不得排除，治当理血、利水、解毒。益肾汤方中桃仁、红花、赤芍、当归、川芎、丹参等理血为主，取"治风先治血，血行风自灭"之意，是风水治疗中的重要大法之一；茺蔚子、泽兰既活血又利水，配合冬瓜皮、大腹皮、桑白皮、茯苓等利水之品，相得益彰；蒲公英、紫花地丁、土茯苓、山豆根、鱼腥草、白茅根等解毒排浊是治疗风水证的常用之药。诸药合用使气血和畅，水湿得利，毒浊排除，疗效显著。

三、心力衰竭水肿

本病主要由于心力衰竭，心搏出量减少，以致肾血流量减少，肾小球滤过率减低，肾小管再吸收水、钠增多，因而引起水肿。

本病多有心脏病史，日久不愈，乃现水肿，其肿多由足部或小腿下端开始，渐次延至全身，并可见腹水及胸水等。中医一般认为是心肾阳虚，不能蒸化水气所造成。有时亦可影响及肺，由于肺的宣发肃降功能降低，造成水肿。

（一）心阳不足

[**常见症状**] 水肿主要见于胃脘部，肿而坚满，心跳气短，头晕尿少，脉弦细或见弦迟，舌淡少苔。

[**病症分析**] ①水肿主要见于胃脘部，肿而坚满：由于心阳不足，不能温化水气，使水气停于心下（相当胃脘部），而见心下肿坚，约相当于《金匮要略》痰饮水气篇中所讲的"心下坚筑""心下坚，大如盘，边如旋盘"等症状。

②心跳气短，头晕尿少：水气凌心，故见心跳气短；水气停聚，使清阳不升，故头晕；水饮不化，故尿少。

[**治法**] 温阳化水。

[**方药**] 苓桂术甘汤加味。

茯苓 30g，桂枝 15g，白术 9g，甘草 6g，泽泻 15g，生姜 9g。

[**方解**] 茯苓、白术、泽泻、甘草，健脾以利水湿；桂枝通心阳以化水湿；生姜温胃行水。

（二）肾阳式微

[**常见症状**] 水肿重在下肢或在脐下，四肢清凉，心悸头眩，筋惕肉瞤，小便短少，行动气喘，舌淡少苔，脉沉细。

[**病症分析**] ①水肿重在下肢或在脐下：肾在下焦，故由于肾阳不足，不能化水而产生的水肿，多以下焦为重。

②四肢清凉，心悸头眩，筋惕肉瞤，小便短少，行动气喘：都是由肾阳不足所造成。肾阳虚不能布温于四肢，故见四肢清凉；水气内聚，心阳不得舒展，故心悸；清阳之气不能上升入头，故头眩；水气停渍于内，阳气不得通行，故见筋惕肉瞤；水不化气，气不化水（尿），故见尿少；肾虚不能纳气，故见行动气喘。

[**治法**] 温肾化水。

[**方药**] 真武汤加味。

茯苓 30g，熟附子（熟附片）15~30g，白术 12g，桂枝 9g，白芍 15g，甘草 9g，生姜 9g。

[**方解**] 桂枝、熟附子（熟附片），温肾化水；茯苓、白术，利湿健脾；白芍、甘草，缓中而制桂附温热之性能；生姜温胃以行水气。

[**加减法**] 水肿甚者，加冬瓜皮 30g，以消水利尿；头晕甚者，加泽泻 30g 以利水湿，通清阳。

[**按**] 此方经过多年临床反复使用，目前已作为笔者常用的"抓主症"之方，凡西医诊断为心力衰竭，而见症以水肿为主，周身见有寒象者，率先用此。虽不能尽愈诸病，但有很多危重病人，确实能起到回阳救逆、纠正心衰的作用。

[**病例**]

（1）张某某，女，36 岁。患风湿性心脏病 5 年，心衰脚肿，气短心悸头晕，不能下炕已 3 年。1972 年笔者在唐山医疗队时，在某县人民医院带西学中班实习，病人套大车不远百里前来求治，当诊脉细沉而有结代，唇青舌淡，肢冷指甲青暗，下肢肿盛，腹水轻度，语言低微不续，遂诊为肾阳式微、水气不化，故投用真武汤加味，服 7 剂后来复诊时，病人已能下地行走，心衰状况得以纠正，继服前方 1 周，则病人已能亲操家务劳动矣。

（2）张某某，男，48 岁。患冠心病 10 余年，3 年前出现心衰，曾多次住院抢救。出院后，心衰又起，唇面青黑，肢冷肤色变黑，舌质青紫，苔白腻，脉沉细，节律严重不整。胸闷气短，不能疾行，上楼四层，必停数次，下肢水肿明显。笔者根据病情，确定其病属肾阳虚衰，水停瘀阻，即以真武汤方加丹参、红花、茜草、旋覆花等治之，服药 4 个月，病人心衰基本得到纠正，面色转红，肢端及口唇之青黑色相继减退，疾行及上下楼梯，可以不甚喘息。乃改以前方制成丸剂，继续观察疗效。

四、营养不良水肿

本病在临床最常见为以下两种。

1. 血浆蛋白减低

其病主要有气虚或气血两虚等贫血症状，治疗原则上亦不外补气益血。加味千金鲤鱼汤，最早用于妇女的妊娠子肿，移用于男子，亦为有效。

[方药] 当归 15g，白芍 15g，茯苓 30g，白术 12g，陈皮 9g，党参 15g，黄芪 15g，生姜 9g，鲜鲤鱼 1 条（重 500~750g，煎汤代水）。

[方解] 当归、白芍，和血养血；党参、黄芪，补气养血；茯苓、白术，利湿健脾；陈皮、生姜，理气消水；鲜鲤鱼能补气血（增加蛋白质）以利小便。

2. 维生素 B$_1$ 缺乏

本病的水肿，主要见于下肢胫膝之部，两脚无力，不能任地，故中医称"软脚病"或"湿淫脚气"。本病多因生活环境骤变，饮食调节不良引起。中医治疗常取温散寒湿之法，以鸡鸣散加味，作汤凉服。

[方药] 紫苏叶 9g，吴茱萸 9g，桔梗 9g，木瓜 9g，橘红 9g，槟榔 12g，薏苡仁 30g，汉防己 9g，生姜 9g。

[方解] 紫苏叶、生姜、吴茱萸，温肝胃散寒行水；槟榔、橘红，行气以行水湿；木瓜、薏苡仁、汉防己，利水湿以除肿胀，并有舒筋之用；桔梗开肺气，利三焦，以通利水湿。

[服药法] 本病寒湿在下，需以辛温解散，但服热药可以过早向上发泄，不能达到病所，故须改用凉服法，使药力能深入下肢，祛除寒水之邪。

[病例] 顾某某，男，58 岁。1956 年曾在某党校学习，入校不久，即感两脚酸胀，续见胫膝间水肿明显，踝骨已平，脚跟不能任地，脉沉细，苔白腻，饮食如常，笔者开鸡鸣散方，服药 5 剂，病告痊愈，继服 5 剂以巩固疗效，然后停药，20 余年，未闻复发。

第九章 消渴

第一节 总 论

消渴一病，古今的沿革较大，大概远古所称之消渴，一般局限在"渴而消水"这一方面，即所有的大渴多饮，都称消渴。至唐宋以后，渐渐发展，从而成为以"三消"论病，并已认识到消渴病人的尿是甜的（见《外台秘要》）等。足证我国古代劳动人民对医学的进步是费尽心力的。

消渴病中的"三消"，是根据常见症状中的"三多"现象来确定的，它把消渴分为上、中、下三消。这三消就是，上消消水为多饮，属肺；中消消谷为多食，属脾胃；下消尿频量多为多尿，属肾。对以上三消的成因，则概认为由阴虚火亢所造成。因火亢或阴虚，都会造成阳气的亢盛（包括相对的火亢），阳气亢盛，就会引起气化太过，饮食入胃以后，消化极速，故而出现"消"的见症。

消渴虽有上、中、下三消之分，在临床却不一定分得太明显，有时仅有所偏重，不可截然分开。例如，多饮者常多尿，而多尿者必多饮，这是已成惯例的了。亦有上、中、下三消，即多饮、多食、多尿的症状，在一个病人身上同时并见的，这就甚难以上、中、下三消来截然划分。不过，既称消渴，就基本上应认定其病属于火亢或阴虚，对它的治疗，一般应守泻热（泻火）与养阴为主。养阴常取二冬（天冬、麦冬）、二地（生地黄、熟地黄）、沙参（近人研究因石斛有升高血糖的作用，故不宜用于治疗本病）、人参、何首乌、地骨皮、黄芪、生石膏、知母、黄柏、天花粉、蛤壳、牡丹皮、葛根、玉竹、黄精、玄参、生牡蛎、贝母、旱莲草、女贞子、橹豆衣等。泻热药多于大便干结时用之，最常用者为大黄，有时可合增液汤（玄参、生地黄、麦冬）同用，其他如芦荟、炒决明子、火麻仁、郁李仁等，也都有润下的作用。其余的苦寒药物，一般不宜过多使用，因其苦能燥湿，使病愈燥而热愈甚，消愈深。这是用药治消渴的一大原则，临床应用时必须注意之。

当消渴历时既久，亦有出现阳虚见症者，此盖病久损及肾阳所致。治疗时即有用补肾助阳之法，这作为常中之变来看待，非治消渴之常法。

本病在现代医学中多属糖尿病及甲状腺功能亢进、尿崩症等，临床必须区别论治。

第二节　各　　论

一、糖尿病

糖尿病是由于胰岛素分泌不足，因而造成体内糖代谢的紊乱，周身组织不能正常地吸收糖分，遂致糖潴留于血液，而使血糖增高。当血糖数值超过肾阈时，则从尿中排出一部分葡萄糖，是为糖尿病。由于糖分经由肾脏排出时需带走大量液体，故而尿量增加，发为多尿。多尿失水，故患者口渴，必须饮水以补充，故而出现多饮症状。由于尿糖，大量葡萄糖丢失，糖分未能充分利用，因而食欲亢进，容易饥饿，故见善饥多食。这是糖尿病出现的"三多"症状，即多饮、多食、多尿的原因。

本病一般即以"三多"症状的出现为临床特征，伴有疲乏和消瘦，大多数病人由于血糖高而出现疮肿，身痒，自觉身热和出汗。本病临床常见者为以下四型。

（一）肺胃阴伤

[**常见症状**] 内热咽干，五心烦热，口干欲饮，舌红脉数，时汗出，尿多，身痒。

[**病症分析**] ①内热咽干，五心烦热，口干欲饮：即阴虚则内热之意。这种热以伤津血、伤阴为主，故见以上症状。

②时汗出：由于内热迫津外出，故时汗出。

③尿多：阳热盛，水气互化的过程加快，气化太过，一故尿多。

④身痒：由于汗多表虚，招致邪毒入侵，发生身痒，甚至出现疮肿。

[**治法**] 养阴清热。

[**方药**] 二冬汤加味。

天冬 9g，麦冬 12g，天花粉 30g，黄芩 12g，生石膏 30g（先下），知母 9g，太子参 30g，黛蛤散 15g（包煎），生地黄 15g，牡丹皮 9g，山药 30g。

［**方解**］二冬（天冬、麦冬）、天花粉、太子参，补气生津；知母、黄芩、生石膏、黛蛤散，清肺胃之热；生地黄、牡丹皮，凉血补阴；山药补脾阴而又能控制血糖。

（二）胃实劫津

［**常见症状**］大便燥艰，善饥消食，汗多饮凉，心烦不寐，脉数实，苔燥而黄。

［**病症分析**］①大便燥艰，善饥消食：这是由于阳气太盛，气化作用太强，因而食入水谷，甚易缩短其消化过程所引起。大便干燥和困难，是因阳盛阴虚，水津不能正常地润滑肠道，因而引起。

②汗多饮凉，心烦不寐：亦由阳热盛阴虚引起，热盛则汗多饮凉；津血内虚，不荣于心，则心烦而不寐。

［**治法**］泻热养阴。

［**方药**］增液承气汤加味。

玄参15g，麦冬9g，生地黄15g，芒硝9g（分冲），大黄9g，天花粉15g，牡丹皮9g。

［**方解**］玄参、生地黄、麦冬、天花粉，养阴清热润肠；芒硝、大黄，泻热通便；牡丹皮凉血以清血热。

［**加减法**］如大便不实，脉数而虚，则疾属脾阴虚为主，即宜改用黄芪汤加味，以增液补气。

黄芪15g，生地黄15g，玄参15g，麦冬12g，山药30g，生苍术12g，绿豆120g（煎汤代水）。

［**方解**］黄芪、生苍术、山药，和中焦脾胃之气，以调整上、下焦与肺、肾的关系；生地黄、麦冬、玄参，增液养阴，以消除火亢阴虚之为患；绿豆清热以减少气化。

（三）肾阳虚不能摄尿

本病多出现在糖尿病后期，以多尿为主症。

［**常见症状**］肢冷脉细，恶寒喜温，头昏自汗，尿多稠黏，病体消瘦，苔白舌淡。

［**病症分析**］①肢冷脉细，恶寒喜温：这是由于病久及肾，肾阳虚不能摄尿所致。这种现象虽不多见，但糖尿病后期亦可见之。

②头昏自汗，尿多稠黏，病体消瘦：病久肾气虚乏，髓海不荣，故易见头昏；阳虚不摄，则恶风而汗出，这种汗叫作自汗；糖从尿中排出，造成病体营养

不足，故见病体消瘦。

［**治法**］温固肾气。

［**方药**］金匮肾气丸为主。

熟地黄 9g，山药 15g，山茱萸（山萸肉）9g，泽泻 9g，茯苓 9g，牡丹皮 9g，肉桂 3g，熟附子 6g。

［**加减法**］肢冷脉微细，加鹿角胶 9g（化冲）。

［**病例**］林某某，男，58 岁，糖尿病 20 余年，畏寒多汗，尿多消瘦 3 个月。于 1991 年 3 月 5 日就诊。患者 20 多年前因多饮、多尿、多食、消瘦、血糖、尿糖高已确诊为 2 型糖尿病。平时适当控制饮食，口服降糖灵、消渴丸等症状控制不满意，血糖亦时有波动，一般在 8~9mmol/L。近 3 个月来因为精神受刺激，长期失眠心悸，纳少便溏，畏寒肢冷，冷汗淋漓，尿频尿多，夜间为甚，体重下降近 20 斤。脉沉细，苔淡少津。

辨证：消渴（肾防虚损）。

治法：温固肾气，金匮肾气丸为主。

处方：熟地黄 9g，怀山药 15g，山茱萸 9g，泽泻 9g，茯苓 9g，牡丹皮 3g，肉桂 3g，熟附子 6g。

二诊：1991 年 3 月 20 日。症状稍轻，手足回温，冷汗减少，夜尿亦减，大便稍成形。原方有效，效不更方，再投 28 剂。

三诊：1991 年 4 月 20 日。症状基本消失，精神振作，手足温如常人，冷汗已止，二便已调，睡眠正常。嘱其用上方 14 剂共研末为丸，慢慢巩固疗效。

（四）气阴两虚

书本上多将消渴（糖尿病）分为上、中、下三消，辨其多饮、多食还是多尿，分别从清热润肺，清胃泻火及滋阴固肾角度去调理。而临床上"三多"症状或同时存在，或均不显著，笔者治疗消渴（糖尿病），常以黄芪汤为主加减，疗效满意，现介绍如下。

［**常见症状**］"三多"症状或同时存在，或无"三多"或其他明显不适。

［**病症分析**］消渴之根本病机为"燥热为标，阴虚为本，后至气阴两虚"。

［**治法**］益气滋阴。

［**方药**］黄芪 30g，生地黄 15g，麦冬 15g，玄参 15g，苍术 15g，山药 30g，绿豆 120g（煎汤代水）。

［**方解**］黄芪补气，生地黄、玄参、麦冬滋阴，切中病机。中焦为调整上、下焦的枢纽，方中用苍术、山药以调和中焦脾胃之气。绿豆 120g 煎汤代水，取其有清热抑制"元阳"之功。对于胃火较盛，或身热心烦者常加知母、生石膏、

牡丹皮等以清热泻火。对久病或糖尿病肾病者加理血之品如土鳖虫（䗪虫）、红花、桃仁、天花粉、赤芍、丹参、蒲黄等。对于气虚明显者酌加西洋参 6~10g，加强益气养阴的作用。

[病例]

（1）常某某，男，56 岁，因多饮、多尿、多食、消瘦 2 年余，外阴鳞癌手术切口不愈半年，于 1993 年 5 月 3 日就诊。2 年多来，干渴多饮，心烦少寐，疲乏酸困，尿频尿多，大便干燥、5~7 天一解、不畅，体重下降 15kg。平时口服苯乙双胍（降糖灵）、六味地黄丸等，空腹血糖控制在 9~10mmol/L（正常 < 6.1mmol/L）。半年前外阴肿块，经泌尿外科手术切除，但术后切口裂开、深达脂肪层，且分泌物多，虽经换药、口服抗生素治疗，伤口仍不愈合。脉虚数，苔少。

辨证：消渴（气阴两虚）。

治法：益气养阴。

方药：黄芪汤为主加减。黄芪 30g，生地黄 15g，麦冬 15g，玄参 15g，苍术 15g，怀山药 30g，知母 10g，生石膏 30g（先下），牡丹皮 15g，天花粉 30g，川军 6g。

嘱其到西医加用胰岛素肌内注射以进一步控制血糖。

二诊：1993 年 5 月 20 日。糖尿病"三多"症状明显减轻，大便通畅，睡眠增进，外阴切口分泌物减少、疼痛减轻。原方去川军继服 14 剂。

三诊：1993 年 6 月 5 日。糖尿病"三多"症状已基本消失，空腹血糖 6.8mmol/L，外阴切口已基本痊愈。其他症状基本消失，体重增加 2.5kg 左右，仍宗原方继续巩固疗效。

按：（1）黄芪汤加味对气阴两虚尤以脾阴不足者为宜，临床上糖尿病病人以此型为多，灵活加减后上可照顾肺，下可照顾肾。

（2）方中黄芪益气，其他药多为阴柔之品，滋阴润燥，即便有热象也用知母、石膏、牡丹皮、地骨皮等清热，而不用苦寒性燥之品，可见笔者常常注意保护阴液，清热之时也不伤阴。

（3）滋润之品常选生地黄、玄参、麦冬、玉竹、黄精等。

（4）久病或糖尿病肾病需加强理血之品，而其中天花粉理血又兼生津为临床常用之品；泽兰理血兼利水，兼下肢水肿者更宜；丹参一味功同四物，理血又养血，颇为适宜。

（5）伤口不愈合之糖尿病病人服药效佳：概其一，本方有利于糖尿病病情稳定，对伤口愈合有利；其二黄芪生肌敛疮，对于气血不足，脓成不溃或久溃不敛者为佳。

（2）贺某某，女，42 岁。因失眠 3 年，多饮善饥，于 1994 年 7 月 20 日就诊。平素体胖少动，心烦失眠 3 年，头晕易惊，大便不实，近半年来出现烦渴多饮，疲乏酸困，饮食倍增而体重下降 10kg。西医检查空腹血糖 9.1mmol/L（正常＜ 6.1mmol/L）、尿糖（++++）。脉虚数，舌红苔少。

[**证属**] 消渴（气阴两虚）。

[**治法**] 益气养阴。

[**方药**] 黄芪汤加味治之。

黄芪 30g，生地黄 15g，麦冬 15g，玄参 15g，苍术 15g，生石膏 30g（先下），知母 10g，怀山药 30g，14 剂。

二诊：1994 年 8 月 5 日。药后烦渴随减，消谷情况亦大有好转，原方有效，效不更方。继服 28 剂。随诊多年来一直全日上班，可见其体质恢复甚好。

二、尿崩症

[**常见症状**] 多尿，狂渴，多饮，查无尿糖，血糖亦不高。

[**病症分析**] 本病的多尿，狂渴，查无尿糖，血糖亦不高，说明此病不是糖尿病。病属尿崩症，由脑垂体机能减退，抗利尿素分泌减少所造成。中医亦称消渴病，病属下消。

[**治法**] 固肾缩尿。

[**方药**] 缩泉丸加味。

益智仁 9g，乌药 9g，山药 15g，桑螵蛸 30g，煅龙骨 30g，煅牡蛎 30g。

[**方解**] 益智仁、桑螵蛸固肾缩尿；乌药温肝理气以摄小便；山药补脾而摄尿；煅龙骨、煅牡蛎，摄纳小便。

三、甲状腺功能亢进

（一）热郁胸膈

[**常见症状**] 烦热阵汗，善饥消谷，目突心慌，前颈可见瘿瘤，脉数，苔微黄。

[**病症分析**] ①烦热阵汗：中医认为是热郁胸膈的见症。

②善饥消谷：是中消的突出见症，由气化太过引起。

③目突心慌：眼珠向外突，是甲状腺功能亢进后期的主要症状之一，心慌可能由内热灼伤心气引起。

④前颈可见瘿瘤：即甲状腺肿大。

[**治法**] 泻热除烦。

[**方药**] 栀子豉汤加味。

栀子 9g，淡豆豉 9g，龙胆草 9g，生地黄 15g，木通 9g，柴胡 9g，黄芩 15g，生牡蛎 30g（先下），玄参 15g，川贝母 9g，海藻 15g，昆布 15g，夏枯草 15g，海浮石 15g（先下）。

（二）痰气互阻

[**常见症状**] 心悸、汗出、易急躁、恶热、消瘦、乏力、手抖、大便多等甲亢症状。

[**治法**] 除痰散结。

[**方药**] 生牡蛎 30g，川贝母 10g，玄参 15g，夏枯草 15g，桔梗 10g，枳壳 10g，赤芍 30g，丹参 30g，海藻 15g，昆布 15g，海浮石 18g，柴胡 10g，猫爪草 15g，栀子 12g，淡豆豉 15g。

[**方解**] 生牡蛎、川贝母、玄参、夏枯草，软坚散结（盖：肿大之甲状腺在中医看来可考虑为"坚结"）；桔梗、枳壳、赤芍、丹参，调气活血，其中桔梗还可以引诸药上达病所；海藻、昆布、海浮石也为软坚之品，为四海舒郁丸中重要药物；柴胡入手足少阳、厥阴等诸经，在经主气以达阳气，在脏主血以达阴气。疏肝宣畅气血，旋转枢机，畅郁阳而化滞阴方能消除瘰疬。栀子、淡豆豉除烦解郁，改善心烦、急躁等症；猫爪草原为治鼠疮之药，移至此处解决甲状腺肿大。

四、原因不明消渴

[**常见症状**] 渴饮无度，检无尿糖、尿崩等病的指标。

[**病症分析**] 本病说明病非糖尿，乃原因不明之消渴证。

[**治法**] 生津化气。

[**方药**] 春泽汤加味。

沙参 30g，白术 10g，泽泻 15g，猪苓 10g，茯苓 15g，桂枝 6g，麦冬 12g。

[**方解**] 沙参、麦冬生津补气；五苓散化气布津。

诸气是指以精神因素为病因而产生的多种疾病的总称。由于中医把精神因素——五志太过或七情，概称之为"气"，故这类病人们又叫它"诸气"。亦称"气病"或"郁结"。

在本章之后将进行眩晕、中风、癫、狂、痫、惊悸、失眠、阳痿、遗精等的论述。这些病有一部分是器质有明显变化，可以查出的。但也有一部分则是器质问题没有明显的暴露，或因现在所有的科学仪器精确度还未达到应有的高度，不能把人体所有结构精细的部分（如大脑）的全部器质问题都找查清楚，这一部分内容，在西医大概统称之为"神经官能症"，中医则一般认为属于诸气为病。通过气的衍化，大致可包括有气、火、风、痰、血的内容。连同一部分由于情志变化（即精神因素）而引发的器质病变，中医都把它归入这一范畴。在这里介绍的仅是其中的一个部分，还有更多的疾病及其治疗方药，已散见于其他病中。不能一一列举。

中医认为，气病的受病部位，主要是在"肝"，因为肝是主管疏泄气血，使人有舒畅（条达）之感。如果一个人受了"七情""五志"之气的干扰，就会影响到肝的疏泄作用，因而使气血失于条畅，发为气病。另一方面，也可由肝脏本身的不健康因素，影响其疏泄作用，故在受到情志方面的刺激以后，不能疏泄遣散，遂发气病，产生郁结（即气郁）。在病气郁以后，并可以由气病而产生火、风、痰（湿）、血等诸病，这在古人书上，又叫作"五郁相因"，或称"六郁"（增一食郁）。在西医方面，认为有大部分是属于"神经官能症"范畴。下面分述一些临床常见病的主症和常用方药，作为分章立说之基础。

一、气郁

气郁是指肝气郁结为病，不包括全部脏腑功能（气主功能）与气虚在内。在前面提到的"五郁相因"和"六郁"，都必须经由气郁开始，即是以气郁为本，然后演变其他诸郁。

气郁的主症是：在情志剧变或持续刺激以后，见有胸胁、胃脘部的胀闷不舒感，或有不固定的疼痛（气滞血瘀，不通则痛），或有嗳气、恶心，甚则呕吐（肝气横逆，胃气不降）、头脑昏涨、失眠梦扰等。治疗之法，重在疏肝理气。常用方药如下。

（一）柴胡疏肝散

[**组成**] 柴胡、枳壳、生香附、芍药、川芎、陈皮、炙甘草。

[**主治**] 胸胁闷胀，或见两胁胀痛、左胁偏痛等。

[**病症分析**] ①胸胁闷胀：肝的经脉布于胸胁之部，气郁气结，其主要见症即为胀满，故肝气郁结，最常见胸胁闷胀。

②两胁胀痛：两胁均为肝胆经脉所布，故肝气郁结，有时可见两胁胀痛；产生痛感的原因是气滞血瘀，由于气滞可以引起血瘀，故肝气郁结，亦可见有痛感，但此痛必兼胀满，这是气痛和血痛不同的地方。

③左胁偏痛：肝之气常行于左，故气郁之证，又常见左胁偏痛。

（二）六郁汤

[**组成**] 香附、苍术、川芎、栀子、半夏、陈皮、砂仁。

[**主治**] 以气郁的症状（即前证）为主，并兼有胃脘胀闷、食入不舒者。

[**病症分析**] 本病气郁气结于肝，干犯胃气，故见胃脘胀闷，食入不舒。

（三）半夏厚朴汤加味

[**组成**] 半夏、厚朴、茯苓、紫苏叶、生姜、龙胆草、黄连、大黄。

[**主治**] 胃脘堵闷，嗳逆噫气，或颈前咽喉之部，自觉堵胀，如有肿物，吞之不入，吐之不出，但饮食自如，不发生障碍。中医习惯称为"梅核气"。使用本方，常为有效。但必须注意与慢性咽炎相鉴别。如病人经常发生咽痛，或感冒后即发咽痛者，则常为慢性咽炎，虽有咽部堵胀。但不宜用本方治疗。本方原方重在温开，与气郁化火者不甚符合，且方中缺乏反佐，临床用之有时有副作用，故加苦降药。

[**病症分析**] ①胃脘堵闷，嗳逆噫气：主要是胃气不降造成，何以产生胃气不降呢？这又是由肝气犯胃引起。肝气郁结，则常噫气，亦称长嘘或太息。

②梅核气：是肝经气火夹痰，结于咽中，不但食饮时不发生障碍，并用现代科学仪器设备检查也发现不了问题，这目前只能作为中医所讲"气"的一个特点，未来能否找出定量的指标，这是需要进一步研究的问题。

（四）绀珠正气天香散

[**组成**] 香附、干姜、紫苏叶、陈皮、乌药。

　　[主治] 脘腹气聚，攻冲作痛，上下无时，肠鸣便溏，或妇女因气郁而月经不调、少腹气胀攻痛等。

　　[病症分析] ①脘腹气聚，攻冲作痛，上下无时，肠鸣便溏：这是肝乘脾虚，气因寒聚，而引起的见症。胃肠气机紊乱，故见上下攻冲作痛。脾阳虚，故肠鸣便溏。

　　②妇女因气郁而月经不调，少腹气胀攻痛：气滞则血瘀，故易见月经不调；少腹乃肝之经脉所过之地，肝气被寒而滞，故见少腹气胀攻痛。

（五）苏合香丸

　　[组成] 丁香、安息香、青木香、荜茇、诃子、犀角、朱砂、薰陆香、龙脑香、麝香、白术、香附、沉香、白檀香、苏合香油等。

　　[主治] 气厥不语或神清不能言语。

　　[病症分析] ①气厥不语：是因气机暴乱，而昏厥不语，常见于突然的超限情绪刺激之后，头脑的持续劳累，亦可见此。

　　②神清不能言语：亦多系突发性，有的是受过度情绪刺激之后，亦有不明原因者。

　　[按] 在治气郁诸证时，常用疏肝理气药，如绿萼梅、玳玳花、玫瑰花、厚朴花、橘叶、佛手、檀香等，可随时选入一二味，均为有益无损。

二、火郁

　　"气有余便是火"和"气郁化火"，均为中医对"气"与"火"之间关系的术语，而"有余"与"郁"，则又是由气化火的同义词，都是指肝气郁结。如果平素体质偏于阳热的人生了气病，就更易化火，成为火郁。火郁同样也是以肝为主。随着肝的经脉，它可以上行至头，发为头痛、眩晕、目赤、耳鸣、畏光等；下行至少腹及前阴之部，则又可以发为阳痿、早泄、无欲、遗精、淋痛、癃闭、赤白浊、带下、漏经等。若见于胸胁脘腹之部，则为心烦、胁痛、吐酸、嘈杂、呕吐、飧泄、喘鸣、咯血等。总的说：凡病中见有心烦、头目胀痛、胸胁满痛等症，再加上舌红苔黄、脉弦数时，就都要考虑到可能有肝火内郁的问题存在。少腹前阴诸证之因于肝火内郁者，亦常不离此等症状。因火属阳邪，阳主升，升多降少，故肝火内郁时，常可见有头部症状。治疗之法，主要以清泻、宣发及凉血等为主。清泻基本上是降火的意思，常用药如龙胆草、芦荟、栀子、黄芩、北柴胡、木通、青黛、黄连等，并包括泽泻、车前子、滑石、青皮、枳壳等在内，均属此类。宣发则主用升散，常用药如羌活、防风、桑叶、菊花、荆芥、南柴胡、升麻、紫苏叶、夏枯草、白芷、细茶等，主要是通过用药升散发越的作用，使郁火外泻于皮毛，这又是治火郁的一大特色，因火郁于内，不给以出路，闭郁而不开，则必内燔而不去。用清泻者，是给郁火以泻下的出路，使从大小便去之；用宣发者，是给郁火上散的出路，使郁火从皮毛汗孔而散。这种给郁火以出路的原则，是治肝经郁火必须严格注意的地方。所谓"火郁则发之""木（肝）郁则达之"，都是指此而言的。再有便是凉血以祛肝火，因肝为藏血之脏，肝火内郁，必然要影响到血，而使血热，凉血即凉肝，凉肝即所以降肝火也，这是事理之常。在凉血的同时，还必须加强活血的作用，使郁火得以通过血的流通而解散。此外，行气破气、除痰消食、利湿等，都可兼而用之，但重点在治火而已，其他诸邪也都如此。治火郁常用方药如下。

（一）龙胆泻肝汤

[组成] 龙胆草、栀子、黄芩、柴胡、生地黄、车前子、泽泻、木通、当归、生甘草。

[主治] 头目胀痛、耳鸣眩晕、心烦胁痛、少腹坠胀、阳痿梦遗、癃闭淋浊等属于火热引起者，它有降血压、利尿和调整内分泌等作用，故在高血压、肥胖病、前列腺炎、妇女经带病中，常被选入应用。

[病症分析] ①头目胀痛，耳鸣眩晕，少腹坠胀，胁痛，阳痿，癃闭淋浊：肝经脉络于巅顶，肝开窍于目，胆之经脉络于耳，故肝胆之火上炎，而为头目胀痛、耳鸣眩晕；肝的经脉行于少腹，布于两胁，络于阴器，故肝火内郁，可以出现少腹坠胀、胁痛、阳痿、癃闭、淋浊等证。

②心烦梦遗：这是肝火内郁，影响及心，使心火炽甚而引起的。

（二）泻青丸

[组成] 龙胆草、栀子、大黄、羌活、防风、川芎、当归。

[主治] 头目胀痛，失眠多梦，心烦舌赤，大便日久干燥或不通，动风抽搐，神昏语乱，脉弦或细数。

[病症分析] ①头目胀痛：是肝火上炎的表现。

②失眠多梦，心烦舌赤：肝火内扰于心，神不守舍，故见失眠多梦；肝藏血，心主血，肝火内盛，则必然引起血热，由血热影响及心，故见心烦舌赤。

③大便日久不通，动风抽搐，神昏语乱：肝火内结，水不润肠，故见大便不通；水津不能润养筋膜，故筋膜强急，而见动风抽搐；肝火内郁，扰乱心神，加之腑气不通，浊不降则清不升，故见神昏语乱。

（三）丹栀逍遥散

[组成] 牡丹皮、栀子、柴胡、当归、赤芍、白术、茯苓、甘草、薄荷、

生姜。

　　[**主治**] 头目胀痛、心烦口苦、胸胁满痛、舌红苔黄、妇女月经先期、量多色深等。

　　[**病症分析**] ①头目胀痛，心烦口苦，胸胁满痛：肝火上炎，故头目胀痛；肝火影响及心，故见心烦；移热于胆，故见口苦；肝脉布于两胁，肝火内郁，故易见胸胁满痛。

　　②妇女月经先期，量多色深：妇女月经先期，一般为血热象征；肝热迫血，故见月经提前，量多色深。

　　（四）加味左金丸

　　[**组成**] 黄连、吴茱萸、赤芍、煅瓦楞。

　　[**主治**] 烧心吐酸、胃脘胀痛、胁腹闷胀、心烦不寐、舌红少苔、脉弦数等。若兼痛泻，或因酸多而致飧泄完谷，即于本方中加入防风、白术、陈皮，成为左金丸、痛泻要方合剂。治疗肝火痛泻，为常用而有效的方剂。

　　[**病症分析**] ①烧心吐酸，胃脘胀痛：肝火扰胃，故见由于胃酸过多而引起的烧心吐酸（古人谓："肝经郁火吐吞酸"，意即指此）及胃脘胀痛。

　　②胁腹闷胀：是肝火内郁的象征。

　　③心烦不寐：是肝火扰心，心神内乱的表现。

　　④痛泻：即指腹痛便泻，痛一阵，泻一次，泻后痛止，即而复痛，此症由肝盛脾虚，即肝气郁结，干扰了人体的消化吸收功能，因而引起。

　　⑤飧泄完谷：此症在阴寒证中，常为脾肾阳虚，特别由肾阳不足，不能运化水谷所致。而本病则系肝火内郁，不但干犯脾的功能使之发生混乱，且又迫使急趋于下，消化不及，故亦见飧泄完谷。

　　（五）更衣丸

　　[**组成**] 芦荟、朱砂。

　　[**主治**] 大便干结不通，心烦梦扰，失眠头痛，舌红脉弦数，用一般通泻剂无功者。

　　[**病症分析**] 大便干结不通、心烦梦扰、失眠头痛等基本上与前泻青丸证是一个类型，但因它药久治无功，故须改用更衣丸润肠泻肝，安神镇静。

三、肝风

　　肝风是指强直抽搐、眩扑昏倒以及猝然剧烈头痛等症而言。在郁结病中见到的，一般即为西医所指的神经衰弱、癔病之属，或即由此而生的血压不正常、血管痉挛等。推其来路有二：①火郁而化风，即肝阳化风一类，由于火热的灼津伤血，筋膜不荣所致；②血郁生风，即因肝血瘀滞，不能充养筋膜，而致筋膜强急。治疗之法，首当清散风热，并必须注意治风先治血的原则，适当使用治血之药。常用方药如下。

（一）羚角钩藤汤

[**组成**] 羚羊角、钩藤、桑叶、菊花、茯苓、生地黄、贝母、生甘草、赤芍、竹茹。

[**主治**] 诸般火热引起的动风抽搐。

[**病症分析**] 此即抽搐动风而见热象者。因肝主筋膜，故由筋膜强急而发生之抽搐动风，即必须着眼于清肝息风。

（二）天麻钩藤饮

[**组成**] 天麻、钩藤、石决明、栀子、黄芩、杜仲、牛膝、桑寄生、首乌藤（夜交藤）、茯神、益母草。

[**主治**] 头痛眩晕，猝然昏厥。

[**病症分析**] 本病的头痛眩晕，是由肝火循经上炎所致，其所以猝然昏厥者，其因可有二端：一是头痛晕甚而致昏厥；二是属于"数变"而致猝厥。此两种因素，都是与肝有关，与风有关。

（三）顺风匀气汤

[**组成**] 白术、乌药、沉香、白芷、天麻、紫苏叶、木瓜、甘草、青皮等。

[**主治**] 发作性半身麻木，疼痛拘挛，口眼㖞斜，或气厥动风等（治脑血管痉挛之无热象者，常加白芍 30g，以舒挛急）。

[**病症分析**] ①发作性半身麻木，疼痛拘挛，口眼㖞斜：半身性的疾病，中医一般称为风病；口眼㖞斜，亦由中风引起，经络弛张，故口眼不正。

②气厥动风：由情绪刺激而忽然昏厥叫气厥；身体拘挛抽搐叫动风。气厥和动风，都是由猝然发作的"数变"引起，故皆属风病范畴。

（四）牵正散

[**组成**] 白附子、僵蚕、全蝎。

[**主治**] 口眼㖞斜、半身麻木、汗出、疼痛、振摇等，同时常配合桃红四物汤（桃仁、红花、生地黄、赤芍、当归、川芎、䗪虫）同用，取治风先治血之意，效果更为满意。

[**病症分析**] 本病症状是经常出现而非发作性的，这是与前证的不同处，但

半身之病，仍属中风。

四、痰郁（包括湿郁）

痰由气火所生，因气滞则水湿不行，火郁则蒸湿为痰。痰分有形与无形两种。有形之痰，如喘咳中吐出的，这是以脾湿为主，不是肝气肝火所生，故不列在本病论述范围。而本病所言之痰，则基本属无形之痰，仅据以下症状，即可认为是痰郁：①烦闷失眠，头痛梦扰；②脘闷呕吐，心烦阵阵；③癫痴狂乱，昏不识人；④结块边缘清晰，压之不痛；⑤肢体暴废，或耳目猝然不用。以上种种，治疗时均必须以除痰开郁为主。常用方药如下。

（一）礞石滚痰丸

［**组成**］礞石、沉香、黄芩、大黄等。

［**主治**］癫狂昏乱，顽固头痛，失眠梦扰，大便不畅或干结不解。

［**病症分析**］①癫狂昏乱：癫是痴傻呆木，静多动少；狂是乱打乱闹，昏聩不知人事；此二病都是由头脑昏乱所引生，古有"重阴者癫，重阳者狂"之说，在一般情况下果然如此，但亦有病人以癫狂症状交替出现者。

②顽固头痛，失眠梦扰，大便不畅或干结不解：头痛之诸药不愈，积年累月者称为"顽固"，病有多种，而本病除顽固头痛以外，尚有失眠梦扰，大便不畅或干结不解，这是中医历来所称之"痰厥头痛"，由痰火闭实引起；癫狂昏乱，常继发于此证之后，睡眠不好，头脑得不到应有的休息是其主因。大便干结或不畅，常常由失眠多梦，气火内燔所引起。

（二）加减温胆汤

［**组成**］柴胡、黄芩、半夏、青皮、枳壳、竹茹、珍珠母、龙胆草、栀子、首乌藤（夜交藤）。

［**主治**］失眠头痛，多梦心烦，惊悸眩晕，或为发作性呕吐［如见视物旋转，即为内耳眩晕，即可去珍珠母、首乌藤（夜交藤），加入蔓荆子、苍耳子等］。

［**病症分析**］①失眠头痛，多梦心烦，惊悸眩晕：上列症状，常由失眠多梦开始，由于肝火蒸湿生痰，内乱神明，故见失眠多梦；肝火上炎，故见头痛眩晕；痰热内乱心神，故见心烦惊悸。

②发作性呕吐：亦在失眠、多梦的基础上发生，一般检查常不易发现胃部病变，故称之为"神经性呕吐"。

（三）消瘰丸

［**组成**］玄参、川贝母、生牡蛎。

[**主治**] 积块老痰、瘰疬乳岩等症。并能治肋软骨炎、子宫肌瘤、前列腺肥大等。常合逍遥散加用柴胡、当归、丹参、赤芍、海浮石、瓜蒌、夏枯草、海藻、昆布等同用。

[**病症分析**] ①积块老痰：积块是有形的结块，其边缘光滑，推之能活动，且痛感不明显，一般称为痰积或痰块；此痰块若迁延日久，即成老痰。

②瘰疬乳岩：痰块之结在前颈者名曰瘰疬，又叫老鼠疮；痰块之结在乳房者，则称乳岩，乳岩有良性与非良性之分，其中非良性者，一般指乳腺癌而言。

③肋软骨炎：指肋骨有肿痛处，按之疼甚者。

④子宫肌瘤：是妇女子宫壁出现的良性肿瘤，常易引起崩漏、带下，本病一般由西医确诊。

⑤前列腺肥大，已见"癃闭"。

（四）导痰汤

[**组成**] 制天南星、枳实、半夏、陈皮、茯苓、甘草、生姜。

[**主治**] 眩仆昏倒，半身偏枯，痰鸣苔腻，或突然肢废不用，耳聋目瞑等。

[**病症分析**] ①眩仆昏倒，半身偏枯，痰鸣苔腻：这是中风属于痰盛者，乃风痰阻络，引起的经络不用，治宜祛痰为主。

②突然肢废不用，耳聋目瞑：这是癔病中的一种表现，有时亦需以痰治。

（五）苍白二陈汤

[**组成**] 苍术、白术、半夏、陈皮、茯苓、甘草。

[**主治**] 神识呆滞、嗜睡多梦、舌淡苔白、脉细、肢凉、水肿等。常加入石菖蒲、远志、藿香等同用。

[**病症分析**] ①神识呆滞，嗜睡，肢凉，水肿：这是"重阴者癫"的常见症状，由气滞湿停引起，属湿郁。

②多梦：这是由气郁造成水湿不行，神魂被郁所造成，与痰火扰心者有别。

（六）瓜蒌薤白半夏汤

[**组成**] 瓜蒌、薤白、半夏、白酒。

[**主治**] 左胸痹痛，窒塞不舒，失眠多梦，便燥或黏滞不爽。

[**病症分析**] ①左胸痹痛，窒塞不舒：这是胸痹之症，古来认为由痰气痹阻而引起者居多。故《金匮要略》有瓜蒌薤白类方，其中瓜蒌即为涤痰之用。

②失眠多梦，便燥或黏滞不爽：这是痰火内结，扰乱心神所致。

五、血郁

气滞则血瘀，故气滞常致血郁。其症：或为胸胁满痛，唇舌青暗；或为妇女月经闭阻，少腹痛而拒按；或为口唇干燥，漱水不欲咽下；或为胃脘疼而便黑。治疗之法，主要用行血祛瘀，但必须结合行气祛滞。常用方药如下。

（一）血府逐瘀汤

［**组成**］柴胡、枳壳、赤芍、甘草、桃仁、红花、当归、川芎、桔梗、牛膝、生地黄。

［**主治**］心络瘀阻，左胸窒痛，肝血瘀滞，两胁痛而拒按。

［**病症分析**］①心络瘀阻，左胸窒痛：古称心在两胸之间，故以胃脘为心下。实际上心处左胸之中，故左胸窒痛，常为"心绞痛"，由心络瘀阻所造成。

②肝血瘀滞，两胁痛而拒按：肝的经脉布于两胁，故肝血瘀滞，则两胁痛而拒按。

（二）旋覆花汤

［**组成**］旋覆花、茜草、红花、葱白。

［**主治**］左胸痹痛，心络瘀阻，常欲捶扑敲击者。常用于治疗冠心病。

［**病症分析**］本病左胸痹痛，心络瘀阻，可同于前证。惟胸痹得敲击捶扑则较舒，是与上证有异之处。《金匮要略·五脏风寒积聚病脉证并治》有"肝着"的记载，其症状是："其人常欲蹈其胸上"，"蹈胸"基本上是不可能的事，作捶扑敲击解还是可以的。胸闷不舒，须敲扑捶击以舒其气，故笔者常将此方移治冠心病，并取得较好效果。

［**按**］本方《金匮要略》原方为旋覆花、新绛、葱白，因新绛久成缺药，茜草、红花乃移代新绛者，据知新绛乃茜草染红花之色而成，故即以茜草、红花代新绛，临床效果良好。

（三）逍遥散加减

［**组成**］柴胡、当归、赤芍、丹参、郁金、川楝子、桃仁、红花、茺蔚子、牛膝、泽兰。

［**主治**］右胁偏痛，块硬拒按，妇女月经不利，乳房胀痛。

［**病症分析**］①右胁偏痛，块硬拒按：这是肝肿大，肝痛，病属血郁，但常与气郁有关。

②妇女月经不利，乳房胀痛：常由肝气郁结开始，由气滞而致血瘀，故见月经不利；肝郁经脉不利，故见乳房胀痛。

（四）金铃子散加味

[**组成**] 金铃子、延胡索、川楝子、丹参、郁金、蒲黄、五灵脂。

[**主治**] 胸胁刺痛或胃痛拒按。

[**病症分析**] 胸胁刺痛，是血郁肝胆之经；胃痛拒按，是血郁在胃脘之部。

（五）当归四逆汤

[**组成**] 当归、桂枝、白芍、细辛、甘草、木通、大枣。

[**主治**] 气滞血瘀，少腹冷痛，脉细肢凉，胸胁刺痛，唇舌青暗，苔白。

[**病症分析**] 本病少腹冷痛及胸胁刺痛，均与肝的经脉停瘀有关，因肝的经脉，既过少腹，又布胸胁。

[**按**] 上列方证，有的是属于"神经官能症"范畴，但又有一部分，则已发展至器质性病变。盖功能与器质，本来是分无可分，无器质即无功能，有功能即为有器质，在这里牵涉到器质的，一般都和神经及其功能有关，或即由自主神经功能紊乱所导致。应该承认，列举的还很不完备，甚至是挂一漏万，不过，知此即可以类推及彼，不应死于句下。

应当指出，与这类疾病有关方面很多，势难一一分述，故本文不采取各论形式写出。让它分散在各个系统章节里，特别在此以后各类疾病中，更多与此有相关之处。

第一节 总 论

眩是眼前发黑，晕是头目运转，但一般眩晕，仍指头脑昏晕而言。如视物旋运，旋转不定，则又称为旋晕，以示有别于一般眩晕。

西医分眩晕为旋转性和非旋转性两种。前者是由内耳迷路及前庭神经性疾患引起，临床最常见者多由内耳病、中耳炎、乳突炎、血管系统疾患所引起；因高血压、脑动脉硬化、贫血、神经官能症、妇女更年期综合征及低血压等引起的眩晕，多属后者。

中医认为：眩晕的发生，主要与肝、脾、肾三脏有关。因肝为藏血之脏，肝热则血升风动，发为眩晕，治宜清肝息风，常用药如天麻、钩藤、白蒺藜、龙胆草、芦荟、菊花、栀子、石决明、珍珠母、龙齿、僵蚕、全蝎、蜈蚣、羚羊角等。肝虚则血不能上荣于脑，也会造成虚风内动，发为眩晕，治宜养血为主，亦治风先治血之意，常用药如枸杞子、山茱萸（山萸肉）、白芍、乌梅、生地黄、阿胶、何首乌、当归、五味子、川芎、龙眼肉、地黄、天冬、柏子仁、枣仁等。瘀血亦可引起眩晕，其病主要由于血瘀气不畅流，遂使清升浊降失常，发为眩晕，治宜祛除瘀血为主，常用药如桃仁、红花、丹参、赤芍、水蛭、土鳖虫（䗪虫）、虻虫、地龙、干漆、泽兰、牡丹皮、郁金等。痰湿阻滞，使清阳之气不能上升，浊阴之气无由下降，亦可发为眩晕，治疗之法，当以祛痰、祛湿为主，常用药如半夏、生姜、橘皮、瓜蒌、制天南星、竹茹、天竺黄、礞石、海浮石、枳实、厚朴、茯苓、泽泻、白术、苍术、藿香、石菖蒲、远志等。若湿为热蒸，则发为痰热，治疗应于治痰治湿的前提之下，适当加入清热燥湿的药物。如黄芩、栀子、柴胡、龙胆草、黄连等一起用。若因脾气不升，则浊气上蒙，发为眩晕，治疗应以益气升清为主，常用药如黄芪、党参、白术、甘草、升麻、葛根、柴胡、当归身、蔓荆子、薄荷等。肾虚精乏，不能生髓主骨，以上荣于脑，故亦发为眩晕，治宜补益肾精，常用药如龟甲、熟地黄、潼蒺藜、菟丝子、覆盆子、胡桃肉、鹿茸、紫河车、补骨脂（破故纸）、淫羊藿、仙茅、续断（川断）、杜仲、桑寄生等。

第二节　各　　论

一、高血压病

高血压病主要表现为：动脉压长期持续的高出 140/90mmHg，由于血压长期升高，心脏、血管、脑、肾和眼底均可发生病变。

眩晕，是本病的主要症状之一，故中医常把它列在眩晕病中进行讨论（但本病不应局限在眩晕之中），特别是肝盛和肾虚（亦称上盛下虚），是引起本病的主要原因之一，其他如痰饮内停，亦常常作为构成本病的原因。

（一）肝火上炎

［**常见症状**］头痛耳鸣，头重昏晕，心烦易怒，睡少梦多，舌红苔黄，脉弦数有力，掌烫尿黄，或见大便干燥不爽。

［**病症分析**］①头痛耳鸣，头重昏晕：肝火循经上炎则头痛；肝火循胆的经脉上攻则耳鸣。肝火炎上，气血皆逆于上，故头重。

②心烦易怒，睡少梦多：肝火内郁，内扰心神，故见心烦易怒、睡少梦多等症。

③掌烫尿黄，或见大便干燥不爽：是肝火内实，灼伤津液的表现。

［**治法**］清肝泻火。

［**方药**］龙胆泻肝汤加减。

龙胆草 9g，栀子 9g，黄芩 9g，柴胡 9g，车前子 9g（包煎），泽泻 15g，木通 9g，夏枯草 15g，苦丁茶 9g，续断（川断）9g。

［**方解**］龙胆草、栀子、黄芩、柴胡，清肝泻火；泽泻、车前子、木通，引肝火从小便去之；夏枯草、苦丁茶，散风热郁火，并有降血压之用；续断（川断）补肾气而趋于下，促使上下平衡。

［**加减法**］大便干燥，加大黄 9g，炒决明子 30g。

［**按**］本方经多次使用，现已作为笔者"抓主症"之方在临床经常应用，凡见高血压而有耳鸣者，即用此方，不但能降低血压，且治耳鸣，效果甚好。

［**病例**］郭某某，女，56 岁。患高血压耳鸣已 7~8 年。血压愈高（最高达

200/130mmHg），则耳鸣愈甚，常因耳鸣失听，睡眠不实，头重脚轻，步履不稳，夜尿多，脉弦有力，舌红苔黄，大便时干，笔者诊为肝火上炎之高血压病，投用上方加炒决明子服5剂，血压降至140/90mmHg以下，耳鸣亦退，恢复听觉，但有时睡眠不好，或劳累过度，仍有耳鸣。注意休息，可以不发病。2年来，基本上停服中西药物。

（二）肝阳上亢

[**常见症状**]头胀眩晕，面色红润，便干口渴，口苦心烦，性情急躁，睡少尿频，两腿无力，足凉，舌质红，苔黄，脉弦数。

[**病症分析**]①头胀眩晕，面色红润：是肝阳上亢，气血逆上的表现。

②便干口渴，口苦心烦，性情急躁，睡少：是肝火内郁，耗津夺液，影响于胆则口苦，影响于心则心烦而性情急躁、睡少。

③尿频，足凉，两腿无力：肝阳上亢，引起气血皆逆于上，造成上实下虚之象，故见尿频、足凉、两腿无力等下虚见症。在上部则显现的是实热在头现象。在高血压病中，最多见者是这一类型。

[**治法**]平肝潜阳。

[**方药**]天麻钩藤饮加减。

天麻9g，钩藤15g，珍珠母30g（先下），菊花9g，龙胆草9g，赤芍15g，续断（川断）9g，夏枯草15g，青葙子15g，苦丁茶9g。

[**方解**]天麻、钩藤、菊花、夏枯草、龙胆草、苦丁茶、青葙子，平肝息风；珍珠母镇肝定风治眩晕；赤芍活血祛瘀；续断（川断）补肾，引气血下行。

[**按**]本方经多次反复使用，现已作为笔者"抓主症"之方，经常用之于临床，凡高血压见有头热足凉，头重脚轻，面赤心烦者，类多用此，效果良好。

[**病例**]陈某某，男，58岁。病眩晕如登云雾，如坐舟车，工作之际，发作眩晕便闭目默坐，每天发作3~6次不等。诊脉弦而有力，舌红苔黄，血压在180/120mmHg左右，夜尿多。每夜起床4~5次，面赤而热，足冷无力，经诊断为肝阳上亢引起的高血压病，投用上方，服15剂，眩晕遂解，血压亦有下降，但有时工作较累，血压仍有波动，但症状已不复如前矣。

（三）肾阴不足

[**常见症状**]腰膝酸软，下午为甚，心烦掌烫，头目昏眩，或有头痛，尿短而频，脉细，舌少苔。

[**病症分析**]①腰膝酸软，下午为甚：腰为肾之外府，肾虚故腰酸，肾主骨，骨是支持人体的，骨弱故膝无力。阴虚的病人常在下午症状加重，故肾阴虚而见

的腰膝酸软，是以下午为甚。

②心烦掌烫：阴虚生内热，故五心烦热。

③头目昏眩，或有头痛：肾主骨，生髓，脑为髓海，肾虚则脑海空虚，故见头目昏眩。阴虚火热炎上，故有头痛。

④尿短而频：肾虚即下虚，肾虚不能摄尿，故见尿短而频。

[治法] 补肾养肝。

[方药] 杞菊地黄丸加减。

枸杞子9g，菊花9g，熟地黄9g，山药15g，山茱萸（山萸肉）9g，牡丹皮9g，泽泻15g，茯苓15g，杜仲9g，续断（川断）9g。

[方解] 六味地黄丸补肾；杞菊（枸杞子、菊花）养肝；杜仲、续断（川断）补肾阳以使气火归元，气血就下，而降血压。

[加减法] 更年期紧张症而同时见有高血压者，可于本方中加入淫羊藿（仙灵脾）9g，仙茅9g，以补肾气，调整其内分泌，使血压平降。

（四）痰湿中阻

[常见症状] 眩晕，头目沉胀，胸脘胀闷，温温欲吐，苔腻，脉弦滑。

[病症分析] ①眩晕，头目沉胀：这是由痰湿中阻，清阳不升，浊阴不降所引起。

②胸脘胀闷，温温欲吐：痰湿内停，故胸脘胀闷；痰浊扰胃，胃失和降，故温温欲吐。

[治法] 除痰化湿。

[方药] 天麻白术半夏汤加味。

半夏9g，白术9g，天麻9g，橘皮9g，夏枯草15g，茯苓15g，甘草9g。

[方解] 半夏、橘皮，除痰理气；白术、茯苓，利湿健脾；天麻定风治眩晕；夏枯草降血压散风热。

[加减法] 痰热甚者加竹茹9g，制天南星9g；便干改橘皮为青皮。

（五）水饮内停

[常见症状] 心悸气短，头目眩晕，小便少，胸脘胀满，舌淡苔白，脉弦数。

[病症分析] ①心悸气短，头目眩晕：水气凌心，故心悸气短；水饮内停，阳气不升，故头目眩晕。

②小便少，胸脘胀满：水气不化，故小便少；水饮内停，阳气不能蒸而散之，故见胸脘胀满。

[治法] 温阳化水。

[**方药**] 苓桂术甘汤加味。

茯苓 3g，桂枝 9g，白术 9g，甘草 9g，泽泻 15g，猪苓 9g。

[**方解**] 二苓（茯苓、猪苓）、泽泻，淡渗水湿；白术、甘草，健脾以运化水湿；桂枝通阳气以行水湿。

[**病例**] 叶某某，女，56 岁。因高血压 180/130mmHg 在县医院住院，护理人员要求其绝对卧床休息，但患者坚决不同意，自动离床走出病房多次。医院求会诊于笔者，笔者当时因会诊人数太多，乃请青年大夫代为诊视，回来共同商量处方，据诊毕报告，诊病人无自觉症状，脉不弦，苔薄白，饮食如常，自谓无病，故不愿卧床，而急切要求出院，当青年大夫提出用温化水饮方治疗，笔者即表示首肯，遂投上方，服 2 剂，血压已恢复正常，3 剂服毕，病人坚持要求出院，家属无奈，遂接出院，停药观察月余，未见波动。如此病人，临床见之不少，温化水饮，已成有效常用之方。其机理有待研究。盖利尿之方，常有降血压的作用。

二、低血压

低血压多由营养不足或劳倦内伤引起，中医一般认为属脾、肾之虚。脾虚者为清气不升而致眩晕，肾虚者则为肾精不足，不能生髓而充脑海，以致眩晕。

（一）清气不升

[**常见症状**] 头目眩晕，心慌心跳，疲乏汗出，四肢清凉，少气懒言，舌淡，脉虚无力。

[**病症分析**] ①头目眩晕：由于气虚，清气不能上升入头，故头晕；血少则不能养肝，肝开窍于目，肝血不荣于目，故目眩。

②心慌心跳：由于血不养心，故心慌心跳。

③疲乏汗出：气血不能充养肌肉，故见疲乏；阳气虚不能固摄，故见汗出。

④四肢清凉，少气懒言：气血不荣四末，故见四肢清凉；气虚血少，故少气懒言。

[**治法**] 益气升清。

[**方药**] 补中益气汤加味。

黄芪 15g，党参 15g，当归 15g，白术 12g，甘草 9g，陈皮 9g，升麻 9g，柴胡 9g，蔓荆子 9g，生姜 9g，大枣 5 枚。

[**方解**] 黄芪、党参、白术、甘草，补脾益气；升麻、柴胡、蔓荆子，升举清气；当归补血；陈皮和胃；生姜、大枣相配，补脾和胃，调和营卫。

[**加减法**] 汗多加山茱萸（山萸肉）9g，五味子 9g。肢冷加肉桂 6g，熟附子 9g。

（二）肾精不足

[**常见症状**] 眩晕，头脑发空，耳鸣心悸，腰膝酸软，健忘少寐，苔少舌淡，脉沉细无力。

[**病症分析**] ①眩晕耳鸣，头脑发空：髓海不足，则脑转耳鸣，头脑发空。

②心悸少寐：肾精虚不能生血荣心，故心悸少寐。

③腰膝酸软，健忘：肾精不足，不能主骨、生髓、荣脑，故膝软、健忘；腰为肾之外府，肾虚故腰酸。

[**治法**] 补益肾精。

[**方药**] 右归饮加减。

熟地黄 9g，沙苑子 9g，鹿角霜 15g，枸杞子 10g，山茱萸（山萸肉）9g，紫河车 9g，菟丝子 15g，五味子 9g。

[**方解**] 熟地黄、沙苑子、鹿角霜、紫河车、菟丝子，补肾益精；山茱萸（山萸肉）、五味子、枸杞子养肝血以补肾精。

[**按**] 本方经多次反复使用，现已作为笔者"抓主症"的临床常用方，凡遇低血压眩晕而见腰痛者，率先用此，效果良好。

[**病例**] 李某，男，48 岁，患头目眩晕、耳鸣、少睡多梦年久，平时血压偏低，2 年来身体持续消瘦（由 57kg 减为 42kg），心慌紧张，困乏恶寒，胸闷呕吐，渐至不能下地行走，曾昏倒过 2 次。易感冒，夜尿多（每晚 8 次以上）。牙龈及环唇青黑，舌青淡少苔，脉虚细。曾经医院确诊为肾上腺皮质功能低下，服药前做促肾上腺皮质激素试验，对照尿 17- 羟皮质类固醇 24 小时降低。当根据病人邪少虚多，特别是诸虚百损，责在本元之不足，故宗髓海不足，则脑转耳鸣之意，投用补肾精之右归饮加减。

方用：熟地黄 12g，山茱萸（山萸肉）9g，枸杞子 9g，菟丝子 15g，沙苑子 12g，覆盆子 9g，鹿角胶 9g（冲服），紫河车 12g，补骨脂 12g，龟甲 50g（先下），首乌藤（夜交藤）15g，茯神 9g。

服 5 剂，头晕减轻，渐能下地走路，但仍不稳，夜尿已少，仍梦多睡少。续用上方达 5 个月之久，所有症状，基本消失，仅入睡尚较困难，轻有梦境，体重增至 51kg，查尿 17- 羟皮质类固醇 9.1mg/24h，已恢复正常，病人每天早、晚能跑步锻炼 1500m，且能骑自行车上街。2 年后追访，病人一切正常，现已返回外地上班工作，5 年余以来，未见复发。

（三）内耳性眩晕

本病多由内耳的半规管、迷路及前庭神经疾患或炎症所引起，亦有因中耳炎、乳突炎等影响及于内耳所造成。

[**常见症状**] 头晕目眩，羞明畏光，耳胀耳鸣，口苦，甚则汗出呕吐，脉弦，苔白腻。

[**病症分析**] ①头晕目眩，羞明畏光，耳胀耳鸣，口苦：这是足少阳胆经受病，痰热上攻，故见头晕目眩，羞明畏光；少阳之脉络于耳，故病见耳胀耳鸣；胆热则气逆于上，故见口苦。

②汗出呕吐：胆热内蒸，故见汗出；胆热引动胃气上逆，故见呕吐。

[**治法**] 清泻肝胆。

[**方药**] 清泻肝胆方（自制）。

柴胡 9g，黄芩 15g，半夏 12g，青皮 9g，枳壳 9g，竹茹 9g，龙胆草 9g，栀子 9g，蔓荆子 12g，苍耳子 9g，大青叶 15g。

[**方解**] 柴胡、黄芩、龙胆草、栀子，清肝胆而泻火热；半夏、竹茹清除痰热而和胃；青皮、枳壳（实）下气降火而除痰热；苍耳子、蔓荆子药性升散，清利头目；大青叶清热解毒，以消内耳之炎症。

[**按**] 经过多次临床反复使用，现本方已作为笔者"抓主症"的常用方，凡病见头目眩晕，羞明不敢睁眼者，率先用此，效果良好，但必须注意慎勿加入重镇潜阳之药。

[**病例**]

（1）徐某某，女，32 岁，患眩晕旋转症已 2 年余，平时耳鸣头胀，发作时则呕吐羞明，视物如翻天覆地旋转，几乎无片刻头脑清醒时间，深以为累。笔者参加医疗队在某县医院工作，病人由其女扶持前来门诊，笔者诊其脉滑、苔腻，乃根据"无痰不作眩"的理论，为投清泻肝胆方 3 剂。实际仅服 2 剂，病已霍然，耳目一新。怀着惊喜参半的心情，前来复诊，因为病已 2 年余，诸药未效，今服药未竟 3 剂（因损失 1 剂）而病已若失。对如此效果病人疑真疑梦，不敢置信，笔者告知此方为临床常用，且为临床疗效较快者。远期疗效，尚未可知，而近期疗效，于此可见矣，病人乃高兴而去。

（2）又 1 个月后，笔者转移至某县医院工作，诊疗任务异常繁忙。一日正好下班时候，笔者已疲乏不堪，就在此时，又由该院职工领进一女孩，年约 10 岁，对笔者而泣，笔者问其何处痛苦，以至如此。据带她来诊室的职工云：并非此孩之病，病者乃其母也。母病在家，家在城外二里之遥。据孩云：其母剧烈呕吐昏厥，呼之不应，眼不能开，已半日余，她散学方归，见母病危，故而仓促求医，心痛啜泣。询其父则在外地工作。家有弟妹各一，最小者，乃襁褓间者。笔者乃不顾饥累，随该女孩出诊。至其家，果见病榻卧一妇人，呕吐之余，衣被狼藉，目陷睛迷，知为失水已甚。询之，能作郑声语，则内耳性眩晕病也。为投清泻肝胆方，令急煎 1 剂，至次日下午，则见该病妇已独自前来门诊，谓：昨夜服药后，腹中一阵雷鸣而晕停呕止。一宵好睡，今已霍然矣。笔者见其症状已除，近效甚为理想，远期疗效，端在休养生息之中，遂令停药，保留原方，以防犯病时用之。

第十二章 中风及其后遗症

第一节　总　　论

中风是猝然昏厥，后遗半身不遂、口眼㖞斜或失语等的总称。由于发病急骤，符合"数变"的条件，故中医称之为"中风"。本病约相当于西医的脑血管意外（包括脑溢血、脑血管痉挛、脑血栓形成）及面神经麻痹等病。

本病在发病前多有前驱症状，如眩晕、心悸、胸闷、肢麻、少睡等，其后即发生突然中风，特别是有一部分病人昏迷时间较长，往往需要通过急救措施，才能苏转。其中有的病人也可以由中风而造成死亡。中医所讲的中风，主要是指的这一阶段。病人清醒后往往遗留口眼㖞斜、失语偏瘫等症，连同一部分病人未经昏厥但也出现半身不遂、口眼㖞斜等症状者在内，人们一般叫它中风后遗症。

中风之形成，中医认为主要与肝有关，因肝主藏血，而风伤人，则主要从血开始。故中医有"风舍于血""治风先治血，血行风自灭"等说法。中风的昏眩扑倒，就是"风乘血虚"而发生的。至其后遗症的偏瘫、失语、口眼㖞斜等，则又与肝所主的筋膜有关。所以，中风的成因，虽有气、血、痰、火等的不同，而其最后的中伤部位，则主要在肝及其所主的筋膜。辨治大法，亦不外此。除需消除其影响于肝的各种原因以外，治肝、治血、治筋膜，还是极其重要的一环。

第二节　各　论

一、脑出血

脑出血是多由脑内血管病变、破裂而引起的出血。病人多有高血压病史，猝然昏倒，不省人事和口眼歪斜是本病的主要见症。有的病人，气粗痰鸣，苔黄面赤，脉实有力，中医称为中风闭实证；亦有目合口开，呼吸气微，手撒遗尿，四肢不温，脉虚无力，中医便叫它虚脱证。在闭实证中，又需分热闭与寒闭。虚脱证则主要以阳气虚乏为主。

（一）热闭

［**常见症状**］突然昏倒，不省人事，面红目赤，呼吸气粗，痰声辘辘，舌质红，苔黄燥，大便闭结，脉弦数有力。

［**病症分析**］①突然昏倒，不省人事：这是中风的典型症状，其中苏醒后留口眼㖞斜、半身不遂等后遗症者为真中风；在醒后不留后遗症者，则称为类中风；一名厥证，因其病来突然，属"数变"范畴，故以"中风"名之。

②面红目赤：是阳热甚，气血上涌入头之象。

③呼吸气粗，痰声辘辘：这是实证热甚痰升，因而引起。

④大便闭结：是火热内结的中风闭实证的重点症状。舍此，即不一定是闭证。

［**治法**］通便泻热。

［**方药**］三化汤加味。

大黄 9g（后入），枳实 9g，厚朴 9g，羌活 9g，石菖蒲 9g。

安宫牛黄丸或至宝丹 1 丸，先以温开水灌下。

［**方解**］大黄通便泻热，兼泻血闭；枳实、厚朴，行气泻闭；羌活散风；石菖蒲豁痰开窍。加至宝丹或安宫牛黄丸清心凉血，开窍醒脑以治昏迷。

［**加减法**］痰甚加贝母 9g，竹沥 30g（冲）；大便不实，但服至宝丹或安宫牛黄丸，不需汤药通便；牙关紧闭，用通关散搐鼻取嚏。

通关散方：猪牙皂角、细辛，等分为末吹入鼻中。

［**按**］本方（指三化汤）经笔者多年临床反复使用，现已作为"抓主症"的常用方，凡中风昏厥，大便不通者，率先用此攻通大便，得便则常热降神清，血压下降，其留有后遗症者，再按治中风后遗症之法治之。

［**病例**］徐某某，男，65 岁。患者平时身体壮实，虽久患眩晕，但能外出挑

贩营生。一日清晨如厕，忽然昏眩扑倒，气粗痰鸣，昏卧旬余，不死亦不能苏转。经检视：舌歪，苔厚重灰黑，脉左弦劲而右濡缓，口眼㖞斜，右半身不用，小便自遗，大便自10余日前昏厥以来未见一行，且病前即有大便燥结之症。当诊断为中风闭实证，投用三化汤如上方。服1剂，腹中雷鸣，寻即得便，便下黑色粪块，后见稀便，半日之后，神识遂苏，后遗右半身瘫痪，5~6年常在床褥，但食欲如常，体肥逾昔，后以再度便闭，中风而死亡。

（二）寒闭

[**常见症状**] 猝然昏迷不省人事，面白唇青，四肢不温，苔白腻，脉沉弦。

[**病症分析**] ①猝然昏迷不省人事：亦中风的特征之一。

②面白唇青，四肢不温：是寒闭的特征，因寒凝气滞，阳气不利，故出现寒闭。

[**治法**] 辛温开窍。

[**方药**] 苏合香丸。

丁香、安息香、檀香、荜茇、诃子、犀角（水牛角代）、薰陆香、苏合香油、龙脑、白术、香附、沉香等，共末为丸（市有成药）。昏迷不语时服1丸。

[**方解**] 诸药行气醒脑，芳香开窍，故能开寒闭。

[**病例**] 韩某某，男，62岁，晨起如厕，返回寝室时，即不能言语。耳聪目明，不减平时，手足活动，一如既往，病延2日，眠食、二便亦均如常，值笔者参加医疗队，在某县医院工作。病人由其子扶持前来门诊。诊脉稍弦细，舌上少苔，询既往病史，亦未发现过高血压、失眠等病变。笔者根据"气中"失语，投用温开之药苏合香丸2丸，分2次服，又以神仙解语丹方：白附子10g，远志6g，石菖蒲10g，白蒺藜15g，全蝎6g，丹参15g，作汤送服。

旬余，笔者因迁移宿舍，运行李上坡，颇费力气，遇一年青男子，主动前来帮忙。自我介绍为失语老人之子。据云：其父服苏合香丸及汤药后，安睡一宵，次日起身，即自能言语，今下地劳动，已和平时一样，盖已病愈矣。

（三）阳气虚脱

[**常见症状**] 猝然昏迷不省人事，目合口开，呼吸气微，手撒，遗尿，四肢不温，脉弱。

[**病症分析**] ①猝然昏迷不省人事：是中风特征。

②目合口开，呼吸气微，手撒，遗尿，四肢不温：一片虚寒见症，其中尿便自遗者，其病多凶，急宜组织抢救。

[**治法**] 益气回阳。

［**方药**］参附汤加味。

人参 15g，熟附子（熟附片）15g，五味子 9g，麦冬 12g。

［**方解**］人参补气；熟附子（熟附片）回阳；五味子、麦冬，生津敛气以固脱。

二、脑血管痉挛及血栓形成

本病由于脑动脉血流障碍引起，此病一般较脑溢血见症为轻，很少出现昏倒，但同样有口眼㖞斜、半身不遂、失语等症状。脑血管痉挛的症状，常以阵发出现，病人常有高血压史或长期失眠。脑血栓形成则是因有形的物质堵塞了脑血管而引起，且出现的症状比较经常。这两种病在中医认为：前者是由气血逆乱引起，其治疗主要在气；而后者则属血瘀引起，治疗重点应在于血。下面根据临床常见病型分叙，并包括一部分中风后遗症在内。

（一）气血逆乱

［**常见症状**］半身不遂以麻木为主，口眼㖞斜，反复发作，苔白，脉弦或紧。

［**病症分析**］①半身不遂以麻木为主：半身不遂是中风的主症之一，麻木是病人的自觉症状，主要由于气血运转不至所引起。

②口眼㖞斜：亦为中风典型症状。多从患侧向健侧方面歪斜，古人称为"正气引邪"。

③反复发作：这实质上其病在风、在气，风乃"数变"现象，气则是忽聚忽散，气聚则病，气散则止。此种现象，常见于脑血管痉挛。

［**治法**］理气解痉。

［**方药**］顺风匀气汤加减。

白术 9g，乌药 9g，沉香末 3g（分冲），白芷 9g，天麻 9g，紫苏叶 9g，木瓜 9g，白芍 15g，青皮 9g。

［**方解**］白芷、天麻、紫苏叶，散风兼能行气；青皮、沉香末、乌药，下气降气；白芍、木瓜，舒筋解痉；白术健脾燥湿，以畅气机。

［**加减法**］口眼㖞斜甚者，加全蝎 6g，僵蚕 9g。

（二）血瘀络阻

［**常见症状**］半身不遂，口眼㖞斜，常发生于睡卧之时，舌歪而謇，语言不利，脉弦数，舌质红少苔，或偏头痛。

［**病症分析**］①半身不遂，口眼㖞斜，常发生于睡卧之时：本病常为脑血管血栓形成所引起，因在睡卧时血流缓慢，最易形成血栓，可出现上述诸症。

②舌歪而謇，语言不利，或偏头痛：这些症状都是由于脑血管血流受到障

碍，大脑某一部分得不到血液濡养，因而出现此等症状。

[**治法**]活血通络。

[**方药**]补阳还五汤加味。

生黄芪50g，当归15g，赤芍15g，川芎9g，桃仁9g，红花9g，地龙15g，丹参15g，鸡血藤50g，土鳖虫（䗪虫）9g。

[**方解**]当归、川芎、丹参、赤芍，行血又能养血以祛风；桃仁、红花，祛瘀活血以通络；地龙、土鳖虫（䗪虫），化久瘀，疏通经隧；鸡血藤行血活血，舒筋活络；重用生黄芪，通过补气来加强活血行血的作用。

[**加减法**]重在上肢，加姜黄9g，桂枝9g；重在下肢，加牛膝9g，木瓜9g。

[**按**]本方经多年反复使用，现已成为笔者在临床上经常使用的"抓主症"方剂，凡中风后遗半身不遂者，率先用此，有一部分病人收效甚好。亦有无效的，其原因有待解决。

[**病例**]

（1）华某某，男，51岁。平时血压不稳定，睡少梦多；头痛眩晕，复因案牍劳形，遂致猝发昏厥，经抢救苏转，则后遗左半身瘫痪、口眼㖞斜。住院5月，偏枯不遂见症始终不解。血压仍高出常值。由于鳏居无人照顾，故乃远道投亲，来京就医。经诊察，可见舌红少苔、脉弦及头偏痛等症，乃确认其为血风相乘之证。而治风之道，端在先治其血，血行则风自灭也。投用上方，令服5剂，服后自觉患侧活动有进，故又根据效不更方之旨，令其连续作服。约半年许，病体基本恢复，乃返回原单位全日上班工作。

（2）王某，男，56岁，肿瘤外科教授。身体肥胖，血压偏高，失眠头痛，平时工作十分繁忙，认真敬业。于2002年中秋节前1周猝发昏厥，不省人事。经北京某大医院全力抢救苏醒、核磁共振确诊为大面积多发性脑梗死。后遗右半身瘫痪、口眼㖞斜、语言不利、偏头痛。舌红苔少，脉弦。

辨证：血瘀络阻。

治法：活血通络。

方药：白附子10g，僵蚕6g，全蝎6g，桃仁10g，红花10g，当归15g，赤芍30g，川芎10g，地龙6g，炙黄芪30g，丹参30g，鸡血藤30g。

服药14剂以后，中风后遗症状有所减轻，出院后嘱其原方持续服用100剂，并配合西药降压、抗凝治疗。至2004年初已完全康复。且能从事正常门诊和上手术台，为患者服务至今。

（3）刘某某，男，65岁，领导干部。平时血压不稳，阵发失眠头痛眩晕，10年前曾有过一次腔隙性脑梗死（住某部队医院核磁共振确诊），经笔者用上方治愈。本次赴外省指导中心工作2年余，日夜操劳，巡视繁忙，回京后猝发昏厥，经北京某医院抢救苏转，核磁共振诊为大面积多发性脑梗死，左半身瘫痪、口眼㖞斜、语言不利，偏头痛。

证属：血瘀络阻。

治法：活血通络。

方药：白附子10g，僵蚕6g，全蝎6g，桃仁10g，红花10g，当归15g，赤芍30g，川芎10g，地龙6g，炙黄芪30g，丹参30g，鸡血藤30g。

因为有先前病例二的经验借鉴，直接嘱其连服100剂，并配合西药降压、抗凝治疗，1年后身体恢复如正常人，现虽年逾七旬，仍能指导工作。

按：近年来随着生活水平提高和工作节奏加快，高血压、糖尿病、高脂血症等导致冠心病、脑血管意外有增多趋势。上述病例二、病例三发病典型且凶险，幸亏及时抢救脱险，后又坚持、耐心服用笔者以补阳还五汤、牵正散加减合成的旨在补气活血、息风通络的"抓主症"之方100剂，收到了不留任何后遗症的神奇功效，这也从某个角度反映出中医学的博大精深和中西医结合的强大优势。

（三）痰浊中阻

[常见症状]半身不遂，口眼㖞斜，心烦脘闷，时或神志昏糊，苔黄腻，脉弦滑。

[病症分析]①半身不遂，口眼㖞斜：是中风的典型症状之一，是风痰留窜经络，血脉闭阻所致。

②心烦脘闷，时或神志昏糊：这是痰热引起的症状。痰热扰心则心烦；痰热扰胃则脘闷；痰迷心窍则神志昏糊。

[治法]化痰通络。

[方药]导痰汤加减。

半夏9g，陈皮9g，茯苓15g，胆南星9g，天竺黄9g，白附子9g，枳实9g，丝瓜络9g，桑枝30g。

[方解]半夏、胆南星、天竺黄，除痰清热；枳实、陈皮，行气以化痰湿；白附子祛风；茯苓祛湿；丝瓜络、桑枝，祛风通络。

（四）血虚风乘

[常见症状]恶风寒，头痛，半身疼痛，行动不便，口眼㖞斜，神清，苔白，脉弦。

[病症分析]①恶风寒，头痛：是风邪外犯，皮毛受病，营卫不和的表现，此系杂病中的外感，亦称外风。

②半身疼痛，行动不便，口眼㖞斜：此亦半身之病，是中风后遗的最常见症

状之一。有未经昏厥阶段，而猝然半身不遂者，中医亦称中风。

③神清：即未经昏厥阶段的中风，始终神志清醒，此中风之轻浅者，古称中络或中经，实质上多数是脑血管痉挛或血栓形成中之轻症，不大可能是脑溢血。

[**治法**] 养血祛风。

[**方药**] 大秦艽汤加减。

秦艽 9g，防风 9g，白芷 9g，细辛 3g，僵蚕 9g，当归 15g，赤芍 15g，川芎 9g。

[**方解**] 秦艽、防风、白芷、细辛，散风邪行气血；当归、赤芍、川芎，养血活血以祛风；僵蚕定风。

[**加减法**] 口眼㖞斜者，加全蝎 6g。

（五）肝阳上亢

[**常见症状**] 口眼㖞斜，半身不遂，眩晕耳鸣，面红目赤，便干口渴，口苦心烦，苔黄脉数。

[**病症分析**] ①口眼㖞斜，半身不遂：是中风后遗之常见症状，解释同前。

②眩晕耳鸣，面红目赤：是肝阳上亢、气血逆行于上的见症。

③便干口渴，口苦心烦：肝阳内动，津液被伤，故便干口渴；肝移热于胆，故口苦；肝火内乱心神，故见心烦。

[**治法**] 平肝通络。

[**方药**] 天麻钩藤饮加减。

天麻 9g，钩藤 15g，珍珠母 50g（先下），牛膝 9g，赤芍 15g，竹沥 9g，地龙 15g，桑寄生 12g，丝瓜络 9g。

[**方解**] 天麻、钩藤、珍珠母，平肝潜阳；赤芍、牛膝，舒筋活血；地龙、丝瓜络，通络化瘀；竹沥祛痰；桑寄生补肾以引血下行。故本方对中风后的高血压病为常用而有效之方。

[**加减法**] 血压甚高，加夏枯草 15g，苦丁茶 9g。

三、面神经瘫痪

本病是由面神经受到损害而产生的面部肌肉运动障碍，最常见的是面神经风湿性疾患及内耳疾病引起。此外，脑基底部炎症也可以引发本病。

中医认为本病主要由风中于络所引起，属中风之轻浅者，由于面络不通，因而引起麻痹不仁，弛张不用，发为口眼㖞斜。

[**常见症状**] 口眼㖞斜，半面麻痹。

[**病症分析**] 此中风之最轻者，症状仅见于头面，古称中络。

[**治法**] 祛风活血。

[**方药**] 牵正散四物汤合剂（自制）。

白附子 12g，僵蚕 9g，全蝎 6g，生地黄 15g，赤芍 15g，川芎 9g，当归 15g，桑枝 50g，丝瓜络 9g，鸡血藤 30g。

[**方解**] 白附子祛头面之风；僵蚕祛经络之风；全蝎息风解痉；桑枝、丝瓜络祛风通络；生地黄、赤芍、当归、鸡血藤、川芎，活血祛风通络。

[**加减法**] 面麻痹甚者，加苏木 9g，并以醋炒香附 120g 盛于布袋之中，乘热熨麻痹之处。

[**按**] 经过笔者在临床的多年反复使用，现本方已成为"抓主症"的临床常用方，凡颜面神经麻痹、瘫痪出现之口目㖞斜以及半身麻痹、半身疼痛、半身冷暖、半身汗出等中医所称之"中络"证，率先用此，效果良好。

[**病例**] 宋某某，男，45 岁。左侧半身连及颜面麻痹不仁，病延二载，半身汗出，两侧温度各异。自诉曾在东北某地工作，睡土炕受潮，遂发本病，苔白腻，脉弦细，面色青暗。西医检查无所发现，笔者根据"风之为病，当半身不遂"的理论，遂以理血祛风之四物牵正散投之。服 10 剂，全身汗出，两侧温度如常，麻痹消失而愈。

四、脊髓炎及脊髓痨

脊髓炎及脊髓痨同是脊髓神经受到损害而出现的疾病。因为上、下肢的活动由脊髓神经所主管，因而脊髓炎和脊髓痨的表现，常常和上、下肢的活动有关。有时可牵涉到大、小便的排泄。

一般脊髓炎的起病较急，多突然发生双下肢瘫痪或上肢不用。双下肢瘫痪的，中医又叫痿躄。四肢同时瘫痪的，则名曰风瘫。在废肢又常可见到肌肉萎缩，故中医辨证多属痿证范畴，属阴虚火旺者多，亦有湿热成痿者。脊髓痨则病起迟缓，多数先由四肢无力，或举动不由自主，渐次发展成为四肢不收，中医名之曰风痱。属中风一种。多由肝肾阳虚、筋骨不用所造成，虽其症状有时亦有偏重于上肢或下肢者，但发生肌肉萎缩的则较少。本病在西医多认为由结核杆菌侵害到脊髓，或为晚期梅毒伤害到脊髓神经所造成。两证有时在中医临床辨证中甚难区别，故而合并在一起讨论。

（一）热病痿躄

[**常见症状**] 病起急骤，高热阵寒，腰痛如折，下肢瘫痪，甚则二便不通或失禁，舌红脉数。

[**病症分析**] ①病起急骤，高热阵寒：是初起时出现的外感热病见症，实即由炎症出现的全身反应。

②腰痛如折，下肢瘫痪，甚则二便不通或失禁：这是病痿躄的特征。中医认为是湿热下注或温热伤阴，使下焦肝肾所主之筋骨受病，致成痿躄。现代医学检查常常发现腰以下脊髓神经受到炎症性的破坏，不能行使其正常的功能，故而出现此等症状，其中最常见者为脊髓炎。

［**治法**］清热解毒。

［**方药**］清热解毒凉血方（自制）。

大青叶 50g，紫花地丁 50g，金银花 15g，蒲公英 50g，知母 15g，黄柏 15g，赤芍 15g，牡丹皮 9g，紫草 15g，黄芩 12g。

［**方解**］大青叶、紫花地丁、蒲公英、金银花，清热解毒；黄芩、知母、黄柏，清热燥湿，又能坚阴；赤芍、紫草、牡丹皮，凉血祛瘀，以通经络，治疼痛瘫痪。

［**按**］此病系急性炎症引起，故治疗首先以清热解毒为主，控制炎症的发展。

（二）阴虚痿躄

［**常见症状**］腰脊酸痛，下肢痿废，五心烦热，眩晕耳鸣，舌质红，脉弦数。

［**病症分析**］①腰脊酸痛，下肢痿废：是构成痿躄的重要症状，由肾虚引起者多。

②五心烦热，眩晕耳鸣：是阴虚内热，虚火上炎引起。

［**治法**］养阴燥湿。

［**方药**］虎潜丸加减。

龟甲 50g（先下），黄柏 15g，知母 9g，白芍 15g，牛膝 9g，熟地黄 9g，当归 15g，锁阳 9g，猪脊髓 1 条，虎骨（狗骨代）9g。

［**方解**］龟甲、熟地黄，补肾填精；白芍、当归，养血补肝；牛膝、虎骨（狗骨代），强筋壮骨；猪脊髓、锁阳，补脊髓养精；黄柏、知母，坚阴燥湿。

（三）肝肾阳虚痿躄

［**常见症状**］下肢痿弱，肌肉消瘦，病肢发凉，舌质淡，苔白，脉沉细。

［**病症分析**］①下肢痿弱，肌肉消瘦：肝肾阳虚，筋骨不用，故见下肢痿弱；由肾阳虚而致脾阳亦虚，肌肉失养，故见肌肉消瘦。

②病肢发凉：是肝肾阳虚，阳气不能布达四末所致。

［**治法**］壮骨强筋。

［**方药**］加味金刚丸。

萆薢 50g，牛膝 50g，木瓜 50g，巴戟天 50g，全蝎 50g，肉苁蓉 50g，杜仲 50g，天麻 50g，海螵蛸（乌贼骨）50g，淫羊藿 50g，乌蛇肉 50g，制马钱子

100g，僵蚕 100g，菟丝子 70g，蜈蚣 50g。

共研细末，炼蜜为丸，每丸重 3g，每次 1~2 丸，日服 1~2 次。

（四）肝肾阳虚风痹

[**常见症状**] 四肢不收，或为下肢步伐不整，下地如踩棉花，易倒，手握不固，携物可自行丢弃，患肢肌肤有麻木感，或为闪电样痛，亦有舌暗语言不利者，舌淡，脉虚弱。

[**病症分析**] ①四肢不收，或为下肢步伐不整，下地如踩棉花、易倒，手握不固，携物可自行丢失：四肢不收即四肢不能由自己的意识自由控制，即大脑中枢的指挥失灵；下肢步伐不整，下地如踩棉花、易倒，这是由下肢的筋骨不用引起；手握不固，携物可自行丢失，这是上肢筋骨不用所引起的。总之，这类症状是由筋骨不用所引起。肝主筋，肾主骨，筋骨不用则首应考虑病由肝、肾功能失常引起，阳主功能，故特别需考虑为肝肾阳虚引起。

②肌肤有麻木感：这是由于肝肾阳虚，阳气不能正常地使气血布达于外，因而引起。

③闪电样痛：属 "数变" 范围，又曰风。一般肝肾阳虚所出现的风，基本属虚风范畴。

④舌暗语言不利：一名暗厥，由肝所主之筋膜失去应有的作用，不能控制舌的运动所造成。

[**治法**] 温补肝肾。

[**方药**] 河间地黄饮子。

熟地黄 12g，山茱萸（山萸肉）9g，麦冬 12g，石斛 15g，远志 6g，石菖蒲 9g，茯神 9g，五味子 9g，肉苁蓉 9g，肉桂 3g，熟附子 9g，巴戟天 9g。

[**方解**] 熟地黄、肉苁蓉、肉桂、熟附子，补肾壮阳；山茱萸（山萸肉）、巴戟天、五味子，养肝敛气；石斛、麦冬，生津液以防止温热药助火伤津；远志、石菖蒲、茯神，益心气以治暗厥舌强，语言不利。

[**按**] 经过多年在临床反复使用，现本方已作为笔者 "抓主症" 的方剂，凡遇有四肢不收或有暗厥症状并见者，率多用此，效果良好。

风痹是中医病名，属西医 "脊髓痨"，由脊神经受到破坏引起。破坏脊髓神经，造成脊髓痨的晚期梅毒只是其中的一部分。目前我国并不多见，发现多的是遗传因素所致。另有一种脊髓痨则是由结核杆菌侵害脊髓神经，致失去正常功能，而成脊髓痨。其主症是 "四肢不收"，即是手和足不能由自己的意识控制，最常见者是走路时如踩在棉花上，走不稳。常见病人走路东歪西斜，甚至摔倒。病人的手也是不由自主，甚至吃饭时把碗、筷摔掉而不觉察，买东西可以把篮子丢掉等。有的病人甚至四肢一点不能动弹。有的则连说话都困难，这是舌本不受意识控制所引起，也与脊髓神经受破坏有关。如果伤害到上部的脊髓，就会出现语言不利，这在中医又叫"喑厥"，与四肢不收同时并见的，中医称为"喑厥风痱"（笔者1957年在南京工作时曾治愈一姓李女病人，即属于这一病型）。如腰以下脊髓（马尾）神经受破坏则病人可见大、小便的失禁或不通。

中医认为"风痱"（包括喑厥在内）的病位主要在于肝肾二经。因肝主筋，肾主骨，肝的经脉受损则四肢（包括舌本）的动作不能自如，骨受损伤，则支架身体显得无力，但这种肝肾的亏损，又分阴虚和阳虚两种类型，晚期梅毒引起的"脊髓痨"一般属于阳虚型，而结核杆菌引起的"脊髓痨"则多属阴虚型，这两种病的划分，一般需根据全身症状而定。即寒象明显的多属阳虚，热象明显的则为阴虚。

先父秉忠公，在临床使用"河间地黄饮子"（原方不动）治愈了很多"风痱（包括喑厥风痱）"的患者，把这一经验教给龚云龙和笔者。并强调说："你莫看河间地黄饮子这张方杂乱无章，又补阳，又养阴，又治心，又治肝肾，可是，它却能治疗'四肢不收'和'喑厥'等怪病。"

记得在1959年和皮肤性病研究所同志合作研究治疗晚期梅毒脊髓痨时，在座的有数位中医对治疗该病束手无策，当时因笔者既得家传又亲手治好过不少这样的病人，于是驾轻就熟，用此法治疗。

处方：熟地黄9g，山茱萸（山萸肉）9g，石斛9g，麦冬9g，五味子6g，石菖蒲6g，远志4.5g，茯神9g，淡苁蓉9g，肉桂6g，熟附子9g，巴戟天9g（原方有薄荷、生姜、大枣未用，所有病人均开7剂）。复诊时，大部分病者都见好转。西医同志听后对此兴趣浓厚，其后先后到协和医院和天津总医院看过不少病人，西医同志还给病人做了应做的各种检查和前后对比，证明其有效率在80%以上。

[病例]李某某，女，50岁。患喑厥已2年，语言不利，很难使人听懂，足无力，走路东倒西歪，不能直线行走，手中持物，可以自行放弃。例如，吃饭未完，可以将碗、筷丢掉；上街买东西，可以将篮子丢在路上；或走在马路中间，看到前面来一汽车，便可以呆若木鸡等待车祸；更突出一点便是嗜睡，经常将小孩置膝上时，即已熟睡，置小孩坠地于不顾；在做饭下厨烧火时，身体被烧伤，已非一次。第一次来诊时，由一老年妇女代诉病情，因语言不通之故，当根据病情，确定为喑厥风痱之证，投用上方，服3剂，行动有好转。服6剂后，言语已能听懂，不需他人代诉病情，服药30余剂，诸症悉除，已恢复健康。最后一次门诊，是因每晨自觉有硬痰一块，堵着咽喉之部，必力咳吐出方安。故即于原方内加入全蝎6g，通过定风的作用，使虚风平降，而除痰气，服5剂后，痰去病愈。

第一节　总　　论

癫、狂与痫，同属病时神志异常疾患，癫为沉默呆痴，语无伦次；狂则躁动不安，打骂叫号，不辨亲疏；痫为时发时止的昏眩倒仆，抽搐动风，而苏转后则神清如常人。三者有时可以互相转化，如痴癫转甚，即发狂乱；狂病日久，亦可转为癫痴；痫病绵延日久，亦有转变为癫狂者，故而本章把三者合在一起讨论，以冀互通。

一般癫病常为寒痰蓄饮蒙蔽心窍而起，因阴寒主静，故病多痴呆沉默。而狂则常为气、火、痰、血等内乱心神所致，因阳主躁动，故其病多见动乱不宁，甚则登高而歌、弃衣而走、逾垣上屋、行险杀人等。痫病主要由于风痰瘀血，内结为患，风善行而数变，故其病亦变起仓促，发作有时，并见昏眩倒仆，抽搐动风诸症。

在现代医学里，癫和狂大致多属精神病类，而痫则是神经系统的脑部疾病为多。最常见的有精神分裂症、癔病和癫痫。

第二节　各　　论

一、精神分裂症

精神分裂症的概念是建立在临床表现的基础上的，其临床表现则为多种形式的精神活动失调，一般以思维、感情、行为等与其所在环境之间的严重不协调（此即所谓"分裂"现象）为主要特点。

本病的临床表现，大致为联想散漫、幻觉、错觉、胡思妄想、感情反常、意识糊涂、动作变异、行为紊乱等。

本病按中医辨证，约可分为以下三种类型。

（一）寒痰发癫

[**常见症状**] 沉默不言，或答非所问，唇舌淡白，不思饮食，体温降低，四肢发冷，腿足无力，甚则沉睡不醒，状若尸厥。

[**病症分析**] ①沉默不言，或答非所问：阴静阳躁。此病由寒痰引起，故一般多沉默，甚少言笑；灵窍被寒痰蒙蔽，故答非所问。

②不思饮食，甚则沉睡不醒，状若尸厥：寒痰内蓄，气化不行，故不思饮食；阴静之甚，则沉睡不醒，状若尸厥（按：尸厥为古代病名，即沉睡不醒，状如死尸，但有心跳、呼吸）。

③体温降低，四肢发冷：这是阳气衰微，不能布达全身的表现。

[**治法**] 温化寒痰。

[**方药**] 三生饮加味。

生川乌 9g，生白附子 9g，生天南星 9g，广木香 6g，石菖蒲 9g，朱砂 1g（冲）。

[**方解**] 生川乌温经散寒；白附子温化风痰；生天南星温化寒痰（上三药均必须久煎后再服用）；广木香行气以行痰湿；朱砂安神定志；石菖蒲豁痰开窍。

[**病例**]

（1）张某某，女，54 岁。平时沉默寡言，面色无华，虚胖水肿，值连日阴雨半月，遂发癫疾，终日不语，表情淡漠，嗜眠沉睡，不呼不起。睡中有时呓语，但问之即不能答。病延 10 余日，症状有增无减，脉细肢凉，舌淡苔白腻。当诊为寒痰发癫，投用三生饮加味方，服 3 剂，诸恙若失而愈。

（2）张某某，男，18 岁。平素无病，突然昏睡两昼夜，呼之不应，触之不醒，食饮俱废，以针刺人中，但察有眉峰一皱之表情而已。邻里盛传为"邪怪病"。笔者诊其脉迟细，肢冷已过肘膝，乃确认病属寒痰内蒙心窍引起。投用三生饮加味方，服 1 剂而苏，2 剂而愈。距今已 30 余年，从未复发。

（二）瘀血发狂

[**常见症状**] 狂乱不避亲疏，入夜尤甚，眼花缭乱，如见异物，小便少，大便闭，唇舌深紫，腹中块痛拒按，脉沉实。

[**病症分析**] ①狂乱不避亲疏，入夜尤甚：这是狂躁型精神分裂症，属重阳则狂范畴；其病因有瘀血，血属阴，故症状以入夜为重。

②眼花缭乱，如见异物：这是瘀血的症状之一。因瘀血多为肝经之病，而肝则开窍于目，目受瘀血和肝所影响，故视物缭乱，有时出现"如见鬼状"之异物感。

［**治法**］祛瘀活血。

［**方药**］桃仁承气汤加减。

桃仁 12g，红花 6g，丹参 15g，赤芍 15g，牛膝 9g，生大黄 9g，土鳖虫（䗪虫）9g。

［**方解**］桃仁、红花、丹参、赤芍、牛膝，行血祛瘀；生大黄泻血闭，通大便；土鳖虫（䗪虫）化久瘀，通经隧。

［**病例**］钱某某，女，19 岁。经行遇雨，遂停经不行，腹痛 1 周，大便不通。忽然神识昏乱，胡言乱语，弟妹近之，则动手打骂。按脉沉实，舌红苔黄，少腹硬痛拒按。夜间自云见鬼，频频惊呼。笔者根据瘀血发狂的病理，投用桃仁承气汤加减方，加泽兰 15g，服 2 剂，月经再行，色深有瘀块，腹痛遂止，大便亦通，默然思睡，睡已，即神清气爽，恢复正常。

（三）痰火狂乱

［**常见症状**］失眠乱梦，头痛昏胀，烦躁易怒，渐转惊恐狂乱，不辨亲疏，大便干结，舌红苔黄，脉弦数有力。

［**病症分析**］①失眠乱梦，头痛昏胀，烦躁易怒：这是发病前期的痰火郁结阶段的证型，痰火狂乱，多由此积渐而生，由量变至质变。

②惊恐狂乱，不辨亲疏：惊恐和狂乱，是同一病人的两种表现形式，有时可以表现为惊恐，亦有时即表现为狂乱。其惊恐时见亲人亦惊亦恐，其狂乱时见父母亦打亦骂，这叫作不辨亲疏。

③大便干结：是痰火内结引起。

［**治法**］除痰降火。

［**方药**］除痰降火方（自制）。

柴胡 9g，黄芩 15g，半夏 12g，青皮 9g，枳壳 9g，竹茹 9g，龙胆草 9g，栀子 9g，珍珠母 30g（先下），礞石 50g（先下），石菖蒲 9g，远志 6g，天竺黄 9g，制天南星 6g。

另：礞石滚痰丸每日上午服 10g。

［**方解**］柴胡、黄芩、栀子、龙胆草，清肝降火；青皮、枳壳，行气以祛痰热；半夏、竹茹、石菖蒲、远志、天竺黄、制天南星，除痰开窍；珍珠母、礞石，除痰镇肝；礞石滚痰丸能通便下痰，治疗顽痰怪病。因此丸有泻下作用，服后便前常有腹痛，如在夜间进行，则可影响睡眠，故规定在上午服，一般腹痛便泻则在下午，这样能保证晚间休息。

［**按**］本方经多年在临床反复使用，现已作为笔者"抓主症"的常用方剂，凡见狂躁、惊恐、抑郁、失眠、乱梦等而有大便干结症状（包括便肠垢不爽）

者，率先用此，效果良好。

[病例]

（1）杨某某，女，17岁。高中学生，升学在近，学习向来努力，功课一往甚好。但睡眠久差，经常多梦头痛，近来心烦倍增，渐至胡言乱语，大便经常干结，3~4日不能一行，诊脉弦数有力，舌红苔黄。笔者根据病情，确定为痰火内郁之狂躁病。投用除痰降火方送服礞石滚痰丸。服2剂，大便畅通，睡眠增，烦躁减轻，又3剂，神识已清，续用前方服3个星期，诸症悉退，当令其恢复上课，跟原班学习，直至毕业离校。

（2）孟某某，男，20岁。初患头痛失眠，继而狂躁乱语。平素身体健康，病后气粗力大，同学七八人不能制之。笔者诊其脉实有力，苔腻舌红。询知大便已1个星期未解，故乃以除痰降火方送礞石滚痰丸治之。初每次送服礞石滚痰丸10g不效，乃加倍用量，每次以上方送服礞石滚痰丸20g，果然大便得泻，困乏思眠，继服前方2个月，症状基本消退，1年后恢复学习，顺利毕业。

（3）杨某，女，17岁，1988年10月6日初诊。患者2个月前因受精神刺激，引起失眠多梦，沉默痴呆，口干心烦，大便干结不爽，有被害和自杀妄想。脑电图检查：边缘状态。精神科诊断为精神分裂症，曾服奋乃静10mg/天。舌尖红，苔黄腻，脉滑。证属狂躁、痰火内实证。治宜除痰降火。

处方：柴胡10g，半夏15g，黄芩15g，青皮10g，枳壳10g，制天南星6g，竹茹12g，龙胆草10g，栀子10g，珍珠母60g（先煎），礞石30g（先煎），合欢皮15g，首乌藤（夜交藤）30g，葛根30g，石菖蒲10g，远志6g，另服礞石滚痰丸9g，每日上午9时服。共服21剂。

二诊：精神转佳，大便畅解，幻觉消失，思维清晰，对答切题，奋乃静已减为4mg/天，睡眠不实，凌晨易醒，轻度头痛。舌尖红，苔少，脉弦。原方加牡丹皮15g，莲子心3g，桑椹30g，炒枣仁30g，五味子10g，继服21剂。

三诊：病情稳定，精神状态佳，睡眠增进，每晚能睡8~10小时，可与家人及邻居正常交往，再拟原方并与奋乃静4mg/天维持。

随诊：已完全停服西药，睡眠好，生活自理，已恢复学习。嘱其用礞石滚痰丸维持巩固，注意精神修养和劳逸结合。

按：由七情可生六郁。气郁可以化火，体质属于阳性者，尤为多见。肝郁日久，致脾土亏虚，则脾之运化功能失常，以致湿浊内生，湿浊与七情郁火相搏结，则成为痰火，蒙蔽清窍，扰乱神明，使精神错乱，神志不清，不知廉耻，不识亲疏。治疗之法，必须攻除痰火，以开灵窍；疏肝行气，以治其本；泻火除痰，以治其标；痰火既除，肝气郁结得解，则诸般怪乱症状可消，乃获痊愈。

（4）王某某，男，27岁，插队知识青年。性格耿直倔强，因插队9年未能返城，心情不快，闷闷不乐，于是回城求其父安排回城工作，未果。1976 年 8 月 7 日，其父强令其返回农村，发生争吵，导致狂躁打骂，不眠不食，连续 2 日昼夜不停，遂发为狂证，其父与院邻将其捆绑而来就诊。症见面红目赤，脉弦有力，舌红苔黄腻。证属痰火狂躁为患，急投除痰降火汤加味。

处方：柴胡 9g，黄芩 9g，半夏 9g，青皮 9g，枳壳 9g，竹茹 9g，龙胆草 9g，栀子 9g，珍珠母 30g，首乌藤（夜交藤）30g，大黄 30g（后下），青礞石 30g（先煎），胆南星 9g，天竺黄 9g。急令煎服。

服药 2 小时后，肠鸣内急，便出黏稠污秽杂物，6 小时后第 2 次服药，晚上泻 10 余次，病人身软无力，安静卧床。

第 2 天患者要求进食。病已好转，原方大黄减为 15g，再进 2 剂，嘱保持大便黄软无黏液。

4 日后患者精神已如常态，故再嘱服礞石滚痰丸 2 周，以大便畅为度。药后患者精神完全恢复正常，后正式参加工作。病症至今未发。

按：应用除痰降火汤合礞石滚痰丸治疗由痰火扰心所导致的狂躁症，可使火降痰消，神明得安，狂症得愈，故提倡泻下越早越好，但也应注意便通火降后即减苦寒大黄之用量，以免损伤中阳之气。

二、癔病

癔病，又称歇斯底里。多在精神因素作用后起病，呈阵发性。患者多富于幻想，临床症状复杂多变。

本病发作时常大哭大笑，乱嚷乱叫，捶胸顿足，昏倒扑地，手舞足蹈，无稽说唱，并有时可见突然瘫痪及感官不用等，有一部分病人则以"奔豚气"或"梅核气"症状出现。

本病最常见者有血虚、痰实、气冲三型。

（一）血虚脏躁

[常见症状] 时悲伤啜泣，喜欠伸，太息，有时如见异物，脉虚细，舌少苔。

[病症分析] ①时悲伤啜泣，喜欠伸，太息：这是由于心气不足，血不养心引起。

②如见异物：此症出现，在实证为瘀血内停，而虚证则是心血不足引起。本症系属后者。

[治法] 养心益血。

[方药] 甘麦大枣汤加味。

甘草 12g，小麦 50g、大枣 10 枚、柏子仁 15g、炒酸枣仁 15g、丹参 15g、远志 5g。

　　[**方解**] 甘草、小麦，养心益气；大枣补脾益血；柏子仁、炒酸枣仁、丹参、远志，安神养心。

　　[**病例**] 徐某某，女，42 岁。未嫁，性情孤僻甚，会经期间与家人发生口角，遂至连日失眠，忽然号啕大哭不已，室外可闻之，已半日，病人自谓非有悲伤之事，乃情不由己，不能自已控制而哭。诊六脉虚软无力，舌红少苔，乃按心血亏虚之脏躁论治，投用甘麦大枣汤加味方，3 剂而愈。

　　越两年，又在南京治一田姓妇女，妊娠 2 个月，突感心慌头晕，睡眠不实，晨起即无端啜泣，声泪俱下，询之，无悲伤事，反觉事出可笑。笔者亦投用甘麦大枣汤加味方，2 剂而愈。

（二）痰实发癔

　　[**常见症状**] 失眠多梦，多愁善感，心烦闷，常无端啜泣，便干或见夹杂黏冻不爽，脉弦数，苔黄腻。

　　[**病症分析**] ①失眠多梦，多愁善感，心烦闷：此类症状的出现，常由痰热内扰，心神不宁引起。

　　②无端啜泣：本症在虚证多为血不养心，实证中则是痰热扰心所引起，本症属于后者。

　　③便干或见夹杂黏冻不爽：便干为火邪内闭，便黏冻（即肠垢）亦为痰热内壅的象征。

　　[**治法**] 除痰降火。

　　[**方药**] ①除痰降火方（自制，见前精神分裂症中）。②礞石滚痰丸。服法同上。

　　[**病例**] 陈某，男，46 岁，1990 年 2 月 12 日初诊。患者失眠、多梦 1 年余，头脑昏涨，胸闷心悸，多思善虑，谈癌色变，易受惊恐，甚则彻夜无眠，胁胀纳呆，二便调。舌青，苔白腻，脉滑。

　　西医诊断：神经官能症。

　　中医诊断：证属痰火郁结。治宜除痰降火。

　　处方：柴胡 10g，半夏 15g，黄芩 15g，青皮 10g，枳壳 10g，制天南星 6g，竹茹 12g，龙胆 10g，栀子 10g，珍珠母 60g（先煎），礞石 30g（先煎），合欢皮 15g，首乌藤（夜交藤）30g，葛根 30g，琥珀粉 2g（分冲）。服 7 剂。

　　二诊：睡眠、食纳增进，惊恐消失，便溏，舌红，苔微黄，脉细。原方去琥珀粉，加茯苓 30g，泽泻 30g，再进 14 剂。

　　三诊：除睡眠易醒外，余症消失，舌脉同上。原方去茯苓、泽泻，加炒酸枣仁 15g，桑椹 30g，服 7 剂后痊愈。

（三）奔豚气冲

[**常见症状**] 气从少腹上冲至咽，或冲至胸膈部所致，悸眩，心虚胆怯，形寒肢冷，脉沉细，苔白。

[**病症分析**] ①气从少腹上冲至咽，或冲至胸膈部所致：气冲，中医一般认为是由寒水之气上逆引起，始于气海或会阴部，沿冲、任二奇经之脉上冲，由脐腹中线直冲咽喉者为任脉病，从两侧上冲至胸胁者为冲脉病。

②悸眩，心虚胆怯，形寒肢冷：这是心肾阳虚、水寒不化之象。

[**治法**] 温化水饮。

[**方药**] 苓桂术甘汤加味。

茯苓 30g，桂枝 9g，白术 9g，甘草 9g，大枣 5 枚。

[**方解**] 茯苓化气利水；桂枝通阳化水；白术健脾以运化水气；甘草、大枣，甘以补脾，使脾旺则能运化水湿。

[**加减法**] 心气虚悸甚者，加柏子仁 12g；肝虚不寐者，加炒酸枣仁 15g；肾阳虚形寒肢冷甚者加熟附子（熟附片）15g。

三、癫痫

癫痫是一种常见的精神疾患，表现为突发性的短暂脑功能异常，并可反复发作。

本病可分为原发性和继发性两大类。继发的多由脑部的器质性改变而致，其原因甚多，总之脑部有实质损害；原发性则是由病人的脑功能不稳定引起，一般认为与遗传有关。

癫痫的发作有大小之分。小发作较轻，但发作次数可以较为频繁，一般仅有短时间的失神状态或轻度肌肉抽动；大发作则为神志丧失及全身性的抽搐，有时会发生怪叫声并跌倒在地，口角流涎或咬破唇舌、遗尿等，发病后常自觉头痛昏晕，因之并可出现精神失常。

（一）外伤癫痫

[**常见症状**] 有脑外伤史，发则昏眩倒仆，抽搐强直，口角流涎，有时发出不寻常的怪叫声，大便干，舌红苔腻，脉弦数。

[**病症分析**] ①有脑外伤史，发则昏眩倒仆，抽搐强直，口角流涎：外伤常导致瘀血停留，由于瘀血而导致"风象"的发生，故见昏眩倒仆，抽搐强直，口角流涎。

②发出不寻常的怪叫声：这是神志丧失的先兆表现。

③大便干：常因瘀血内阻，腑气不通，病属实证。

［**治法**］化瘀活血。

［**方药**］抵当汤加味。

水蛭 12g，虻虫 9g，桃仁 12g，大黄 9g，土鳖虫（䗪虫）9g，地龙 15g，僵蚕 9g，全蝎 6g，蜈蚣 2 条，花蕊石 20g。

［**方解**］水蛭、虻虫、土鳖虫（䗪虫）、地龙、僵蚕、全蝎、蜈蚣，化久瘀以定风；桃仁、大黄，行瘀通便；花蕊石化瘀镇痉。

［**按**］本方经多次使用，似觉在部分病人身上，可以有效。现已作为笔者"抓主症"的常用方，见外伤癫痫，即用此方，疗效待继续观察。因本病发无定期，肯定疗效需假以时日。不过"水蛭溶血"的不良后果，似可排除。

［**病例**］

（1）王某，男，48 岁，1992 年 5 月 11 日初诊。患者间断发作癫痫 16 年，每月发作 10 余次。1989 年脑电图检查示中度异常，脑血流图示流出加速、血管调节差。舌红，苔少，脉弦。

西医诊断：癫痫。

中医诊断：痫证。治宜化瘀散结。

处方：水蛭 10g，土鳖虫（䗪虫）12g，桃仁 12g，大黄（川军）6g，生牡蛎 60g（先煎），川贝母 10g，玄参 15g，生薏苡仁 30g，木瓜 15g，鸡血藤 30g，丹参 30g，当归 30g，赤芍 30g，夏枯草 15g，海藻 15g，昆布 15g，海浮石 18g（先煎）。连服 7 剂。

二诊：服上方第 6 剂时，癫痫大发作 1 次，似羊尖叫一声后，双目上吊，抽搐，口吐白沫，2~3 分钟以后清醒，尿黄，大便溏，每日 2~3 次，纳差。舌红，苔少，脉弦细。继服原方 7 剂。

三诊：患者于 5 月 18 日、19 日各发作 1 次，20 日发作 2 次，每次意识丧失 1~2 分钟，口吐白沫，无二便失禁，舌脉同前。原方加地龙 15g，防己 10g，继服 10 剂。

四诊：已 2 周未发作癫痫，舌脉同前。原方加钩藤 30g，继服 7 剂。

五诊：服上方后一直未发作癫痫，自觉深吸气时胸痛。舌红，苔少，脉弦细。原方加冬瓜子 30g（杵），杏仁 12g，芦根 30g，继服 7 剂。

六诊：癫痫未再发作，仍觉深呼吸时左胁痛，二便调，舌脉同前。再拟化瘀散结治疗。

处方：水蛭 12g，桃仁 12g，大黄（川军）6g，土鳖虫（䗪虫）12g，生牡蛎 60g（先煎），川贝母 10g，玄参 15g，夏枯草 15g，海藻 15g，昆布 15g，海浮石

18g（先煎），当归30g，赤芍30g，丹参30g，郁金15g，钩藤30g，白蒺藜15g，木瓜15g，生薏苡仁30g。连服40剂。

七诊：一直服用上方（2~3天1剂），坚持上班，癫痫未再发作，外院多次脑电图复查均正常。

按：中医认为本病属"风"病范畴，古有羊角风之称，实即指忽然昏倒抽搐而言。究其风之成因，则众说纷纭，有的主火，谓风火相煽；有的主痰，则为痰迷灵窍等；但验之临床，则均收效甚微。笔者认为本病为瘀血凝聚，其次则为老痰凝结，属有形之痰，故治疗亦采取化瘀软坚散结化痰的方法，取"坚者削之"和"血行风自灭"之意。化瘀的主方是抵当汤，软坚散结的主方是消瘰丸。在服药初期，往往出现一过性症状加重，表现癫痫发作稍频或头痛加重，但继续服药，发作会逐渐减轻，并过渡到完全控制，不再发作。

（2）张某，男，42岁。1974年就诊。

患者于1962年在某次战斗中，头部受伤。伤后发生癫痫，每日大发2~3次，发时猝然仆倒，肢体抽搐。曾因手提热水瓶时发作跌倒，而烫伤上肢及胸、背部皮肤。记忆力逐渐减退。二便正常。脉沉，舌苔薄黄。因病势沉重，故专程自川来京医治。

病人"喜忘"，又有头部外伤史，为血蓄头中之证。血瘀不营筋脉，故见抽搐扑倒之风象。

处方：水蛭12g，虻虫6g，桃仁12g，大黄6g，土鳖虫（䗪虫）9g，生牡蛎30g（先煎），贝母粉3g（冲服），玄参12g，夏枯草15g，蜈蚣3条，全蝎6g，僵蚕9g。

水煎服，每日1剂。

服上方5剂（停用其他药物）即停止发作，连续服药5个月，病始终未再发。乃将原方改制丸剂，以巩固疗效，返回四川工作。

（3）阎某某，男，12岁。1978年就诊。

8岁时因玩耍从墙头跌下，当夜发生尿床，尔后每夜遗尿数次。3个月后发现癫痫，至就诊时病已3年有余。其病或一日2发，或三四日一发不等。病发则仆倒抽搐，二目上翻，口吐白沫。精神渐显迟钝。脉细，舌苔白，大便调。服苯妥英钠及西药镇静药可缓解。

仍用病例二方，剂量略减，每日1剂。服药3剂后，尿床即除。继用原方，除在服药后第15天时发作1次之外，未曾复发。20日后改为2日1剂，再后3日1剂。用药3个月后，即停药，至今未有癫痫复发。

按：对癫痫病的治疗，中医文献记载多用祛痰、镇痉、息风诸法。笔者于临床亦曾应用上法治疗此病多年，但疗效终不满意。及至20世纪70年代初，才根据久患癫痫病者记忆力多有减退的特点，而其中由外伤引起者颇多，因此，考虑其当有瘀血不散。乃据《伤寒论》下焦蓄血"其人喜忘"的记载，选用抵当汤为主加土鳖虫（䗪虫）以攻逐瘀血，生牡蛎、玄参、贝母（即消瘰丸之成分）、夏枯草削坚散结，配以僵蚕、蜈蚣、全蝎息风之品。如此组成方剂，既符合"治风先治血"的原理，又与"其人喜忘"用抵当汤的记载不悖，疗效明显提高。又《伤寒论》中记载蓄血证尚有"如狂"或"发狂"，癫痫患者亦偶有此症状，近代称之为"癫痫人格"，也是抵当汤的适应证。惟对蓄血所在位置，值得进一步探讨。以外伤性癫痫言之，其瘀血显然蓄于头部，而言"下焦蓄血"较为费解。或可认为《伤寒论》中所言"经""府""下焦"，既可指确实部位，又可指一组特定的"症候群"而言。

抵当汤在化瘀攻下的方剂中，历来被认为是峻烈的方药，特别是在近年出版的某些中药著作中，提出过水蛭溶血问题，医生们就更不敢轻易使用。其实，运用有毒药物治病，一般具有见效快、疗效好的特点，只要掌握得当，根本不会出问题。

以上就抵当汤的作用，从临床方面做了一点新的探索，由于观察时间较短、病例不多，又缺乏系统的完整病历记录，如癫痫病例脑电图改变的记录未能保存等。因此，对抵当汤治疗顽固性痛经、癫痫等病，仍需进一步研究与总结。

注：方中某些动物药亦可改作散剂服用，剂量为汤剂的四分之一或五分之一。

（二）风痰发痫

[**常见症状**] 与上证略同，但无外伤史，而有失眠、多梦、心烦等症。

[**病症分析**] ①无外伤史：即不能认定其为瘀血引起。

②失眠、多梦、心烦：常由痰热引起。结合其突然发作（数变）的特点，必须考虑其风痰为病。

[**治法**] 除痰定风。

[**方药**] 定痫丸（作汤）。

天麻 9g，川贝母 9g，半夏 9g，茯苓 15g，茯神 9g，丹参 15g，麦冬 12g，陈皮 9g，远志 6g，石菖蒲 9g，制天南星 6g，全蝎 6g，僵蚕 9g，琥珀末 2g（分吞），朱砂 1g（分吞），竹沥 30g（分冲），生姜汁 9 滴（分冲），甘草 9g。

[**方解**] 本方用天麻、全蝎、僵蚕，定风镇痉；川贝母、半夏、陈皮、茯苓、竹沥、生姜汁、麦冬、远志、石菖蒲、制天南星，除痰湿，开心窍；茯神、朱砂、琥珀末、丹参，安心神；甘草缓中，以调和诸药。

第十四章 惊悸

第一节 总 论

惊是闻声而惊，亦有睡中惊动的。悸是自觉心跳，悸之甚者即为怔忡。本病有的是由精神因素所造成，治同诸气郁结。但又有一部分是由心脏器质性病变所引起，如肺源性心脏病、风湿性心脏病等，均可见有较严重的心悸。

第二节 各 论

一、风湿性心脏病

本病是由于风湿病使心脏受到损害，因而致病，其中常见有风湿热和心脏瓣膜病两种。风湿热是以发热为明显体征的一种活动性风湿性心脏病，它使心脏受到不同程度的损害，在中医一般称为风痨。风湿性心脏瓣膜病则是在风湿活动期过后，在心脏瓣膜留下的瘢痕，使心脏瓣膜发生器质性改变，出现轻重不同的机能障碍，中医则称为心气不足或水气凌心等。

（一）风痨发热

［**常见症状**］恶风发热，久而不除，心烦掌烫，下午热甚，得汗则减，甚则盗汗、颧红，脉细数，舌红少苔。

［**病症分析**］①恶风发热，久而不除：恶风发热，本是外感热病的常见症状。惟外感热病起病急速，病退亦较快；今见久而不除，即需考虑其为内伤杂病中之发热。

②心烦掌烫，下午热甚，得汗则减，甚则盗汗：这是一派阴虚内热见症。系

由久热耗灼津血而致。

[**治法**] 养阴清热。

[**方药**] 清骨散加减。

银柴胡 15g，胡黄连 9g，秦艽 9g，鳖甲 50g，地骨皮 15g，知母 9g，生甘草 9g，肉桂 1g，青蒿 15g，乌梅 3g。

[**方解**] 银柴胡、青蒿、地骨皮、胡黄连，清退阴虚之热；鳖甲、乌梅，养阴退热；知母清气热；秦艽散风邪；肉桂轻用能引火归元，使虚热不浮于上；生甘草解毒和中，调和诸药。

[**按**] 根据现代医学，发现本病为溶血性链球菌导致的变态反应病，与急发性肾炎、风湿性心肌炎等同源异流，故考虑以"益肾汤"（见水肿病）活血解毒法治疗，现已初步取得效果，有待继续观察与总结。

（二）水气凌心

[**常见症状**] 心跳气短，胃脘堵闷，阵发心痛，头目眩晕，全身轻度肿胀，小便短少，舌淡苔白，脉弦细结代，或细弱无力。

[**病症分析**] ①心跳气短，胃脘堵闷，阵发心痛：这是水气内停，心阳不能畅通所引起。

②头目眩晕，全身轻度肿胀，脉弦细结代或细弱无力：水气内停，清阳不能上升，故见头目眩晕；水气不利故全身轻度肿胀；水不化气，气不入于膀胱而化为尿，故小便短少；心阳虚气血不续，故脉见弦细结代，或细弱无力。

[**治法**] 温阳化水。

[**方药**] 苓桂术甘汤加味。

茯苓 30g，桂枝 12g，甘草 9g，白术 12g，泽泻 15g，薏苡仁 30g。

[**方解**] 桂枝通心阳以化水；茯苓、白术、薏苡仁、泽泻、甘草，健脾利水，以治心悸。

[**加减法**] 唇舌青暗有瘀斑者，加生蒲黄 15g，五灵脂 9g；气虚加黄芪 15g；胸闷加旋覆花 15g，生香附 12g。

（三）肾虚水泛

[**常见症状**] 心悸气短，动则尤甚，倚息不得卧，头晕胸闷，小便短少，四肢清冷，全身水肿或脚肿，舌淡苔白，脉沉细或结代。

[**病症分析**] ①心悸气短，动则尤甚，倚息不能平卧：水气凌心，故心悸气短；肾虚不能纳气，故行动则气喘更甚；肾不纳气，则肺气不能下降，肺叶张而不缩，故倚息不能平卧。

②头晕胸闷，小便短少，四肢清冷，全身水肿或脚肿：寒水不化，清阳不升，故头晕胸闷；水气不能化尿，故小便短少；阳气不荣四末，故四肢清凉；水气因寒而聚，不能化为汗、尿，故见全身水肿。脚肿者，因肾阳无蒸化水饮之力，故水乃下流，而见脚肿。

[**治法**] 温阳化水。

[**方药**] 真武汤加味（方见水肿）。

二、肺源性心脏病

本病是肺部疾患，长期咳喘损及心脏而产生的心脏病变。最常见的有以下三型。

（一）心肺停饮

[**常见症状**] 咳喘年久，痰稀量多，吐出甚爽，倚息不能平卧，心悸气短，胸闷干呕，头面及四肢部有轻度水肿，舌淡苔白，脉弦。

[**病症分析**] ①咳喘年久，痰稀量多，吐出甚爽：咳喘年久，常常是由肺损及心阳的一个重要条件，因肺主周身之气，心主周身之血，气血有相互依存、相互促进的作用，但病久则气损及血，由肺而损及心；痰稀量多，是水饮内停，心阳不能化水的现象；吐出甚爽，则是湿痰水饮所造成的咳喘，可以不考虑其伤阴病燥的问题，而直接用温阳化水来提高其气化能力。

②倚息不能平卧：是由肺叶胀满，肺气不能敛降引起的。

③心悸气短，胸闷干呕，头面及四肢部有轻度水肿：这是由于水饮内停，阳气不能化水为气，使气不能布散周身，然后再经由三焦水道，化为汗、尿，排出体外，故而出现以上症状。

[**治法**] 温散水饮。

[**方药**] 小青龙汤加味。

麻黄 9g，桂枝 9g，白芍 9g，细辛 6g，干姜 6g，五味子 9g，半夏 9g，生石膏 30g，甘草 6g。

[**方解**] 麻黄、桂枝，宣肺平喘，发汗利小便以消水饮肿胀；干姜、细辛，温化水饮；半夏除痰蠲饮；五味子、白芍，敛肺气以治喘，并控制温热药使之不过于温散，以损耗肺气；生石膏配麻黄、桂枝以降肺平喘；甘草调和诸药。

[**按**] 本方经多年反复使用，现已作为笔者"抓主症"的常用方剂，凡咳喘痰多清稀，吐出爽利者，即投此方，即肺气肿、肺心病亦不例外，一般效果良好。

[**病例**] 周某某，女，65 岁。咳喘年久，痰多清稀，吐出甚爽。住院 2 周，

已经西医诊断为肺心病，因喘息不能控制，水肿有增，故请中医会诊。当诊其脉弦苔白，符合水饮为病，遂用小青龙加石膏汤（如上方）。服 2 剂，咳喘已平，水肿尽退。5 剂，症状消失，即出院，但行动气短未尽耳。

（二）水停心下

［**常见症状**］喘息气短，胸胁撑胀，胃脘痞坚，心悸烦躁，食少便溏，四肢水肿，面色暗黑，唇舌青紫，苔白腻，脉沉弦。

［**病症分析**］①喘息气短，胸胁撑胀：是水饮停滞，肺气不降的表现。

②胃脘痞坚，心悸烦躁：是胃脘停饮，气不宣畅，心阳被郁，不能化水而水反凌心的表现。

③食少便溏，四肢水肿：是水停于内，内渗肠道则便溏，外溢四肢则水肿。

④面色暗黑，唇舌青紫：是水停气滞，转致血瘀，循环乏力的表现。

［**治法**］温化水饮。

［**方药**］木防己汤加减。

木防己 9g，桂枝 9g，白术 9g，茯苓 50g，丹参 15g，熟附子（熟附片）9g，甘草 9g，生石膏 50g（先入），薏苡仁 50g。

［**方解**］木防己、桂枝，散风邪以降肺行水；白术、甘草、茯苓、薏苡仁，健脾以行水湿；熟附子（熟附片）壮肾阳以助气化；丹参活血养心，以加强心脏功能；生石膏降肺平喘以使水液下降。

（三）肾不纳气

［**常见症状**］动则喘促，呼吸困难，心悸气短，尿频，苔少，脉虚。

［**病症分析**］①动则喘促，呼吸困难：肾虚则吸气不能入下焦，故行动则喘促愈甚。这又叫"气不归元"，故而引起呼吸困难。

②心悸气短：这是由于水饮内停、凌心、阻肺所引起的。

③尿频：是由肾阳虚不能摄尿所引起的。

［**治法**］补肾纳气。

［**方药**］都气丸加味。

熟地黄 9g，山茱萸（山萸肉）9g，牡丹皮 9g，泽泻 15g，茯苓 15g，山药 15g，五味子 9g，鹅管石 9g。

［**方解**］六味地黄丸补肾；五味子敛肺气使下行入肾；鹅管石温肾纳气。

［**加减法**］喘甚，加黑锡丹 2g；寒甚，加肉桂 3g。

若前证而见咳喘痰多、胸闷，即可改用除痰降气法如苏子降气汤。

炒紫苏子 9g，橘红 9g，半夏 9g，前胡 9g，肉桂 3g，沉香面 3g（分冲），厚朴 9g，杏仁 9g，生姜 9g，大枣 5 枚。

[**方解**] 炒紫苏子、杏仁、前胡，宣肺降气；半夏、生姜，除痰行水；橘红、厚朴，行气以除痰湿；肉桂、沉香面，降气下气；大枣补脾以行水湿。

第一节 总 论

不寐亦称失眠，即无特殊病症而经常不能入睡的一种病患。其中有睡眠不实，乱梦纷纭的；有入睡迟难，时睡时醒，或睡眠浅短，醒后即不能入睡；亦有通宵达旦不能成眠的，基本上都叫失眠。本病在西医多属神经衰弱范畴，由高级神经活动的过度或持续紧张引起。中医则认为：劳心、用脑过度，损耗精血，致心肾、肝胆间气血失常，阴阳不和，使神机逆乱，故而产生本病。病有因于食滞不化引起的，中医又称："胃不和则卧不安"；有高血压引起者，中医又称"风阳浮动"。阳痿、遗精在西医多属性功能障碍的范畴。

第二节 各 论

一、神经官能症

神经官能症的范围较广，它概括了所有的神经机能性疾病。其中包括由于科学仪器的精密度有限，而人体有某些部分的结构超越了现代科学仪器所能发现的范围的一些病变，都能用"神经官能症"这个病名来加以概括。特别是由于失眠、少睡而引起的神经衰弱、癔病（见前文）、强迫症等最为常见。

由于这类疾病很难用现代科学方法来定量地加以区分，故而在中医就主要根据传统的定性方法加以处理。

（一）心肝血虚

[**常见症状**] 失眠心悸，多梦而惊，心烦头晕，目眩，善疑忌，多妄想，舌红苔少，脉细数。

[**病症分析**] ①失眠心悸，多梦而惊：血不养心，故心悸失眠而惊；心血虚，神不守舍，故多梦。

②心烦头晕，目眩，多妄想，善疑忌：由于心肝血虚，虚阳扰乱心神，故见心烦；血不荣脑，故见头晕；肝血不能养目，故见目眩；心肝血虚，故现多妄想、善疑忌等症状。

[**治法**] 养心补肝。

[**方药**] 补心丹加减。

生地黄 12g，天冬 9g，炒酸枣仁 15g，柏子仁 9g，远志 6g，茯神 9g，五味子 9g，丹参 15g，琥珀末 2g（睡前吞服）。

[**方解**] 生地黄、天冬、炒酸枣仁、五味子，养肝阴而敛心气；柏子仁、丹参、远志、茯神、琥珀末，养心气而益肝血，心肝宁则睡自充，阴血复则火自降。

[**加减法**] 惊恐甚加磁石 30g（先下）；心烦加黄连 6g。

（二）痰火郁结

[**常见症状**] 失眠乱梦，头脑昏涨而痛，心烦易怒，胁胀胃堵，白天困倦思眠，但不能睡，晚间精神倍增，连睡意也没有。脉弦滑或数，舌略红，苔白腻或黄腻，便干，多思善虑。

[**病症分析**] ①失眠乱梦，头脑昏涨而痛：痰火内乱心神，故失眠乱梦；上攻头脑，则昏涨而痛。

②心烦易怒：火郁于内，扰乱心神则心烦，干扰肝气则易怒。

③胁胀胃堵：肝气不疏则胁胀；肝气犯胃则胃堵。

④白天困倦思眠，但不能睡，晚间精神倍增，连睡意也没有：这是因病而颠倒了阴阳动静之间的关系，即所谓自主神经功能混乱所引起。

⑤便干，多思善虑：这是痰火内实所引起。因邪无出路，故扰乱诸神，爱作无谓的思虑。

[**治法**] 除痰降火。

[**方药**] 除痰降火方（自制）。

柴胡 9g，黄芩 15g，半夏 12g，青皮 9g，枳壳 9g，竹茹 9g，珍珠母 50g（先下），龙胆草 9g，栀子 9g，首乌藤（夜交藤）15g。

［**方解**］柴胡、黄芩、龙胆草、栀子，清泻肝胆郁火，以安心神；半夏、竹茹，清降痰热；青皮、枳壳，降气以除痰火；珍珠母、首乌藤（夜交藤），镇心肝以安眠。

［**加减法**］心烦甚加莲子心 3g；痰气交阻，胸闷阵烦加胆南星 9g，天竺黄9g；失眠头痛甚者，加礞石 30g（先下）。

［**按**］此笔者治失眠心烦之主方也，30 年来愈病无数。今已作为"抓主症"之方，审慎观察疗效。此方不但能治失眠，并对由失眠而引起之狂躁证（即今之精神分裂症）同样有效，但需重加泻热镇肝除痰之品，治痰厥头痛、痰火癔病亦均有效。

［**病例**］王某，女，63 岁，1992 年 2 月 20 日初诊。近 1 个多月来，头晕、头痛、睡眠差、心悸、恶心。舌红苔薄黄，脉弦滑。外院 CT 检查示脑萎缩，脑室积水。西医诊断：脑萎缩，脑室积水。中医辨证：痰火郁结（眩晕）。治宜清热除痰。

处方：柴胡 10g，半夏 10g，黄芩 10g，青皮 10g，枳壳 10g，竹茹 12g，龙胆草 10g，栀子 10g，蔓荆子 12g，苍耳子 12g，大青叶 30g。服 7 剂。

二诊：头痛、头晕均减轻，仍睡眠差、记忆力减退，心悸、大便调。舌红，苔薄黄，脉滑数。再拟前方加黄柏 15g，黄连 6g，葛根 30g，茯苓 30g，泽泻30g，生薏苡仁 30g。继服 7 剂。

三诊：睡眠增进，头痛及头晕心悸均减轻。舌红，苔中干黄，脉滑。再拟原方加减以清热除痰。

处方：黄连 6g，黄芩 15g，黄柏 15g，栀子 12g，葛根 30g，柴胡 10g，半夏15g，青皮 10g，枳壳 10g，制天南星 6g，竹茹 12g，龙胆草 10g，珍珠母 60g（先煎），礞石 30g（先煎），合欢皮 15g，首乌藤（夜交藤）30g，茯苓 30g，泽泻30g，麦冬 15g。继服 14 剂。

四诊：头晕减轻，掌烫，舌红，苔黄腻，脉弦。改进除痰降火方药继续观察。

处方：柴胡 10g，半夏 12g，黄芩 12g，枳壳 10g，制天南星 6g，竹茹 12g，龙胆草 10g，栀子 10g，珍珠母 60g（先煎），礞石 30g（先煎），合欢皮 15g，首乌藤（夜交藤）30g，葛根 30g，石菖蒲 10g，远志 6g，茯苓 30g，泽泻 30g，生薏苡仁 30g，泽兰 15g，知母 12g，黄柏 15g，黄连 6g。继服 21 剂。

五诊：症状基本消失，头脑较前清醒，睡眠增进，二便调。舌红，苔薄白，脉弦。嘱其以原方减量（每周 1 剂），巩固治疗。

按：本例以眩晕、头痛、惊悸善恐为主，且 CT 检查有脑萎缩、脑室积水等明显器质性障碍病变。笔者对其治疗先以除痰热治眩晕，急则治其标，待症状减轻，再以黄连、黄柏、葛根，解肌热；茯苓、泽泻、生薏苡仁利湿浊，最后逐渐过渡到用除痰降火为主以收全功。

（三）心肾两虚

[**常见症状**] 失眠善忘，心悸头晕，多惊善恐，苔少黄，脉虚。

[**病症分析**] ①失眠善忘，心悸头晕：心血虚则失眠心悸；肾精不足，不能充养脑髓则头晕善忘。

②多惊善恐：心血虚则多惊；肾气虚则善恐。

[**治法**] 养心益肾。

[**方药**] 孔圣枕中丹加味。

龟甲 30g（先下），龙骨 30g（先下），远志 6g，石菖蒲 9g，柏子仁 9g，炒酸枣仁 15g，夜合花 9g。

[**方解**] 龟甲补肾填精髓以充脑海；龙骨敛心气以安神；远志、石菖蒲，养心安神，豁痰开窍；柏子仁、炒酸枣仁、夜合花，补心养肝，敛心气以增睡眠。

[**加减法**] 妇女更年期紧张症，加淫羊藿 9g，五味子 9g。

[**病例**] 黄某，男，74 岁，1993 年 6 月 7 日初诊。患者消瘦口干、烦躁不寐 2 个月。近年来奔波操劳，疲惫不堪，2 个月前因感冒发热，服交沙霉素、阿司匹林（APC）等，自此身体逐渐消瘦，口干舌燥，烦躁不寐，两颧红赤，局促不宁，夜热早凉。舌绛，无苔，脉弦。曾予谷维素、维生素 B、维生素 C，睡前服地西泮（安定）以助睡眠，未见寸效。西医诊断：神经官能症。中医诊断：不寐。辨证：热入血分，亡阴失水。治宜滋阴潜阳泻火。

处方：生鳖甲 30g（先煎），龟甲 30g（先煎），生牡蛎 30g（先煎），生地黄 12g，生甘草 6g，麦冬 9g，白芍 10g，阿胶 10g（烊化），火麻仁 10g，黄连 6g，黄芩 10g，首乌藤（夜交藤）30g，合欢皮 15g，鸡子黄 1 枚（冲服）。服 12 剂。

二诊：消瘦情况好转，口干颧红减轻，烦躁不寐好转，舌红苔少有津，脉弦。水津来复，病有好转之机，仍用原方继续观察，继服 16 剂。

随诊：全身情况全面改善，能下床自由活动，生活也能自理，症状基本消失。

按：由于卫生条件已得到改善，温热病在发展变化的过程中的卫气营血四个阶段往往不容易在同一患者身上看到全过程。本例患者，年迈体弱，平素操心劳碌，体质消耗过大，春夏之交，又遇感冒温邪之热，虽经西药消炎、发汗而热退，但不知不觉使原来已经亏损的津液进一步丢失，以致全身水液枯竭，即亡阴失水。肢体干瘦，唇舌干缩，阴阳离决，水火不济，水竭于下（肾水），阳浮于上，两颧红赤，夜热早凉。阴虚火旺，扰乱心神，使心肾不交，故烦躁不寐。方用生鳖甲、龟甲、生牡蛎滋阴而重在潜阳，使虚火潜降；生地黄，麦冬、白芍、火麻仁、生甘草、阿胶养阴津以治全身脱水；黄连、黄芩泻火以除烦热；鸡子黄养心安神；加首乌藤（夜交藤）、合欢皮以助安眠。病情日益好转，阴津逐渐恢复正常。

二、治失眠十法

历代医籍对失眠的病因、病机、治法论述颇多，但由于就诊患者症状繁杂，临证时多难以一一剖析，故失眠为临床常见而难治症之一。现将笔者之体会归纳如下，供同道参考。

（一）除痰降火

本法适用于痰火郁结、内乱心神而失眠之证。

［**常见症状**］①失眠乱梦、心烦易怒、头昏脑涨或头痛、胁胀脘满、白昼困倦思眠但不能眠、夜来无眠，脉弦滑或数、舌略红、苔白腻或黄腻，可伴便干、多思善虑等。西医多诊断为神经官能症。

②或症见失眠、狂乱，甚至登高而歌、弃衣而走、打骂叫号、不辨亲疏、幻觉，可伴有便秘等。舌红、苔黄、脉滑数。西医诊为精神分裂症。

［**治法**］除痰降火。

［**方药**］柴芩温胆汤加减：柴胡10g，黄芩12g，半夏12g，青皮10g，枳壳10g，制天南星6g，竹茹12g，龙胆草10g，栀子10g，合欢皮15g，首乌藤（夜交藤）30g等。

［**方解**］方中柴胡、黄芩、龙胆草、栀子清泻肝胆郁火以安心神；半夏、竹茹、制天南星清降痰热；青皮、枳壳降气以除痰火；合欢皮、首乌藤（夜交藤）安神利眠。诸药合用则痰除、火降、心静、神安。失眠得治。

［**加减**］精神分裂症者于此方中加用石菖蒲10g，远志6g既能豁痰开窍，又能宁心安神；加莲子心3g清心泻火，对于狂乱、烦躁不安者较为适宜。或酌情加服礞石滚痰丸，每日上午1次，服量依说明。若经服西药镇静安神药后精神萎靡不振者可酌加厚朴10g，槟榔15g，草果6g。

（二）活血化瘀

本法用于外伤后瘀血内停兼见失眠者。

[**常见症状**] 失眠，眩晕，头部压迫感，健忘，口干不多饮，舌质紫暗，脉细涩。西医多诊断脑外伤后遗症。

[**治法**] 活血化瘀。

[**方药**] 复元活血汤加减：柴胡 10g，天花粉 15g，当归 30g，炮穿山甲片 10g，桃仁 10g，红花 10g，大黄（川军）6g，水蛭 10g，川芎 10g，赤芍 30g，王不留行 10g，骨碎补 10g，自然铜 5g（先下），花蕊石 15g（先下）等。

[**方解**] 本方用桃仁、红花、柴胡、当归、赤芍、川芎、王不留行以理肝经血瘀；炮穿山甲片、水蛭化久瘀、理伤损；大黄（川军）破血结；天花粉生津理血；骨碎补补肾坚骨、活血疗伤；自然铜行血、散瘀止痛；花蕊石专入肝经血分化瘀血。共奏活血化瘀之功。

（三）清肝泻火

本法用于肝火上炎或肝胆湿热，火热内郁，扰乱心神而失眠者。

[**常见症状**] 失眠多梦，心烦易怒，掌烫尿黄，或见大便干燥不爽，头痛或晕或涨，耳鸣，舌红，苔黄，脉弦数有力。西医诊断多为高血压病。

[**治法**] 清肝泻火。

[**方药**] 龙胆泻肝汤加减：龙胆草 10g，栀子 10g，黄芩 10g，柴胡 10g，车前子 10g（包煎），泽泻 15g，木通 10g，苦丁茶 10g，续断（川断）10g 等。

[**方解**] 方中龙胆草、栀子、黄芩、柴胡以清肝泻火；泽泻、车前子、木通引肝火从小便去之；苦丁茶散风热郁火，并有降血压之功；续断（川断）补肾使气血趋于下，使上下平衡。如有大便干燥者加大黄 9g，炒决明子 30g 泻热通便。

（四）平肝潜阳

本法用于肝阳上亢兼有心神被扰者。

[**常见症状**] 少眠，头胀眩晕，面色潮红，便干口渴，口苦心烦，性情急躁，两腿无力，舌质红，苔黄，脉弦数。证属上实下虚者。西医诊断为高血压病。

[**治法**] 平肝潜阳。

[**方药**] 天麻钩藤饮加减：天麻 10g，钩藤 15g，珍珠母 60g（先下），菊花 10g，白蒺藜 15g，龙胆草 10g，续断（川断）10g，青葙子 15g，苦丁茶 10g，首乌藤（夜交藤）30g 等。

[**方解**] 方中天麻、钩藤、菊花、白蒺藜、龙胆草、苦丁茶、青葙子平肝潜

阳息风；珍珠母镇肝定风；续断（川断）补肝肾，引气血下行；首乌藤（夜交藤）安神利眠。诸药合用可达到镇肝潜阳安神的作用。

（五）清泻肝胆

本法适用于肝胆郁热上攻头目、内扰心神所致失眠。

［**常见症状**］眠差伴头晕目眩，羞明，耳胀耳鸣，口苦，甚则恶心呕吐，苔白腻或黄腻，脉弦。西医诊断多为内耳性眩晕。

［**治法**］清泻肝胆。

［**方药**］清泻肝胆方（自制）：柴胡 10g，黄芩 15g，半夏 12g，青皮 10g，枳壳 10g，竹茹 12g，龙胆草 10g，栀子 10g，大青叶 15g 等。

［**方解**］方中柴胡、黄芩、龙胆草、栀子清泻肝胆；半夏、竹茹清除痰热而和胃；青皮、枳壳下气降火而降痰热；大青叶清热解毒消内耳之炎症。

（六）疏肝解郁，软坚散结

本法多用于肝郁不疏、内结坚块伴有失眠者。

［**常见症状**］睡眠不佳、心烦易怒、胁肋不舒、两乳胀痛等。颈部可见瘿瘤，或乳房内结坚块。舌苔白或黄、脉弦或数。西医诊断多为甲状腺肿、甲状腺功能亢进或乳腺增生。辨证属肝经瘀积。故宜疏肝解郁，软坚散结。

［**方药**］逍遥散加减：柴胡 10g，赤芍 30g，当归 15g，丹参 30g，川贝母粉 3g（分冲），玄参 15g，夏枯草 15g，海浮石（海乳石）15g（先下），海藻 15g，昆布 15g，合欢皮 15g，首乌藤（夜交藤）30g 等。

［**方解**］方中柴胡疏肝理气；赤芍、当归、丹参养肝理血；川贝母粉、玄参、夏枯草、海浮石、海藻、昆布疏肝解郁、软坚散结；合欢皮、首乌藤（夜交藤）利眠安神。如有心烦懊恼、阵汗阵热者加栀子 10g，淡豆豉 10g；如乳腺增生两乳胀痛或胁肋不舒者（如肋软骨炎等）可加蒲公英 30g。

（七）疏肝解郁，和胃制酸

本法多用于胃不和夜眠欠安者。

［**常见症状**］胃脘胀痛，烧心，吐酸，胃中嘈杂不适，大便偏干，夜眠欠安，舌苔黄，脉弦。西医诊断为消化性溃疡。

［**治法**］疏肝解郁，和胃制酸。

［**方药**］大柴胡汤加减：柴胡 10g，半夏 12g，黄芩 12g，枳壳 10g，赤芍 30g，大黄（川军）6g 等。

［**方解**］方中柴胡、半夏、黄芩、枳壳疏肝理气、和胃降逆；赤芍调血柔肝、缓急止痛；大黄（川军）可通腑。诸药合用而收调肝和胃、胃和卧安之功。

（八）滋补肝肾，调和阴阳

本法宜于肝肾两虚、阴阳气血失调者。

[**常见症状**] 失眠、心烦易怒、阵汗阵热等，舌苔白或黄，脉细。西医多诊断为更年期综合征。

[**治法**] 滋补肝肾，调和阴阳。

[**方药**] 二至丸加减：旱莲草 15g，女贞子 12g，稆豆衣 10g，桑椹 30g，五味子 10g，白芍 15g，当归 15g，柴胡 10g，巴戟天 10g，黄柏 15g，知母 10g，首乌藤（夜交藤）30g，合欢皮 15g，炒酸枣仁 15g，茺蔚子 30g。

[**方解**] 方中旱莲草、女贞子、稆豆衣、桑椹、五味子滋补肝肾；白芍、当归养血调肝；柴胡疏肝理气、调畅气机；巴戟天补肾壮阳；黄柏、知母滋阴降火；茺蔚子调血凉肝；合欢皮、首乌藤（夜交藤）、炒酸枣仁养心安神利眠。诸药合用肝肾两补，气血阴阳俱调，养心安神。

（九）益气补血，养心安神

本法适用于心气虚、心血不足者。

[**常见症状**] 睡眠短浅，少气懒言，神疲乏力，心慌，或有盗汗，多梦易惊，苔少，脉虚细无力。西医可诊断为各种贫血或某些慢性病。

[**治法**] 益气补血，养心安神。

[**方药**] 养心汤加减：柏子仁 12g，生甘草 10g，太子参 30g，黄芪 15g，茯苓 15g，远志 6g，炒酸枣仁 15g，桑椹 15g，首乌藤（夜交藤）30g，合欢花 10g，五味子 10g，分心木 3g 等。

[**方解**] 方中黄芪、太子参、茯苓、生甘草健脾益气；桑椹、五味子、炒酸枣仁滋阴补血、养心安神；柏子仁、远志、首乌藤（夜交藤）、合欢花宁心安神利眠；分心木宁神定志。诸药合用而补气益血，改善睡眠。

（十）养心益肾，镇惊安神

本法用于心血虚、肾精不足者。

[**常见症状**] 失眠，健忘，心悸，头晕，多惊善恐，苔少色黄，脉弱。西医诊断可为某些慢性疾患。

[**治法**] 养心益肾，镇惊安神。

[**方药**] 孔圣枕中丹加味：龟甲 30g（先下），龙骨 30g（先下），远志 6g，石菖蒲 9g，柏子仁 9g，炒酸枣仁 15g，首乌藤（夜交藤）30g，合欢花 10g 等。

[**方解**] 方中龟甲补肾填精髓以充脑海；龙骨敛心气以安神；远志、石菖蒲养心安神、豁痰开窍；柏子仁、炒酸枣仁、合欢花、首乌藤（夜交藤）补心养肝、

敛心气以利睡眠。

三、阳痿

阳痿是指男性生殖器不能勃起，或能举但不坚硬而早泄。本病有的与先天生长发育有关，有的是后天因病而致。中医认为，主要是以下两方面的原因。

（1）肝经湿热：因肝的经脉络于阴器，故肝经湿热，即可影响到生殖机能，发为阳痿。

（2）肾精不足：多由以下三方面因素产生。①先天发育不全：因肾精是与生俱来的，先天肾精不足，就影响其生长发育。②脾肾两虚：先天肾精，须赖后天水谷之精的不断补充，如后天之脾不健，发生慢性消化不良如腹泻等病患，就会使肾精得不到正常的补充，发为阳痿。③房室竭精，淫欲过度，使肾精亏损，发为阳痿。此外，尚有风痹、痿躄等病，由于肝肾之虚，亦多引起阳痿，因其重点不在本病，故不论列。

本病在西医一般认为由精神因素引起，属神经官能症范畴，但其中又确有一部分是属于生殖系统的器质性病变。

（一）肝经湿热

[**常见症状**] 头昏目眩，失眠多梦，心烦尿赤，阳痿早泄，苔黄腻，舌红，脉弦数。

[**病症分析**] ①头昏目眩，失眠多梦，心烦尿赤：肝经火热，循经上升入头，故头昏目眩；肝经火热，内扰心神，则失眠多梦，心烦尿赤。

②阳痿早泄：男子阳事不举叫阳痿；举而不坚，动则泄精，叫早泄。由于肝脉络于阴器，故肝经湿热下移，可以造成阳痿。

中医以火炎向上、水湿就下等理论方法来定性地解释人体病理现象，故肝经上炎之火热，属肝阳，肝火；而下行之火热，则多以湿热名之。本病称肝经湿热而不称肝火，意即在此。

[**治法**] 泻肝燥湿。

[**方药**] 龙胆泻肝汤加减。

龙胆草 9g，栀子 9g，黄芩 9g，柴胡 9g，生地黄 9g，车前子 9g，泽泻 9g，木通 9g，当归 15g。

[**方解**] 龙胆草、栀子、黄芩、柴胡，清燥肝经湿热；生地黄、当归，凉血养血；泽泻、木通，清利湿热。

[**加减法**] 早泄加金樱子 9g；湿热甚者加知母、黄柏各 9g。

[**病例**] 严某某，男，32 岁。婚后即调西陲工作，探亲回家，发现阳事不举，

焦苦万状。经介绍来诊。诊得舌红苔黄腻，脉弦数，心烦易怒，睡少梦多，大便经常干燥，遂确认为肝经湿热引起之阳痿。投用龙胆泻肝汤加减方，因湿热明显，故加知柏以燥湿坚阴。服药 40 剂左右，病愈，已生一子矣。

（二）肾精不足

［**常见症状**］阳痿，腰膝酸软，四肢不温，脉虚苔白，面色青暗。

［**病症分析**］①阳痿，腰膝酸软，四肢不温：腰膝酸软，是肾精不足，不能生骨髓而充骨所造成的；四肢不温，则是肾阳不足，不能使阳气布达四末的表现，在这种情况下而见的阳痿，则多由肾阳虚、肾精不足引起。

②面色青暗：肾精不足、肾阳虚，阴寒内盛者，常见面色青暗。古谓"肾属北方之水，其色黑"。意多指此。

［**治法**］强肾益精。

［**方药**］五子衍宗丸加味。

沙苑子 9g，菟丝子 9g，覆盆子 9g，枸杞子 9g，五味子 9g，补骨脂（破故纸）9g，连衣核桃肉 9g，鹿角胶 9g（化冲），紫河车 15g，山茱萸（山萸肉）9g。

［**方解**］沙苑子、菟丝子、覆盆子、连衣核桃肉、鹿角胶、紫河车，强肾益精；补骨脂（破故纸）、山茱萸（山萸肉），温补肝肾，助阳气以振阳事；枸杞子、五味子，养肝敛气，盖肝脉络阴器也。

［**加减法**］早泄加金樱子 9g；阳痿日久，加海狗肾 9g，阳起石 15g；若病由久泻引起，则需加吴茱萸 9g，肉豆蔻 9g。

［**病例**］孙某某，男，38 岁。新婚不久，即发现阳痿、腰疼、形寒肢冷、睡差、苔白脉数，先后经荷尔蒙制剂等治疗，疗效不巩固，乃改服中药，笔者投用五子衍宗丸加味方（加阳起石、海狗肾）服药 20 剂，恢复正常，今已儿孙满堂矣。

四、遗精

遗精指睡中精液自流。中医习惯分梦遗与滑精两种，前者是因梦交而遗精，责在阴虚火旺为多，而后者则是无梦而遗精，主要由阳气虚不能固摄精液而引起。西医认为本病多由神经衰弱引起。中医则认为重点由阴虚火旺及阳虚不摄两种不同因素所造成，下分述之。

（一）阴虚火旺

分阴虚与火旺为主两型。

1. 以火旺为主者

[**常见症状**] 头目胀痛，眩晕耳鸣，心烦口渴，梦与人交，遗精，或见强中（即阴茎经常是勃起状态），舌红苔黄，脉弦数，尿赤，便干。

[**病症分析**] ①头目胀痛，眩晕耳鸣：这是肝火上炎的表现，其中耳鸣，常为胆火上升引起，而肝与胆则又是表里的关系。

②心烦口渴：是火邪内郁，伤津劫液的表现。

③梦与人交，遗精，或见强中：此数症均系火旺所引起，即所谓"相火"内动。

④尿赤，便干：是火热之邪，结聚于内所造成。

[**治法**] 清肝泻热。

[**方药**] 当归龙荟丸加减。

当归 15g，龙胆 9g，芦荟 6g，黄芩 9g，黄连 6g，黄柏 15g，大黄 9g，木香 6g，栀子 9g，青黛 6g（包煎）。

[**方解**] 龙胆、芦荟、栀子、青黛、黄芩、黄连、黄柏、大黄，清肝润肠而泻郁火；当归理肝血；木香行气以除郁火。

[**病例**] 夏某某，男，34 岁。素有神衰失眠之疾，经常梦遗，患强中 1 周，行动困难，舌红少苔，脉弦数有力，心烦口渴，大便干燥。笔者乃根据肝经实火，为投当归龙荟丸作汤。服药 1 个星期，强中已除，但失眠多梦未愈，故投柴芩温胆汤加减（即前清泻肝胆汤方），失眠亦遂有好转。

2. 以阴虚为主者

[**常见症状**] 五心烦热，腰膝酸软，健忘眩晕，多梦遗精，舌上少苔，脉虚细而数。

[**病症分析**] ①五心烦热：是病由阴虚引起津血虚不能制火，故见阴虚而生之内热。五心烦热是其代表症状。

②腰膝酸软，健忘眩晕，多梦遗精：均系肾虚阴液虚乏引起。

[**治法**] 益肾坚阴。

[**方药**] 知柏八味丸加减。

知母 9g，黄柏 15g，熟地黄 9g，山药 15g，山茱萸（山萸肉）9g，牡丹皮 9g，泽泻 15g，茯苓 15g。

[**方解**] 六味地黄丸补肾；知母、黄柏，泻火坚阴。

[**加减法**] 梦遗久不愈者，加刺猬皮 15g，地龙 15g。

（二）阳虚不能摄精

[**常见症状**] 无梦滑精，健忘头昏，腰膝酸软，四肢清凉，苔白，舌淡，脉虚细。

[**病症分析**] ①无梦遗精：又称滑精，由肾阳虚不能固摄精液引起者多。

②健忘头昏，腰膝酸软：是肾精不足的常见症状。

③四肢清凉：是肾阳不足，不能温煦四末所引起。

[**治法**] 温阳固肾。

[**方药**] 茯菟丹加味。

茯神 9g，菟丝子 15g，五味子 9g，石莲子 9g（打），山药 15g，煅龙骨 15g，煅牡蛎 15g，沙苑子 9g，山茱萸（山萸肉）9g，补骨脂（破故纸）9g。

[**方解**] 茯神、五味子、石莲子、煅龙骨、煅牡蛎、山茱萸（山萸肉），安养心神，收敛固涩；菟丝子、沙苑子，补肾益精；补骨脂（破故纸）温肾固精；山药补益肾精，固精止遗。

[**加减法**] 寒甚加肉桂 3g，熟附子 9g。

痛是病人的自觉症状，全身各处都可以出现疼痛。虽然疼痛由于引起的原因不同，而性质、部位不同，但就其发生疼痛的病理因素来说，是有很多共同性的。故将诸痛合并在一起讨论。

中医认为，诸种疼痛的发生，都是由于"不通"引起，故历来就有以"不通则痛""痛则不通"的理论作为依据。至于为什么产生"不通"，虽有多种原因，但总的来说，总不外乎血瘀和气滞两个方面的因素。在这两者之间，又相互影响，故一般都是同时并见，仅有程度轻重不同而已。故简而言之，疼痛就是气血不通造成的，诸种疼痛概莫能外。

掌握了疼痛的共同原因——气滞血瘀以后，就需进一步理解引起气血不通的多种不同因素。除气滞血瘀本身导致疼痛以外，还有很多可以引起气滞血瘀的因素，例如痰、水、虫、食等，基本上都可以因为妨碍了营卫气血的流通而产生疼痛（实痛）。气血亏虚，可以因为气血运行无力而产生痛感（虚痛）。寒和热都能造成气血壅滞，更有脏腑经络等各方面的功能障碍交错其间，就使疼痛的出现充满着各自的特殊矛盾。人们就根据它们各自的特点进行辨证施治，也就是解决气滞血瘀的矛盾问题。但在清除引起气滞血瘀的原因方面，又有多种不同的方法。

第一节　气血寒热虚实辨证论治

一、气痛

[**常见症状**] 以胀为主，忽聚忽散，喜敲击抚摩，气行则较舒，过后复如故。

[**病症分析**] ①以胀为主，忽聚忽散：这与瘀血为病相对而言，气痛是以胀为主；忽聚忽散也是与血瘀所致的定痛不移相对而言的。

②喜敲击抚摩，气行则较舒，过后复如故：气痛的特点之一是喜敲击抚摩，

因敲击抚摩以后，聚气可以行散，气散则痛减而感舒适，但过后气能复聚，聚则复痛，故曰如故。

[治法] 以行气为主。

[方药] 痛在胸的，常用旋覆花、薤白、生香附、桔梗等；痛在胁的，常用柴胡、枳壳、青皮、川楝子；痛在胃脘的，常用砂仁、豆蔻、紫苏叶、橘皮、厚朴、枳实；痛在大腹的，常用木香、槟榔、干姜、莱菔子等；痛在少腹的，常用小茴香、乌药、橘核、荔枝核等。

二、血痛

[常见症状] 以刺痛为主，定痛不移，拒按，敲击时痛甚，严重时可见块痛不消。

[病症分析] ①以刺痛为主，定痛不移，拒按，敲击时痛甚：刺痛是瘀血致痛的特征之一，因瘀血为有形之邪，故其痛固定不移且按之则痛甚，敲击则更痛，所谓手不可近者即此类疼痛。

②块痛不消：血是有形物质，瘀血结在一起，故块痛不消。

[治法] 以行血为主。

[方药] 从部位分，头痛多用川芎，上肢痛多用姜黄，腰膝痛多用牛膝，胸胁痛常用郁金，脘腹痛多用延胡索（元胡）。从性质分，消癥块多用三棱、五灵脂、阿魏；化久瘀则取土鳖虫（䗪虫）、水蛭、虻虫、干漆等。此外还有一般通用理血祛痛的药物如桃仁、红花、丹参、赤芍、白芍、当归、茜草、琥珀、三七等。在行血和活血的问题上，又多有区别。

三、寒痛

[常见症状] 疼痛有收束感，恶寒喜温，脉弦紧，苔白，肢冷不渴。

[病症分析] ①因寒主收引，故寒痛多有收束感。

②病为寒邪所伤，故其症多恶寒喜暖；阴寒之邪伤人阳气，不能布阳于四末，故见肢凉；阴寒之邪，不能消耗水津，故口不渴。

[治法] 以温通为主。

[方药] 痛在头常用白芷、防风、羌活、藁本；痛在胃脘常用高良姜、荜茇、花椒（川椒）、草豆蔻；痛在大腹常用干姜、肉桂、附子、细辛；痛在少腹常用吴茱萸、巴戟天、胡芦巴、荜澄茄；痛在腰脊常用杜仲、补骨脂（破故纸）、续断（川断）、桑寄生、金狗脊等；痛在四肢常用川乌、草乌、桂枝、细辛等。

四、热痛

［**常见症状**］疼痛多有热胀感，喜冷恶热，面红目赤，或见痛处灼热、便闭尿赤等症，舌红，脉数。

［**病症分析**］①根据热胀冷缩的原理，疼痛而有热胀感的多属热证。

②病属热痛，故喜凉而恶热；血得热而上升故面红目赤；热伤阴津故便闭尿赤；疼痛有灼热感、舌红、脉数亦为热象。

［**治法**］重在清热止痛，痛在头，主用菊花、桑叶、薄荷、夏枯草、龙胆草；痛在胸胁常用黄芩、栀子、柴胡、蒲公英之类；痛兼便闭，则用芒硝、大黄攻下；痛而下痢则取黄芩、黄连、败酱草、秦皮、白头翁等以燥湿清肠；血热用牡丹皮、紫草、生地黄、赤芍；尿痛则用木通、萹蓄、石韦、冬葵子等以利尿通淋。

五、虚痛

［**常见症状**］虚痛除疼痛喜按以外，并可见各部特点。如胃虚则以饥时痛甚，得食则舒；肾虚则腰膝酸软、腰脊不举等。其脉多无力，苔少，神倦乏力。

［**病症分析**］①疼痛喜按，说明内无实积，是虚痛的特点之一。

②胃主纳食，胃实痛则得食痛增，胃虚痛则反之，得食则舒，饥时加重。

③腰为肾之外府，肾虚则腰酸痛不举；肾主骨，肾虚则骨弱无力而膝软。

［**治法**］气虚为重的，主用参、芪、术、草；血虚为重的，主用地、芍、归、芎；气血两虚者则二者参合使用；更有肾精虚损而见疼痛者则常取鹿角、紫河车、龟甲、熟地黄等。又五脏之虚，各按其所虚而治。如肝阴虚而见胁痛，则常用白芍、乌梅以和血敛阴，总以补肝阴为主；而肾阳虚之腰痛，亦常取补骨脂、杜仲、胡桃肉、桑寄生等以助肾阳，行气血。

六、实痛

实痛为脉实、证实，痛多拒按，除气滞和血瘀本身属实以外，尚有痰饮、风、湿、虫、食等引起的疼痛，多属实痛。如咳引胸胁作痛，转侧时有水声的是悬饮内痛，治宜逐水，常用大戟、芫花、甘遂、二丑之类。头痛昏胀、眩晕、恶心，是谓痰厥头痛，治宜除痰，常用药如半夏、天南星、竹茹、天竺黄等。身痛重胀，常为湿郁，治宜除湿，常用苍术、防己、薏苡仁、白芷、浮萍、豨莶草等。痛而游走不定，常为风邪，用药如秦艽、独活、威灵仙、海桐皮等。虫积腹痛，重在杀虫，常用使君子、雷丸、槟榔、榧子、苦楝皮等。食积腹痛，重在消食，常用神曲、山楂、麦芽、莱菔子等。

第二节　按疼痛部位辨证论治

一、痹痛

痹痛是以关节、肌肤间的痛、重、酸、麻为主症的疾患，这些症状最多见于四肢关节。

本病大致包括西医的风湿性关节炎、类风湿关节炎（胶原病）、关节周围纤维组织炎、坐骨神经痛等疾病在内，有的可因风湿侵犯心脏发生心脏瓣膜病、心肌炎、心包炎等。

本病的成因一般是外受风寒湿邪的侵袭，并根据病人体质的阴阳盛衰，通过从阳化热、从阴化寒等的变化过程，最后以风热和寒湿两大类体征表现其病态。亦有风热、寒湿错杂不清者，一般多见于疾病的初期阶段，病久则发生"从化"。痹痛的共同病理变化是：关节、肌肉、皮肤间的气血瘀滞，因而发生酸、麻、痛、重等症状，故称为痹证。

（一）风热痹

本病的临床表现是以"从阳化热"为特点。一般痛处多有热感，喜近凉物，舌质较红，脉数，症状以上部为重，春夏剧，秋冬轻；其中又有偏于风、偏于热的两种不同病型。

1. 偏于风者

[**常见症状**] 疼痛游走不定，或痛而兼麻，并可见心烦口渴、午后低热等。

[**病症分析**] ①风邪致病特点是善行而数变，故疼痛游走不定，这是风痛的特点之一。

②风舍于血，则血痹不能畅行，故痛而兼麻，发为麻痹不仁之感。

③心烦口渴是因风为阳邪，以阳伤阴，发为心烦口渴；下午低热者，亦为伤阴之热，下午是由阳入阴之时，故阴虚之热，常以下午至夜半为高。

[**治法**] 理血祛风。

[**方药**] 身痛逐瘀汤加减。

秦艽 9g，独活 9g，当归 15g，赤芍 15g，川芎 9g，地龙 15g，黄柏 15g，苍术 9g，穿山甲片 9g，没药 6g，醋五灵脂 9g，桃仁 9g，红花 9g。

[**方解**] 当归、赤芍、川芎、桃仁、红花，理血以祛风祛痛；醋五灵脂、没药、穿山甲片、地龙，活血化瘀定痛；秦艽、独活，祛风邪；黄柏、苍术，疗

湿热。

[**加减法**] 风湿加白茅根 30g，土茯苓 30g；类风湿加乌梢蛇 30g；湿重加萆薢 15g，薏苡仁 30g。

[**病例**]

（1）王某某，女，14 岁。关节痛年余，查血沉快，已确诊为风湿，在原籍贵州，久治无功，因而来京投亲治疗。诊其病情，关节痛游走无定，且有热感，故为风湿热痹。又见病人小关节发肿，屈伸不利，不能完全排除类风湿问题。故在前方中加入乌梢蛇 30g，服药 15 剂左右，症状消失，因回南方上学，乃令继服前方以巩固疗效。月余后，病人来信谓身痛迄今未发作，在原医院检查血沉已恢复正常。1 年后追访一直未发病。

（2）赵某某，男，52 岁。患类风湿关节炎 5 年，手足指（趾）漫肿变形，疼痛夜甚，初起时窜痛不定，近 2 年由于腰疼不能俯仰、肢端强硬等因素，已不能上班工作。严重时不能下炕活动。历经某医院中西医药治疗罔效，久用肾上腺皮质激素类药，亦渐转失灵，故由单位派人护送来京就医。笔者根据其初有窜痛、后转定痛、漫肿变形等情况，加上舌红苔黄厚腻，确定为风热夹湿为痹，病久入络，因而出现此等症情，遂投用祛风燥湿、逐瘀通络之法，以前方身痛逐瘀汤加青黛 6g，木瓜 12g，薏苡仁 30g，萆薢 15g，豨莶草 15g，老鹳草 15g，乌梢蛇 30g 治之（外加用三蛇酒送药）。服 5 剂，病人自觉身痛明显减轻，关节肿大亦退，于是停服"激素"，但用中药治疗，留京观察半月，觉身痛日轻，自能忍受，不需再用西药缓痛。由于家在外地，不便久留京都，故乃携带原方，回原籍继续服用。2 个月后来信，谓病情日趋恢复，已自己料理生活。笔者嘱以效不更方，仍守原方共服汤药 7 个月（每日 1 剂），外加三蛇酒送药，共用去 20 瓶左右，其病乃基本痊愈。后因公出东北，路过首都，乃便道进行复诊。患者身痛、关节变形等均已消失，健步不减平人，自谓早已全日上班工作，仅于阴雨连绵时，夜间出现右跖及左手示（食）指、掌关节等处轻度疼痛而已。笔者仍守原方，令其2~3 日服 1 剂，冀收除恶务尽之效，今又 4 年矣，病情未闻出现反复。

（3）李某某，女，17 岁。身痛 1 年余，上、下肢及脊背等处，初为窜痛，后转定痛不移，尤以小关节为甚，痛甚则肿。查血沉：50mm/h，并发现类风湿因子阳性。医药屡屡，病情日笃，故来京就医。根据其脉细、舌红、苔黄腻、身重痛等情况，诊为湿热之痹。投用上方身痛逐瘀汤，服 5 剂，身疼减轻，续用上方 20 余剂，诸症尽除，检查亦均恢复正常，2 年后追访，疗效一直巩固，未见复发。

痹痛之偏于风者，如见风邪郁热，发作时有明显之恶风感者，可改投桂枝芍药知母汤加减。

[**方药**] 桂枝 9g，赤芍 15g，知母 9g，秦艽 9g，威灵仙 9g，鸡血藤 11g，姜

黄 9g。

[**方解**] 桂枝散在表之寒；知母清在里之热；秦艽、威灵仙，祛风邪；鸡血藤、姜黄、赤芍，理血以祛风。

[**加减法**] 小关节有肿痛者，加乌梢蛇 30g。

[**病例**] 董某某，女，32 岁。游走性风湿痹痛已历 8 年，频频发作，小关节已开始变形；肿痛以上肢为甚，每发作则恶风寒特甚，而局部关节痛有热感，并出现红色结节，甚则不可屈伸，连梳头、洗脸都需别人帮忙。曾经某西医院诊断为类风湿关节炎，嘱服肾上腺皮质激素，未见显效。经笔者诊视病人，舌白苔薄，脉细数，定为血热生风，发为行痹，表寒里热，必须表里相兼治之，故乃投用桂枝芍药知母汤方加乌梢蛇 30g，服 5 剂，疼痛基本消失，肢体活动自如，续用 5 剂，即能上班工作。寻因随夫调动工作，远期疗效不明。

2. 偏于热者

[**常见症状**] 痛处有明显的灼热感，或出现结节性红斑及关节漫红肿痛，或强直变形，屈伸不利。严重者有大热、大渴、多汗、脉洪大等症。舌红苔黄，心烦尿赤。

[**病症分析**] ①痛处有明显的灼热感：这是热痛的常见症状，因痛属热证，故常有灼热感。

②结节性红斑：一般由热扰于血引起。关节漫红肿痛亦由热蒸湿动，湿流关节而成。由于湿热夹瘀，络脉失利，久则发生强直，影响到关节的屈伸活动，故关节强直，屈伸不利。

③严重的有大热、大渴、汗多、脉洪大等症：这类见症与前外感热病中的肌热证（亦称热在肌肉）相似；但关节肿痛与肌热证有异。

[**治法**] 清气凉血。

[**方药**] 桂枝白虎汤加味。

桂枝 9g，生石膏 30g（先下），知母 9g，生甘草 9g，紫草 30g，赤芍 15g。

[**方解**] 生石膏、知母，清气热；赤芍、紫草，凉血、活血、解毒；桂枝、生甘草，祛风缓痛。

[**加减法**] 红肿甚者加大青叶 30g；病久病深加地龙 15g，乌梢蛇 30g。

[**病例**] 刘某某，男，54 岁。关节红肿热痛已 2 年余，1 年前病情加重，四肢不能动，卧床不起。经常高热，大汗，口渴饮冷，烦躁不宁。在西医院诊断为"化脓性关节炎"。诊得脉洪数躁动，苔黄燥舌赤，当诊为白虎历节风重证（热痹）。投用上方加乌梢蛇 30g，地龙 15g，服 3 剂，身热等症状明显减轻，关节红肿明显消退，皮色转浅，出现皱纹，饮食增进。续用 10 剂，除关节活动不利以

外，余症基本消除。后因本人随医疗队调动转移，未悉远期疗效。

（二）寒湿痹

寒湿痹的临床表现重点以阴寒为主。一般痛处觉凉，近温则舒，唇舌青暗，苔白，脉迟细。症状多以腰膝为重，春夏轻，秋冬剧，其中有偏于寒和偏于湿两种。

1. 偏于寒者

［**常见症状**］固定疼痛，有收束感，痛多在骨节间，喜蹲卧，肢冷，时欲近炉取暖，喜加衣被。

［**病症分析**］①寒为阴邪，主收引，故致病疼痛位置固定而又有收束感。

②痛多在骨节间这是与风热痹相对而言的，风热痹痛多在阳分、在外，而寒湿痹痛则在阴分、在内，痹痛之在内者，主要在于骨节间。

③寒主收引，故病者多喜蹲卧；寒邪闭阻，阳气受阻，故肢冷，喜近温暖，喜加衣被。

［**治法**］温经散寒。

［**方药**］乌头汤加味。

制川乌 6g，制草乌 6g，麻黄 6g，细辛 6g，白芍 15g，木瓜 9g，豨莶草 15g。

［**方解**］制川乌、制草乌、麻黄、细辛，温散风寒，除冷痛；木瓜、豨莶草，舒筋利湿；白芍敛阴和血以治痛，又可防止温热药物损耗营血。

［**加减法**］腰痛加桑寄生 12g；上肢痛加桂枝 9g，姜黄 9g；下肢痛甚加牛膝 9g，防己 9g。

［**病例**］徐某某，男，36 岁。患双下肢痛 5 年，冬日为甚，喜蹲卧，得温则舒，每交冬令即需厚加护膝，夜间睡眠虽拥炉取暖，犹觉两膝关节以下沉冷袭人，苔白腻，脉弦细。平时全身皆可出汗，惟双膝关节以下从未汗出，睡中转筋频繁。经诊断为寒湿下注，发为痛痹，治用温通经络，散寒除痹，投用上方加牛膝、防己，30 余剂，症状基本消失，乃改原方浸酒服用，次年诸症皆平，仅在严冬受冷后小有腿疼，得温则舒，年逾十载，从未大发作。

2. 偏于湿者

［**常见症状**］痛处有沉重感，痛在肌肉为甚，痛中有胀麻感，严重时关节肿胀。

［**病症分析**］①湿为阴邪，其性重浊，故湿痹之痛有沉重感。

②肌肉为脾所主，脾恶湿，故湿邪停留所致之痛常以肌肉为甚。

③湿为有形之邪，停滞于内使气血不能畅流，故痛中有胀麻感。

④湿邪停聚关节腔内，故严重时使关节肿大。

[**治法**] 温化寒湿。

[**方药**] 五积散加减。

白芷 9g，焦苍术 9g，厚朴 9g，炙麻黄 9g，炒薏苡仁 30g，木瓜 9g，鸡血藤 30g，豨莶草 15g。

[**方解**] 白芷、焦苍术、厚朴、炙麻黄，温散寒湿；炒薏苡仁、木瓜、鸡血藤、豨莶草，祛风湿，舒筋活血。

[**病例**] 许某某，男，50 岁。腰骶连右腿痛重而沉，不能任地，发病后即住院治疗，诊断为坐骨神经痛，服用西药、做理疗等，病情不减，且痛有加重之势。经诊得痛肢清凉，疼痛弥散在肌肉间，无压痛，脉细，舌淡苔白。诊断为寒湿之痹，投用熟料五积散加减，即上方加制川乌、草乌各 6g，服 5 剂，疼痛悉退，行动如常，继用上方 5 剂后停药观察，数年来一直未发。

（三）风寒湿痹

本病症见寒热交错，风湿相兼，周身骨节痛。

[**治法**] 理血祛风，散寒利湿。

[**方药**] 三痹汤加减。

独活 9g，续断（川断）9g，秦艽 9g，防风 9g，细辛 4.5g，当归 15g，川芎 6g，芍药 9g，桂枝 9g，杜仲 9g，牛膝 9g，茯苓 15g，豨莶草 15g。

[**方解**] 独活、秦艽、防风、桂枝，散风除湿；芍药、当归、川芎，理血祛风；细辛散寒；茯苓、豨莶草，祛湿；杜仲、续断（川断）、牛膝，补肾强筋骨。

（四）湿热痹

本病临床表现为关节肿痛，甚则变形，疼处觉热，或有胀感，舌红，苔黄腻，脉弦数，心烦掌烫等。本病症状重在肩背、上肢的病多兼风，重在腰膝以下者，则湿邪偏重。当分别以不同方药治之。

1. 治肩背上肢的湿热痹痛为主者

[**方药**] 黄柏苍术汤加减。

黄柏 15g，苍术 9g，制天南星 6g，桂枝 9g，防己 9g，威灵仙 9g，桃仁 9g，红花 6g，龙胆草 9g，川芎 9g，白芷 9g，羌活 9g。

[**方解**] 本方用黄柏、龙胆草、苍术，燥湿清热；桂枝、防己、威灵仙、羌活、白芷，祛风胜湿；桃仁、红花、川芎，理血祛瘀，以祛风定痛，取治风先治血之意；制天南星祛经隧之痰，因湿与热蒸，易成痰而阻于筋膜深处也。

[**加减法**] 病久加土鳖虫（䗪虫）9g，地龙 15g，乌梢蛇 30g，以化久瘀，通经隧。

　　[病例] 杜某某，女，54 岁。半年来双上肢疼痛，近 10 天来，发现项背强，连背疼痛，不能转动，恶风汗出，苔腻而黄，脉弦略数。曾服中药多剂，从仅存的处方中可以看出，前医用药多系温通，重则桂枝、乌头，轻则独活、寄生，效果均不理想，且症状有所发展。笔者根据其湿热兼风为病，故投用黄柏苍术汤加减，加乌梢蛇 30g，服 5 剂，病退，上肢及肩背之疼痛基本消失，头项转动自如，仅颈椎部位有压痛，乃停药观察 3 天，未见前症萌动，让其自养。

2. 治疼痛偏重下肢者

　　[方药] 四妙丸加味。

　　黄柏 15g，苍术 12g，牛膝 9g，薏苡仁 30g，革薢 15g，木通 9g，滑石 15g（包煎），泽泻 15g，车前子 9g（包煎），木瓜 9g，青黛 8g（包煎）。

　　[方解] 本方用苍术、黄柏，清热燥湿；薏苡仁、木通、革薢、滑石、车前子、泽泻，利湿清热；牛膝、木瓜，强筋骨，利关节；青黛清热解毒。

　　[病例] 郑某某，男，45 岁。患者 1959 年开始发病。病初仅右足踇趾之间跖关节处红肿热痛，以后逐渐累及右侧踝关节及左膝关节。反复发作疼痛，日轻夜重，局部注射吗啡封闭，疼痛亦不缓解。1966 年发现血尿酸增高，经医院诊断为痛风病，但骨质无异常变化，经服"秋水仙碱"这一药物虽止痛效果明显，但头晕、恶心副作用甚大，以后发病症状逐渐加重，发作时间增长，频率增加，仅 1973 年就发作 5 次之多。后来北京治疗。1973 年 12 月中旬再次发作，经血液检查：血尿酸 437μmol/L，血沉 40mm/h。X 线拍片所见：右足第一跖骨远端骨质蚕食样缺损并发骨质增生，跖关节腔轻度狭窄，确诊为痛风病。因为病人不能接受秋水仙碱和可的松治疗，服磺胺类药物又无效，故改中药治疗，病人由别人搀扶，架双拐来诊，右足大趾和右踝关节及左膝关节红肿热痛，不能任地，小便黄赤，脉细数，舌苔黄黑厚腻而湿润，中间有浪尖样舌苔隆起，当诊为湿热下注，用清热燥湿四妙丸加味治之。

　　处方：苍术 15g，黄柏 12g，薏苡仁 30g，牛膝 9g，木瓜 12g，青黛 6g（包），滑石 15g（布包），知母 9g，鸡血藤 30g，当归 15g（后加至 30g），赤芍 15g，革薢 12g。

　　服 6 剂，下肢肿痛减轻，黄黑苔见退，已能弃杖行走，但行动仍不方便，继用上方加蚕沙 30g（包），续服 6 剂，症状基本消失，舌苔尽退，行走自如，又在原方加丝瓜络 9g，桑枝 30g，续用 6 剂，服后复查血尿酸 410μmol/L，已有所下降，血沉 4mm/h，已恢复正常。续用原方制成丸剂，以巩固疗效。半年后复查，血尿酸 270μmol/L，已基本正常。行动自如，无症状可言。改服丸药又 2 个月后，X 线报告：原跖骨缺损部周围骨质增生显著，痛风基本痊愈。2 年后病人来京，谓早已恢复工作，迄未复发。

二、头痛

头痛是以头部疼痛为主的疾患。大致包括西医学的高血压、神经衰弱、三叉神经痛、贫血、脑震荡后遗症及一部分脑实质病变在内。前外感热病中（急性传染病），亦多有头痛，不属本病讨论范畴。

（一）风热头痛

[**常见症状**]头痛眩晕，甚则如坐舟中，面目红赤，口渴欲饮，尿赤短，便燥，舌质红，苔黄，脉弦数。

[**病症分析**]①头痛眩晕，甚则如坐舟中：古谓"诸风掉眩，皆属于肝"。本病头痛眩晕，主要由风热之邪，循肝的经脉上攻入头而致，其言如坐舟中，乃形容其自觉飘摇无主，如船在风浪中行走，乘客则上、下、左、右摇曳，有的可以发生呕吐晕厥等症。

②面目红赤，口渴欲饮，尿短赤者，多属热证，伤阴津所致；便燥亦属风热伤津，致水不润肠的结果；血随风热上升入头，则面红目赤。

[**治法**]清热散风。

[**方药**]天麻钩藤饮加减。

（二）风寒头痛

[**常见症状**]头痛遇寒则甚，痛连项背，恶风寒，口不渴，鼻塞，脉浮，苔薄白。

[**病症分析**]①头痛遇寒则甚：这是寒性疼痛的特点之一，寒邪伤阳，故遇寒则甚。

②痛连项背：背为阳，寒邪伤阳，故风寒头痛，多连项背。

③恶风寒，口不渴，鼻塞：此数症皆表受风寒的见症。因病中无热，故不属外感热病。

[**治法**]疏风散寒。

[**方药**]芎菊茶调散加减。

川芎 9g，荆芥 9g，防风 9g，细辛 5g，白芷 9g，羌活 9g，菊花 9g，僵蚕 9g，苦丁茶 9g。

[**方解**]川芎、荆芥、防风，理血散风；羌活、细辛、白芷，温散寒湿；僵蚕、菊花、苦丁茶，清散风热，而除头痛。

[**加减法**]头目胀痛加夏枯草 15g；偏头痛加柴胡 9g，黄芩 9g；项强加葛根

15g。

[**病例**]方某某，女，29岁。血压不稳定，已历数载，经常发作头痛、项强，尤以感风后为甚，恶寒明显，甚则呕吐，目胀痛不能视物。医药屡屡而发作频繁，笔者根据其寒象明显，乃按风寒头痛治之，投用芎菊茶调散加减方加夏枯草15g，葛根 15g，服 3 剂头痛项强悉平，呕吐、目胀亦不再发作，检查血压则由上次的 150/125mmHg 下降至 132/88mmHg。续用前方调理善后，病人此后未再来复诊。年余后其夫患病，求余诊治，经其自我介绍，乃知其病自服上方后痊愈，迄未发作，经常检查血压未见再升高。

（三）风湿头痛

[**常见症状**]头痛沉重感明显，肢体困重，腰膝酸胀，有下坠之感，恶风寒，脉濡软无力，苔白腻。

[**病症分析**]①湿为重浊之邪，故风湿之邪侵犯人体常见到头痛有沉重感，肢体困重，腰膝酸胀而有下坠之感。

②湿为阴邪，易伤阳气，又阻遏阳气舒展，使阳气不能布达皮毛而护卫肌表，故见恶风寒。

[**治法**]升阳散湿。

[**方药**]羌活胜湿汤加减。

羌活 9g，独活 9g，川芎 9g，蔓荆子 9g，藁本 9g，防风 9g，升麻 9g，生苍术 9g，白芷 9g，细辛 4.5g，生姜 9g。

[**方解**]羌活、独活、生苍术、白芷、藁本、防风，祛风以胜湿；川芎理血治头痛；生姜、细辛，温散风寒；蔓荆子、升麻，升清阳以除湿浊。

[**加减法**]湿甚无汗加香薷 6g；水肿加冬瓜皮 30g，浮萍 12g。

[**病例**]盛某某，女，54岁。头痛昏沉历二十载，秋冬剧，春夏瘥。痛甚则身沉困思睡，腰膝酸软，并发现不经常之水肿，四肢清凉，脉沉细无力，舌苔白腻，经诊为风湿头痛，投用羌活胜湿汤方加香薷 6g，冬瓜皮 30g，服 5 剂，汗出较多，身重已解，水肿更不复作，续以前方减去香薷，又服 5 剂，则不但头痛消退，并腰膝酸胀，亦庆霍然，当年冬季，即未见发病；农田及家务劳动，一如常人。

（四）痰厥头痛

[**常见症状**]头痛沉胀昏晕，乱梦失眠，心烦脘闷，苔腻脉弦。

[**病症分析**]①痰浊内阻，清阳不升，浊阴不降，故头痛沉胀昏晕。

②痰热扰乱心神，神不守舍，故乱梦失眠而心烦；痰浊停留，阻滞气机，气

机不畅故脘闷。

[**治法**] 除痰降火。

[**方药**] 柴芩温胆汤加减。

柴胡 9g，黄芩 9g，半夏 9g，青皮 9g，枳壳 9g，竹茹 9g，龙胆草 9g，栀子 9g，龙齿 30g（先下），珍珠母 30g（先下），首乌藤（夜交藤）30g，制天南星 6g，天竺黄 9g。

[**方解**] 本方用柴胡、黄芩、龙胆草、栀子，清降肝胆之热，使不能炼液为痰；半夏、制天南星、竹茹、天竺黄，清除痰热；青皮、枳壳，行气以除湿痰；龙齿、珍珠母、首乌藤（夜交藤），镇定潜阳，使肝胆之火得以潜降，则能安寐而减少梦境。

[**病例**] 陈某某，男，36 岁。新中国成立前在上海经商，市场动乱，甚费筹思，积之既久，遂因失眠乱梦而致头痛，目瞑，恶闻人声，恶心吐沫（不咳嗽），经某医院急诊，曾注射吗啡之类药物，但疼痛始终不解。疼甚则以头猛烈碰床头木板借以缓解或转移痛觉。经笔者诊察脉弦滑，舌苔厚腻，乃用柴芩温胆汤加减方服 3 剂，头痛若失，睡眠有增，续以前方投之，又服 3 剂，则起居饮食一如平时，嘱节劳顺变，特别注意睡前减少脑力负担。病情一直稳定，观察 2 年，未见复发。

（五）血瘀头痛

[**常见症状**] 头疼有压迫感，昏沉眩晕，一般都有外伤病史，舌青暗，脉细涩，口干不欲饮水，胸胁堵闷。

[**病症分析**] ①瘀血有形，发生于头脑部结构精微之所在，影响其气血周流，故有压迫之感。

②瘀血停积，气血失其畅流，故见昏沉眩晕。脑外伤后容易形成瘀血发生头痛。

③口干不欲饮水，胸胁堵满：这是瘀血病中常见的症状，不限于头脑部位的瘀血，此说始见于《金匮要略》。

[**治法**] 活血化瘀。

[**方药**] 复元活血汤加减。

柴胡 9g，天花粉 15g，当归 15g，炮穿山甲片 9g，桃仁 9g，红花 9g，大黄（川军）6g，水蛭 9g，土鳖虫（䗪虫）9g，川芎 9g，赤芍 30g。

[**方药**] 本方用桃仁、红花、柴胡、当归、赤芍、川芎，理肝经血瘀；炮穿山甲片、水蛭、土鳖虫（䗪虫），化久瘀，理伤损；大黄（川军）破血结；天花粉生津益血。

[**病例**]

（1）李某某，女，36 岁。外科医生，做手术时，因无影灯掉下，头部重伤，当即气绝，经抢救复苏。续即头痛似有异物堵塞，失眠健忘，胸胁苦满，口干不欲饮水，有时视物不明，此由外伤瘀血引发已甚明显，故初诊伊始，即投用上方（复元活血汤加减），经半年治疗，病情明显减轻，要求返回工作地点。半年后，病情又见严重，不但羸瘦日甚，且一头乌发脱落得已寥寥无几。故再次来京求医。笔者仍以前方加减进退，一直未出复元活血汤理法范畴，病人坚持服药又半年余，自觉精神体力恢复良好，乃改汤方为丸剂，带回原单位继续服用。2 年后病人来信云：身体早已恢复健康，能全日上班工作。10 余年来病情一直稳定，未见复发。

（2）刘某，1973 年在北京火车相撞事故后，住北京医院诊断为脑挫裂伤，昏迷 5 天后清醒，住院 1 个月出院。但经常发作性头痛，头顶有压迫感，时伴恶心呕吐，头脑昏糊不能正常工作。另一例为某市人民医院外科主任，因头部被拖拉机撞伤，住西安第四军医大附属医院治疗，昏迷 45 天后清醒。出院后头昏脑涨，时发剧烈疼痛呕吐，气候变化尤其严重，常因头痛躁扰不宁。头痛剧烈时，以头撞墙缓解头痛，不能上班工作，已休息半年。适逢本院 1976 年巡回医疗队下乡，请笔者诊治。

以上两例均以复元活血汤加麝香 0.06g 治疗，一般规律是服第一二剂药时头痛加重，但很快就头部如释重负，头脑清快很多，服 10 余剂后能基本恢复正常，并能坚持上班工作。

（3）刘某某，男 60 岁，画家。1995 年夏去外地举行笔会期间，遇车祸，头部因外伤致颅内血肿、深度昏迷，经当地医院紧急抢救开颅取除血肿块并引流，待清醒后生命体征平衡转至某三甲医院。因右半身瘫痪、头痛失眠、头晕胸闷、纳呆便干不见减轻，于 9 月 15 日上午用担架抬至中日友好医院求治。舌青暗有瘀斑，脉细数。

辨证：血瘀头痛。

治法：活血化瘀。

方药：柴胡 10g，天花粉 30g，当归 15g，炮穿山甲片 10g，桃仁 10g，红花 10g，川军 6g，水蛭 10g，土鳖虫（䗪虫）10g，川芎 10g，赤芍 30g，白附子 10g，僵蚕 6g，全蝎 6g，鸡血藤 30g。14 剂。

二诊：同年 10 月 5 日，诸症均减，仍宗原方连服 100 剂。

1996 年夏复诊，精神、体力完全恢复正常并已去画室工作，并亲自用工笔画画了两幅花鸟相赠予笔者，足以证明其神奇功效。

（六）厥阴头痛

[**常见症状**] 巅顶头痛，甚则呕吐痰涎，肢冷，苔白，脉沉细。

[**病症分析**] 巅顶头痛是厥阴头痛的特点之一，多由厥阴肝经疾病引起。阴寒之气，沿肝的经脉上至巅顶，故巅顶痛。肝寒影响及胃，则胃中水饮不化，逆上则发为呕吐痰涎。

[**治法**] 温肝祛痛。

[**方药**] 吴茱萸汤加味。

吴茱萸 9g，党参 15g，生姜 9g，大枣 5 枚、白芍 15g，甘草 9g。

[**方解**] 本方用吴茱萸、生姜，温肝和胃；党参、甘草、大枣，补脾以和肝胃；白芍平肝舒挛，以除头痛。

[**病例**] 王某某，女，30 岁。平素抑郁寡言，患头痛 5 年，每隔 6 天必发 1 次，重在巅顶，痛甚则呕吐痰涎，肢冷脉伏，经诊得舌淡苔白，恶风寒以头部为甚。诊为阴寒在头，又因巅顶为肝经所主，故考虑本病系寒蕴肝经引起，其每隔 6 天痛 1 次者，盖伤寒家以 6 日为一候也。乃取吴茱萸汤大剂投之。

吴茱萸 15g，党参 15g，生姜 30g，大枣 10 枚。

服 5 剂，未至病发期，续 5 剂，病又未发作，乃令停药观察，后 2~3 年竟未复发。

（七）少阳头痛

[**常见症状**] 偏头痛，口苦耳鸣，自觉寒热往复，呕吐黄苦，苔黄舌红，脉弦略数。

[**病症分析**] ①少阳经脉行于人身之两侧，故少阳经气不利，常出现偏头痛。

②邪犯少阳，胆气上逆，故口苦；少阳经脉络于耳，故少阳头痛常兼见耳鸣。

③寒热往复，即阵寒阵热，但体温一般无变异，这是杂病头痛有异于一般热病之处。

④胆热，热迫胆汁泛入于胃，引起胃逆呕吐，胆汁随之吐出，则为黄苦之呕吐物。

[**治法**] 清解少阳。

[**方药**] 清空膏加减。

川芎 9g，生甘草 9g，柴胡 9g，黄芩 12g，黄连 6g，羌活 9g，防风 9g，赤芍 15g，苦丁茶 9g，夏枯草 15g，生姜 9g，竹茹 9g。

[**方解**] 本方用川芎、赤芍，和血除痛；柴胡、黄芩，清泻少阳之热；黄连、

生姜、竹茹，和胃清降痰热；羌活、防风，散风邪于上；苦丁茶、夏枯草，散风热之邪；生甘草调和诸药。

［**加减法**］呕吐甚加半夏 9g；阵发头痛加全蝎 6g，僵蚕 9g。

［**病例**］田某某，男，36 岁。发作性偏头痛已历 10 年，每发作必呕吐黄色苦水，头晕耳鸣，阵作寒热，目羞明，口苦，卧床不起凡数日，医药屡屡，苦无显效。遂来笔者所在处求出诊治疗。此时已因呕吐不能饮食而造成严重脱水状态，肢凉掌烫，目窝深陷，昏沉假寐，但阵作忍痛状，有时亦嘶声呼痛，笔者乃根据其偏头痛，投用清空膏加减如上方（加全蝎、僵蚕），仅 1 剂，头痛、呕吐、阵作寒热等均告停止，腹饥思食。续用 1 剂，已能下地活动，其后乃发作渐疏，每发即用前方 1~2 剂，症状迅速消退，如此者年余，后未再发。

附　笔者在日本讲学关于中医药治疗头痛的经验

头是"诸阳之会"，意思是双重的：①头在人躯体之上端，上为阳，故人体之阳气均交会于头；②人体的三阳经脉都上交于头；事实上还不限于三阳经，即三阴经之病也可以致人头痛。不过三阴头痛，究不如三阳为多。有人说三阴无头痛，惟厥阴有之，这句话并不确切。因少阴、太阴病中，同样可见以头痛为主的疾患。

头痛首分外感与内伤，外感头痛，多在三阳；而内伤头痛，则以三阴经为多。

1. 流脑、乙脑头痛

流脑、乙脑头痛，头痛多在太阳经，与总督诸阳的督脉亦有关系。因为太阳经脉是夹脊上行，而督脉又是沿脊骨上行至头的，故此二病的头痛常以后脑及项脊为主，并多见项强抽搐和角弓反张等症，脑脊髓受病最多，故失治或治之不当，就导致神志不清及感官、四肢不用等症。中医治疗，使用羌活、藁本等引经药是主要的，但更重要的是要清泻火热。笔者最常用的方药是以龙胆草为主的方剂。因督脉是奇经八脉之一，病属热者多与肝有关。龙胆草 15~21g 清泻督脉之火；栀子 15~21g，泻三焦火热；大青叶 30g 清解热毒；葛根 30g 治项强、解肌、清热、保护脑脊；黄芩 15g 清泻火热；生地黄 15g，生石膏 30~45g 滋阴清气血之热，以上是为主的。见神昏就加用菖蒲 9g 开窍通灵（或鲜者 30g）；昏迷程度深的配合三宝（安宫牛黄丸、局方至宝丹、紫雪散任择其一）一起用以清心泻热；便结不通加芦荟以润肠通便（因此药太苦可以更衣丸 3g 吞服），如无芦荟制剂，即直接用大黄 9g 入煎（后下）以通肠利便；抽风及角弓反张者等深重的可加钩藤 30g 镇定肝风；抽搐不止者再加羚角末 1g（药汁送服）以清肝定风。如此治疗效果是较好的，在农村及医药尚未普及时，屡用不鲜。

2. 鼻病引起头痛

鼻病包括鼻窦、鼻道等炎症引起的头痛，其痛多在面王及前额之部，因阳明之脉布于面，故其病多属阳明经并常见鼻塞流涕（包括清涕及浊臭涕在内），有时痛连齿牙、眉棱及目内。此类病用白芷、葛根等引入阳明经是重要的，但更重要的是要宣散风热、清热解毒。芎菊茶调散是基础方，川芎10g，理血除痛、引药入头；菊花10g，苦丁茶12g，荆芥9g，薄荷3g（后下），辛夷6g，苍耳12g，夏枯草15g，散风热治鼻炎；僵蚕10g，蝉蜕10g镇肝息风。如鼻流脓液甚多，则配合排脓的枳实10g，赤芍用之效果亦不差。

3. 三叉神经痛

三叉神经痛是比较顽固的，是中西医治疗都十分棘手的一种病，因其痛在头之两侧或一侧，故中医多按少阳头痛治之。口苦和恶心呕吐是它的常见兼症。治疗的主方是清空膏。方中的柴胡就是引药力入少阳的引经药，一般用10g，黄芩清上焦之火热用12g；黄连6g泻热消炎；川芎10g理血去痛，引药力上头；苦丁茶12g，夏枯草10g清散风热。痛之甚者可配芍药30g，甘草15g，用之取其舒挛解痛。病久入络加虫类药以搜剔经隧之邪，如土鳖虫（䗪虫）10g，水蛭10g，蜈蚣3条，地龙15g，全蝎6g任选用之，效果尚可。

4. 神经官能症头痛

神经官能症头痛多因失眠、乱梦，大脑休息不好引起，中医又叫痰厥头痛。其症烦躁易怒，有时恶心欲吐或竟为呕吐痰涎，头痛重在后脑，有时满头昏疼，这种病中医认为由情志所伤、痰火郁结引起，由于痰为湿所生，脾恶湿又是运化水湿之脏，故这种头痛要把它概括在太阴头痛之内，治疗之法首重燥湿化痰，导痰汤为主方。其中用半夏10g，制天南星6g除痰燥湿；陈皮10g，枳实10g理气以除痰湿；茯苓15g利湿以除生痰之源；若肝气不舒可加柴胡10g以疏肝郁解；火郁于内加黄芩10g，龙胆草10g，栀子10g以泻火除烦；失眠严重加珍珠母30g（先下），龙齿30g（先下）以镇静安眠；大便不通加大黄6g以通肠泻火，这种神经官能症头痛甚，易由量变到质变，成幻觉频繁、狂躁烦乱或抑郁蒙昧的精神分裂症，治疗之法仍是除痰为务，不过药力须要加重而已。

5. 高血压头痛

高血压头痛，头痛部位重在后脑，连及后项。与督脉经有关，病及属肝，原于肝火引起者多，故亦为厥阴头痛。火属阳，阳主升，故本病常见头重脚轻、头热足寒、头昏腿软、睡少梦多（肝火扰心）等症。治疗之法，首宜清泻肝火。最常用龙胆泻肝汤的加减法：

龙胆草10g，栀子10g，黄芩10g，柴胡10g，生地黄15g，车前子12g（包），泽泻15g，木通10g，夏枯草15g，青葙子15g，苦丁茶10g，赤芍30g。

大便干结者加大黄 6g。

方中龙胆草、栀子、黄芩、柴胡同用有清泻肝火之用；生地黄、赤芍，凉血和阴；车前子、泽泻、木通，利湿清热，引火下行；苦丁茶、夏枯草、青葙子散肝热、降血压。一般血压下降，则头痛即减。

6.外伤头痛

外伤头痛，多由脑震荡后遗症缘起，病人一定要有外伤史。其症状头痛如裹，口干不欲饮，胸脘胀闷，视力减退，健忘，大便时干。对这种病的治疗，一般不离理伤活血，因为有伤就有瘀，祛瘀之法又常作治伤之方，笔者最常用的是复元活血汤为主，方中天花粉 30g，红花 10g，当归 15g，是祛瘀活血的，用以治伤，甚为合适；穿山甲 10g，土鳖虫（䗪虫）10g 能化久瘀、搜剔经隧；桃仁10g，大黄 6g 能破血并能通大便；川断 10g，补骨脂 10g 能续骨理伤，这是最常用而有效之方。

其他如：少阴头痛、厥阴头痛临床亦有所见，例如巅顶作痛，这是厥阴头痛。有一部分头痛连目，就是属于手少阴心火上炎的，但这类病在临床并非常见，不属于普及范畴，故而从略。

三、胸痛

胸痛指以胸部疼痛为主症的疾患，大概包括现代医学的冠心病（冠状动脉供血不足、心绞痛、心肌梗死）和胸膜炎等。

（一）心络瘀阻

[**常见症状**] 左侧胸部偏痛，发堵，甚或上引肩臂，脉律不整，舌苔黏腻，睡眠不佳，严重时可见肢冷唇青，猝然昏厥。

[**病症分析**] ①心的部位在胸腔内偏左侧，故心络瘀阻，气血流行不利，出现左侧胸部偏痛，心脉滞则胸部堵闷；手少阴心经脉起于心中，出腋下沿上肢内侧缘行至手，故心络瘀阻可见疼痛上引肩臂。

②心主血脉，是脉搏搏动的动力所在，心络瘀阻，心的搏动功能失常，故脉律不齐。

③心主神志，心络瘀阻，心神失养，故失眠多梦，睡眠不佳。

④古人有"真心痛"的说法，认为"心不受邪，受邪则殆"。现心络瘀阻，心痛剧烈，严重者可见肢冷唇青，猝然昏倒。这是凶险证候，应及时组织抢救，免致贻误病情。

[**治法**] 开胸通痹。

[**方药**] 旋覆花汤加味。

旋覆花 15g（包煎），茜草 9g，红花 9g，青葱管 15g，瓜蒌仁 12g，丹参 15g，赤芍 15g，川芎 9g，降香 9g。

[**方解**] 本方用旋覆花、青葱管，开胸中气痹；茜草、红花、丹参、赤芍、川芎、降香，开胸中血痹；瓜蒌仁除痰开痹。

[**加减法**] 睡眠不好加琥珀末 1.5g，睡前吞服。

[**病例**]

（1）蒋某某，男，48 岁。患左胸痹痛已 4~5 年，经某医院确诊为冠心病，冠状动脉供血不足，多次检查心电图异常，唇舌青暗，面色暗黑，心烦睡少，脉律不整，全休、半休已近 3 年，长期口干饮少，大便不畅。经诊为心络瘀阻，为投旋覆花汤加味，服 5 剂，左胸痛胀减轻，续用旋覆花汤加味方达 3 个月余，症状基本消退，乃改用原方制成丸药善后，服 1 年余，心电图基本正常，现已正常上班工作，三四年来未见复发。

（2）王某，男，61 岁，1991 年 12 月 2 日初诊。患者反复发作性心前区疼痛 19 年，加重 1 个月余。明确诊断冠心病已 19 年。1983 年出现急性下壁心肌梗死，外院治疗好转出院。近 1 个月来，心绞痛频繁发作，痛连前胸后背，每 1~2 日发作一次，每次持续 5~10 分钟，平时胸闷口干气短，活动后尤甚，夜间出现阵发性呼吸困难。心电图检查示间断室性早搏，二度房室传导阻滞，陈旧性下壁心肌梗死；心肌酶谱正常。舌红，苔薄黄，脉滑。

西医诊断：冠心病、陈旧性心肌梗死、不稳定型心绞痛。

中医诊断：胸痹。治宜开胸祛痹。

处方：西洋参 6g，天冬 12g，麦冬 12g，五味子 10g，旋覆花 15g（布包），茜草 10g，红花 10g，橘络 3g，茯苓 30g，杏仁 10g，生薏苡仁 30g，生甘草 10g，全瓜蒌 30g，川芎 10g，丹参 30g，半夏 10g，薤白头 15g，葱 2 茎。服 10 剂。

二诊：已能下地行走，胸背疼痛减轻，二便调。舌红，苔根黄腻，脉弦数。原方加川贝母 10g，沙参 15g。继服 20 剂。

三诊：服药 1 个月，病情一直平稳，心绞痛很少发作，但停中药 1 周后，左胸阵痛又作，心率减慢，且多汗、口干、便干。舌红，苔根黄腻，脉弦。宗原方继服 7 剂以开胸祛痹。

四诊：胸背疼痛减少，程度减轻，心悸胸闷消失。西医心内科复查各项指标及心功能恢复良好，即转入康复病房治疗。

按：对冠心病的治疗，笔者惯用旋覆花汤、瓜蒌薤白汤、茯苓杏仁甘草汤及生脉散为主并以赤芍、川芎、丹参、橘络等加减治疗，效果满意。笔者认为《金匮要略》所载肝着与胸痹本属一证，主张以红花和茜草两药代替旋覆花汤中之新绛；对原文中的葱白，叶天士曾改为葱叶，笔者则兼收并蓄，认为葱叶之温性不如葱白，故主张寒象明显者仍用葱白，热象明显者改用葱叶。

（3）张某，男，53岁，1990年11月5日初诊。

患者半月前惊恐后自觉有气从腹部上冲至胸部，心悸胸闷，心前区痛，夜间多发，腹胀气，怕冷。心电图示缺血改变；运动平板试验出现心律失常，心肌缺血改变；超声心动图检查示冠心病可能性大。舌红，苔微黄，脉弦滑。

中医诊断：胸痹，奔豚气，水停心悸。

治法：开胸祛痹。

处方：旋覆花15g（布包），茜草10g，红花10g，丹参30g，杏仁10g，茯苓30g，生薏苡仁30g，生甘草10g，桂枝12g，白术10g，防己10g。服14剂。

二诊：症状减轻，已无早搏和奔豚气上冲感，左背时有酸困痛，掌烫，呃逆，二便调。舌红，苔少，脉细数。

处方：旋覆花15g（布包），茜草10g，红花10g，薤白头10g，全瓜蒌30g，半夏10g，茯苓30g，杏仁10g，丹参30g，生薏苡仁30g，生甘草10g，川芎10g，沙参15g，五味子10g，麦冬12g，丝瓜络10g。继服14剂。

三诊：症状好转，睡眠增进，奔豚气未发作；气短和手足发凉均减，舌红，苔黄少，脉弦细。原方有效，仍守开胸祛痹之法继续治疗。

随诊：治疗3个月，症状好转，已无不适。心电图、超声心动图等各项复查已基本正常。

按：《金匮要略》曰："病有奔豚、有吐脓、有惊怖、有火邪，此四部病，皆从惊发得之。发汗后，脐下悸者，欲作奔豚，茯苓桂枝大枣汤主之"；"胸痹不得卧，心痛彻背者，栝蒌薤白半夏汤主之"；"胸痹，胸中气塞、短气、茯苓杏仁甘草汤主之。"

笔者认为胸痹是指"胸痹而痛"的疾患，"痹者闭也"，闭塞不通就必然会带来憋闷、胀满的感觉。与"肝着，其人常欲蹈其胸上，先未苦时，但欲饮热，旋覆花汤主之"，本属名异实同。故对本病的治疗，惯用旋覆花汤为主方，配合使用瓜蒌薤白半夏汤、茯苓杏仁甘草汤。本例有气上冲证，故加桂枝以降逆，疗效更佳。

（4）冰某，女，68岁，1997年5月29日初诊。

心悸反复发作3年，在北大医院检查心电图示窦性心动过缓伴室性早搏，又因病人心率常在50次/分或不足50次/分。西药治疗效果不佳，故建议其安装起搏器，以保持心率。患者因畏惧手术，前来笔者处求诊。现主要不适为心悸常作，甚则心慌乱，以至昼觉茶饭不香，夜来不能安眠，并常有夜间憋醒，醒后胸闷心悸更甚。平素病人易倦怠，体质甚差，不耐寒热。观其形神疲惫，面色不华，唇色紫暗，舌有裂纹、苔少，脉细而缓。笔者以养心活血，宽胸除痹为法。

用生脉饮合旋覆花汤加减。

处方：麦冬15g，沙参15g，五味子10g，丹参30g，旋覆花15g（包煎），茜草10g，薤白10g，川芎10g，土鳖虫12g，生薏苡仁30g，木瓜15g，生牡蛎30g（先煎），赤芍30g，川贝母10g，夏枯草15g，广郁金15g，桔梗10g，枳壳10g。

患者服药10余剂，胸闷、心悸减轻，睡眠好转，活动时无不适，但入夜静卧时仍觉心悸，手足发凉，喜暖畏寒，稍遇寒凉则五更泄泻，纳差，周身不适。笔者认为心阳不振则脉缓、唇暗，寒气凌心则心悸，夜为阴气主令，阳不制阴故病症夜间为甚；而手足发凉、五更泄泻等属脾肾阳虚，故以温肾通阳为法。方用四神丸合苓桂术甘汤加味。

处方：补骨脂9g，吴茱萸9g，肉豆蔻9g，五味子10g，煅牡蛎30g，桂枝9g，白术12g，茯苓15g，炙甘草10g，龙胆草2g，大黄（川军）1g。服药4剂病人五更泄泻已止，大便正常，且心悸未出现。服至7剂胃纳好转，精神状态及体力转佳，心率多日来一直维持在60~66次/分，不但生活自理，且能服侍90余岁老母。

按：本例患者以心悸为主诉，以心肾阳虚、心血瘀阻、心失所养为特征，虚实夹杂。笔者以旋覆花汤化瘀除痹以"祛邪"，又用生脉散益心气，以四神丸温肾阳以"补虚"，且补而不腻，不碍祛邪，攻而不峻，不伤正气。另外，苓桂术甘汤有"通阳不在温，而在利小便"之意，使心阳得以振奋，心悸胸闷自除。再观方中用药也颇有特色。其一，土鳖虫祛顽固之瘀血，对久病有瘀象者常常使用。其二，生薏苡仁、木瓜舒挛定痛，对以挛急为主的各种痛证常配合主方应用。其三，生牡蛎、川贝母、夏枯草为软坚散结之品，此意在"消除障碍"，使久病顽疾有复原之机。其四，桔梗、枳壳调畅气机，取"气行血畅"之意，对缓解胸痹有利。其五，龙胆草、大黄（川军）妙在少量应用，开胃而增进食欲，凡遇纳呆食少者，无论虚实皆可选用。

（二）痰饮胸痛

[常见症状]咳嗽痰多胸痛，呼吸不利，转侧痛甚，有时可发现水流声，苔白，脉弦滑。

[病症分析]①咳嗽痰多胸痛，呼吸不利：这是胸膜刺激症状，一般见于胸膜病，中医称为肺络瘀阻。咳嗽痰多，是痰饮造成的肺络瘀阻所致，故治在痰饮。

②转侧痛甚或有水流声：这是胸膜疾患、胸腔积液（中医称之为悬饮）的典型症状。

[治法]宣肺化痰。

［**方药**］二陈汤加减。

半夏 9g，橘皮 9g，茯苓 9g，生香附 9g，旋覆花 9g（包煎），炒紫苏子 9g。

［**方解**］半夏、橘皮，除痰理气；茯苓利湿祛水饮；生香附行气除痛；旋覆花、炒紫苏子，降气以利呼吸。

［**加减法**］如痛处水流声明显，大便干燥，则为悬饮已成，需改用攻除积水之法，如十枣丸：煨大戟 9g，煨甘遂 9g，制芫花 9g，共研细末，以大枣肉 120g，共捣烂为丸，如梧桐子大，每次服 6g，日 1 次（近年来改以上药研末，装入胶囊，分 10 次服，每日 1 次，枣汤送服，疗效更佳）。

［**病例**］杨某某，男，28 岁。患胸水，咳嗽引痛，呼吸不畅，转侧胁下有水流声，已历半年，经西医诊为胸膜炎积水，住县医院 1 个月有余，每周导管引流 1500ml，水去复生，西医控制效果不好。值笔者带领实习生在该院工作，根据悬饮内停，投用上方。每次药后必便稀水半痰盂，约半月水尽痛止。续用苓桂术甘剂为丸收功。3 年未见复发，生产劳动如前。

四、胁痛

胁痛指以胁肋部疼痛为主症的疾病。可包括西医的胆道蛔虫病、胆囊炎、胆道感染、非黄疸性肝炎和肋间神经痛在内。

（一）胆道蛔虫

［**常见症状**］右胁部阵发性绞痛，有向上钻顶感，拒按，转侧不安，有的疼痛向右肩部放射，呕吐或吐蛔，严重时可往来寒热。

［**病症分析**］①右胁是肝胆所在部位，蛔虫由十二指肠钻入胆道，蛔虫向上钻动，故病人疼痛剧烈，亦常见钻顶之感。蛔虫是有形之物，造成的疼痛是为实痛，故痛时拒按。蛔虫不时钻动，造成患者转侧不安。

②蛔虫向上逆动，使胃气上逆故呕吐，甚则蛔虫亦吐出。

③蛔虫钻入胆道，使胆道受染，邪气停留，正气与之抗争，故可见寒热往来，这也是少阳胆经病的常见症状。

④舌上红点、面部斑纹这是诊断蛔虫病的参考依据。

［**治法**］安蛔止痛。

［**方药**］乌梅丸加减。

乌梅 5 枚、黄连 6g，黄柏 9g，当归 9g，附子 9g，桂枝 6g，花椒（川椒）10g，干姜 6g，细辛 3g，雷丸 3g，榧子 9g，南瓜子 15g。

［**方解**］乌梅酸以安蛔；附子、干姜、细辛、花椒（川椒）、桂枝，辛以麻痹蛔虫；黄连、黄柏，苦以杀死蛔虫；雷丸、榧子、南瓜子，均有杀灭蛔虫的

作用。

　　[加减法] 便秘加生大黄9g，槟榔9g。

　　[病例] 印某某，男，6岁。右胁下暴痛，手不可近，烦躁，转辗不寐，检舌上红点较多，面部多癣状白斑，目睛上部有蓝色小斑布于白睛之上，腹皮似较正常为大。投用化虫丸作汤，药后腹痛更甚，烦躁有增，自觉有物上窜咽部作痒，乃至狂呕作吐，检视呕吐物中，有大量蛔虫，相互绞结成球状。吐已，腹痛倍增，拒按明显，经西医诊断为胆道蛔虫。因当地设备较差，不能住院治疗，故乃投乌梅丸加味治之（如乌梅丸加减方加槟榔9g，大黄6g），令空腹服2剂，药后大便畅通，检视便中又是蛔虫数条，其后腹痛、呕吐均退，病儿日渐恢复健康。

（二）肝郁气滞（多为肋间神经痛）

　　[常见症状] 胁肋胀满而痛，常以左侧为甚，喜叩击、抚摩、按压，常太息，苔白，脉细。

　　[病症分析] ①肝脉布于两胁，肝郁气滞，故胁肋胀满而痛；肝气常行于左，故肝气为痛，常以左侧为重。

　　②因是气滞，不是血瘀或其他器质性病变，故疼痛喜叩击、抚摩等。

　　③肝气不舒，情志不畅，故喜太息。

　　[治法] 理气疏肝。

　　[方药] 柴胡疏肝散加味。

　　柴胡9g，枳壳9g，赤芍15g，川芎6g，生香附12g，橘叶9g，佛手6g。

　　[方解] 柴胡、枳壳、生香附、橘叶、佛手，疏肝理气；川芎、赤芍，行瘀理血，盖气滞则血瘀，而行瘀乃有助于行气也。

　　[加减法] 胃脘胀满加代代花6g，绿萼梅6g，以疏肝理气。

　　[病例] 顾某，男性，27岁。

　　患者1999年2月起出现腹胀，经查疑诊为"胰腺炎"因指标不够高又不能确定，此后反复出现消化不良诸症，如腹胀、脘堵、纳少、嗳气、腹泻等。患者血淀粉酶181U/L，尿淀粉酶2000U/L，血常规、B超均无异常，西医认为胰腺炎证据不足，但可考虑胰腺功能不良，刻下症：两胁疼痛以左侧为甚，腹部不适，嗳气时作，纳食尚可，大便不干，口干不思饮，发病来无发热、呕吐、黄疸等症，舌红，苔少，脉弦细。

　　笔者以清胰通肠及清解少阳为法，处以大柴胡汤加味。

　　方用：柴胡10g，半夏10g，黄芩12g，枳壳10g，赤芍30g，大黄（川军）4g，青木香15g，青蒿15g，佩兰15g，广郁金15g，茵陈30g，川金钱草30g，鸡内金 12g，黄柏 15g，知母 15g。

患者服上方 4 剂，胁下疼痛已除，大便每日 2~3 次，为软便，纳食可。惟饥饿时胃脘部闷而不适，虚寒明显。舌红，苔少，脉弦细。笔者处方如下：柴胡 10g，赤芍 30g，当归 15g，枳壳 10g，广郁金 15g，香附 15g，桃仁 15g，大黄（川军）4g，蒲公英 30g，虎杖 30g，青木香 15g，牡丹皮 15g，紫草 15g，青蒿 15g，地骨皮 15g，天花粉 15g。

前方大柴胡汤加利胆清湿热之品，青木香对胰腺炎有效，笔者治胆囊炎、胆石症、胰腺炎都以大柴胡汤加味，均兼以利胆，这与西医胰、胆均为消化器官，中医六腑以通为用、以降为顺等均相吻合。第 2 方通下之中加强活血、解毒、清热之品，对病情更应有利。

（三）肝络瘀阻

[**常见症状**]胁痛无休止，右胁下可触及肿块，拒按，食后为甚，舌质青紫，脉弦或涩细。

[**病症分析**]①痛无休止，而有定处，常为瘀血引发。血瘀成块则右胁下可触见肿块，如常见的肝肿大。

②瘀血为有形实邪，故拒按，而且食后为甚。

[**治法**]疏肝理血。

[**方药**]逍遥散加减。

柴胡 9g，当归 9g，丹参 15g，赤芍 15g，郁金 9g，姜黄 9g，川楝子 15g。

[**方解**]柴胡疏肝理气；当归、丹参、赤芍，行血活血；郁金、姜黄，行瘀利胆；川楝子泻肝祛痛。

[**加减法**]便秘加大黄 9g；舌红加蒲公英 30g。

（四）肝胆湿热

包括胆结石、胆道感染、胆囊炎、部分胆道蛔虫在内。胆道蛔虫及胆囊炎在前面已有叙述，可互参。

[**常见症状**]右胁痛，胆区可有固定压痛点。其痛常可上窜肩背，痛甚可见恶心、呕吐，或大便溏燥不时，先干后稀等现象，厌脂肪性食物，苔多微黄，脉弦或紧。

[**病症分析**]①肝胆湿热，阻滞气机，气机不利，故右胁痛，胆区可有固定压痛点。

②湿热阻滞，胃气不降，故可见到恶心呕吐；湿热影响大肠传导功能，故大便不调。

③胆汁是消化脂肪性食物的，肝胆病排胆汁受阻，故易产生厌油腻的症状。

［治法］疏肝利胆。

［方药］大柴胡汤加味。

即于大柴胡汤中加郁金、川金钱草等（方药均见前）。

［病例］

（1）王某，女，36岁。1989年12月25日初诊。

主诉：阵右胁疼痛4年。患者近4年来阵发右胁痛，且向左右肩部放射，口干苦，尿黄便干，厌油腻，头晕，胸闷憋气。肝功能、胆红素、蛋白电泳等均正常。B超检查示胆囊壁厚、毛糙，提示慢性胆囊炎，肝、胰、脾未见异常。触诊：肝可触边，莫菲征阳性。舌淡，苔少，脉弦细。

中医辨证：肝胆湿热。

西医诊断：慢性胆囊炎。

治法：清利肝胆。

处方：柴胡30g，五味子10g，半夏10g，黄芩10g，枳壳10g，赤芍30g，大黄6g，蒲公英30g，茵陈30g，郁金15g，金钱草60g，黄柏15g，栀子10g。

二诊：1990年1月4日。症状明显减轻，右胁痛和口干苦均减轻。舌红苔少，脉弦细。原方有效，略加修改。处方：柴胡30g，五味子10g，半夏10g，黄芩10g，枳壳10g，赤芍30g，熟大黄（熟军）6g，蒲公英30g，茵陈30g，金钱草60g，郁金15g，川楝子15g，紫花地丁30g，土茯苓30g，白茅根30g，板蓝根30g。

随诊：1992年7月28日。症状基本消失，莫菲征阴性，B超复查示胆囊壁光滑，肝、胆、胰、脾未见异常。

按：肝胆疏泄失职致使肝胆湿热，阻滞气机，气机不利，故右胁痛，胆区有固定压痛点，莫菲征阳性；湿热阻滞，胃气不降，故恶心呕吐；湿热影响大肠传导功能，故大便不调。治疗应清利肝胆，使胆汁畅流，以大柴胡汤为主清肝胆之郁阻，加用茵陈、郁金、金钱草利胆开郁；栀子、黄柏、土茯苓、紫花地丁、白茅根、板蓝根清解热毒。对大肠杆菌引起的炎性疾患，笔者力倡重用柴胡、五味子，多年临床应用，疗效甚佳。

（2）李某，男，55岁。1989年11月30日初诊。

主诉：右胁痛1个月余，痛连右背。伴耳鸣口苦，疲乏酸困。大便调。B超检查示胆石症（充满型）。3个月前空腹血糖15.51mmol/L，尿糖（++），且有多饮、多食、多尿、消瘦症状，经口服降糖药治疗，症状好转。舌红，苔少，脉弦细。

西医诊断：胆石症，糖尿病。

中医辨证：肝胆湿热，气阴两虚。治宜清利肝胆，佐以益气养阴。

处方：柴胡10g，半夏10g，黄芩10g，枳壳10g，赤芍30g，大黄6g，金钱草90g，郁金15g，茵陈30g，川楝子15g，王不留行10g，鸡内金12g，海金沙60g（布包）、生地黄15g，麦冬12g，玄参15g。

二诊：1990年2月12日。右胁痛症状减轻，尿糖（−），多饮、多食、多尿、消瘦症状减轻，手麻，掌心热，舌红，苔少，脉弦细。仍拟清利肝胆治之。处方：柴胡10g，半夏10g，黄芩10g，枳壳10g，赤芍30g，大黄6g，玄明粉6g（分冲），鸡内金12g，海金沙60g（布包），王不留行10g，金钱草90g，郁金15g，茵陈30g，蒲公英30g。

随诊：1992年3月5日。上述中药持续服用1年，至1990年12月症状完全消失，右胁及右背疼痛未再发作，精神食欲正常，外院B超复查示胆结石已大部分排出，残留胆石占据胆囊内1/3空间。B超检查示胆囊内仅剩有直径2.7cm和3.3cm强回声伴声影的结石各1个。

按：湿热蕴结于肝胆，结成砂石，阻滞胆道，不通则痛，故使右胁痛连后背，肝络失和，胆不疏泄，故伴耳鸣口苦。当以大柴胡汤为主清利肝胆湿热，加用笔者自制三金排石汤中的金钱草、海金沙、鸡内金以强化排石化石作用；茵陈、郁金、蒲公英利胆解毒；玄明粉化石润燥；佐以生地黄、玄参、麦冬养阴增液以疗消渴；标本兼顾，相得益彰。

（3）吴某，男，50岁。1992年3月26日初诊。

主诉：黄疸1个月余。患者1990年8月因慢性肾炎、尿毒症在外院行肾移植手术，术后恢复顺利，每日口服环孢素A 2.4mg。近1个月来出现皮肤、巩膜黄染，尿黄，纳差口苦，尿蛋白（+++），血清胆红素29.67μmol/L，直接胆红素6.83μmol/L，二氧化碳分压22.46μmol/L，血清尿素氮7.14mmol/L，血肌酐106.08μmol/L，白球比4.5/2.9，肝功能正常，血压173/120mmHg。舌红，苔微黄腻，脉弦。

西医诊断：黄疸，肾移植后药物中毒性肝炎。

中医诊断：证属湿热黄疸。治宜活血燥湿清热。

处方：柴胡10g，当归30g，赤芍30g，丹参30g，生牡蛎60g（先煎），郁金10g，川楝子15g，桃仁10g，桔梗10g，紫菀10g，土鳖虫（䗪虫）12g，茵陈30g，金钱草60g，栀子10g，黄柏15g，知母10g，蒲公英30g。

二诊：1992年4月20日。服药15剂，黄疸已消退，血清胆红素在正常范围，血压173/120mmHg，但感头痛。在原方基础上加款冬花10g，夏枯草15g，青葙子15g，苦丁茶15g继续巩固治疗。

按：笔者认为此病病机仍不出中医湿热黄疸范畴，在其从起病始，即存在肝内瘀血问题，所以方用柴胡、当归、赤芍、丹参、郁金、川楝子、桃仁疏肝理血；桔梗、紫菀、款冬花开肺气、利三焦以开气道；生牡蛎软坚散结消肿；土鳖虫（䗪虫）化久瘀、消积块，并伍以茵陈、金钱草利胆；栀子、黄柏清热燥湿，蒲公英、虎杖、土茯苓之类解毒，疗效良好。

五、胃脘痛

胃脘痛是指以胃脘部疼痛为主的疾患，可包括西医的胃及十二指肠溃疡病、急慢性胃炎、胃痉挛、十二指肠炎、胃下垂、部分胰腺炎等。

（一）肝胃气痛

［**常见症状**］胃脘胀痛连胁，得嗳气则舒，喜按，苔白，脉沉细。

［**病症分析**］①肝气行于胁部，胃气滞于胃脘，故气机不利则胃痛连胁，胁痛连胃。气痛是气聚则痛，气散痛止，如得嗳气，自觉立时舒服。

②气是无形的，气聚则成形，按则气散，故疼痛喜按。

［**治法**］疏肝和胃。

［**方药**］香苏饮加减。

生香附 12g，紫苏叶 9g，橘皮 9g，草豆蔻 9g，厚朴 9g，半夏 9g。

［**方解**］生香附疏肝理气；紫苏叶、草豆蔻，理气散寒；半夏、橘皮，除痰降气；厚朴行气化湿。

［**加减法**］心烦加栀子 9g，黄连 6g；胃口不开加生大黄 1g，龙胆草 1g；肠鸣便泻加炮姜 6g，乌药 9g。

（二）火郁胃痛

［**常见症状**］痛而灼热，心烦易怒，泛酸嘈杂，舌红苔黄，脉弦数。

［**病症分析**］①因火郁致疼痛，故常有灼热感；火热扰乱心神，故见心烦易怒。

②泛酸嘈杂一症，乃由胃酸过多引起，而胃酸之形成，乃由肝火内郁所生的居多，故古有"肝经郁火吐吞酸"之说。

［**治法**］和胃降火。

［**方药**］左金丸加减。

黄连 9g，吴茱萸 2.5g，煅瓦楞子 30g（先下），龙胆草 9g，半夏 9g，紫苏叶 9g。

［**方解**］黄连、龙胆草，降火健胃；紫苏叶、吴茱萸，散寒和胃；半夏除痰降逆；煅瓦楞子健胃制酸。

［加减法］寒象明显者，减轻黄连、龙胆草用量，重加吴茱萸至 9g；胃酸过多，再加海螵蛸（乌贼骨）30g，或加白螺蛳壳 30g，效亦甚好。

［病例］

（1）薛某某，女，36 岁。患胃痛吐酸 10 年，食后为甚，曾吐血、泻黑便，经外地医院诊断为胃溃疡，并进行多种方法治疗，效果均不满意。经本院同事介绍，远道来京治疗。根据便溏吐酸等情况，结合苔黄、舌红，诊为火郁胃病，投用左金丸加减方加白螺蛳壳 30g，服药仅 10 剂，烧心胃酸已不复作，胃痛相应减轻。续用前方 10 剂，胃部症状全部消失，大便成形，食欲增进，2 年后追访病情，一直稳定，未见复发。

（2）高某，女，42 岁。1992 年 2 月 17 日初诊。主诉：口腔溃疡 2 年余。患者 1990 年初出现口腔溃疡，此伏彼起，医药屡屡，久治不愈。严重时，吞咽食物后即感胸骨后疼痛难忍，大便 4~5 日一解，外院纤维结肠镜检未见异常；性情急躁，排尿有烧灼感，面部轻度水肿，带下多，色黄腥臭，腰痛怕冷。食管造影检查未见异常，B 超示子宫内膜异位症。舌红，苔黄腻，脉细。

中医辨证：胃热口疮。

西医诊断：口腔溃疡。

治法：清泻阳明，清热燥湿。

处方：生甘草 12g，防风 10g，生石膏 45g（先煎），栀子 10g，藿香 10g，升麻 10g，白芷 6g，石斛 15g，大黄 6g，木通 10g，生地黄 15g，竹叶 10g，椿皮 15g，黄柏 15g，苍术 12g，生薏苡仁 30g，萆薢 15g，泽泻 30g。

二诊：1992 年 2 月 24 日。口干和口腔溃疡明显好转，排尿时烧灼感减轻，白带减少，舌红，苔腻，脉细。在原方中加滑石 15g，车前子 12g（包煎），以利湿清热。

三诊：1992 年 3 月 9 日。口腔溃疡已愈，白带减少。

按：口腔溃疡，其病位在口唇与舌，口唇属脾，舌为心之苗，笔者治疗此病常以泻黄散合导赤散协同治之。盖以火热属阳实证，从腑论治之故，从治疗效果看，不但近期疗效斐然可观，远期疗效亦甚为可喜。

（3）王某，男，41 岁，1998 年 1 月 8 日初诊。患者反复出现胃脘痛伴泛酸 2 年半，胃镜检查示：慢性浅表糜烂性胃炎，食道裂孔疝，反流性食管炎。曾在多家医院服中药治疗效果不佳，后改服西药如胶体果胶铋、促胃动力药等，泛酸虽有减轻但胃脘痛不减，且用枸橼酸铋钾片（德诺）则便秘难解，痛苦不减反增，故慕名前来笔者处就诊。刻诊：病人胃脘疼痛无规律，泛酸明显，胸骨后灼热感，吃面食尚可，吃米饭胃脘痛较重，吃酸甜食品后泛酸胃痛加重，大便每天 1~2 次，舌苔薄黄，脉弦。诊断为胃脘痛（胃酸过多型）。治宜健胃制酸。

处方：柴胡 10g，半夏 10g，枳壳 10g，陈皮 10g，黄芩 12g，赤芍 15g，熟大黄 3g，煅瓦楞子 30g，煅牡蛎 30g，吴茱萸 3g，黄连 6g。

服药 7 剂后病人胃痛、泛酸程度减轻，再进 14 剂，胃脘痛及泛酸均消失，精神体力有增。

按：观病人前用中药多为香砂养胃丸、柴胡疏肝散、金铃子散、失笑散、丹参饮等，效果不佳。古人有"肝经郁火吐吞酸"之说，胃酸过多为肝火胃热之象，笔者以健胃制酸为法，取大柴胡汤治疗。大柴胡汤通降腑气之特性，可以使"胃动力"趋于正常，改善因胃动力失常、胃酸滞留而造成的多酸之症。另以左金丸、煅瓦楞子、煅牡蛎制酸，诸药共奏制酸健胃，缓解胃脘疼痛之功。

（三）瘀血胃痛

[**常见症状**] 痛多胀少，或刺痛不胀，痛有定处、拒按，舌质紫，脉细涩，或见大便色黑。

[**病症分析**] ①气滞则胀，血瘀则痛，今病为瘀血所引起，故以痛为主，而且痛有定处；血瘀则为有形之邪，故痛为实性而拒按。

②大便色黑，即为便血，出血部位距离肛门远，经久则血色由赤变黑，亦称柏油便。色浅者则如黄酱。总是上消化道出血为多，又称"远血"。

[**治法**] 祛瘀止痛。

[**方药**] 失笑散加味。

五灵脂 9g，生蒲黄 6g，丹参 15g，延胡索（元胡）9g，川楝子 12g。

[**方解**] 五灵脂、生蒲黄、丹参、延胡索（元胡），行瘀活血以止疼痛；川楝子泻肝气以和胃气。

[**加减法**] 胃酸多加瓦楞子 30g，吴茱萸 3g，黄连 6g；便干加大黄 6g。如见胃疼突然停止、心慌心跳、面色惨白、出冷汗、便黑、呕血等，则应考虑溃疡合并出血或溃疡穿孔，急用补气摄血如独参汤之类治之，并宜组织抢救，以防厥脱。人参 6~15g，浓煎取汁，即服。

（四）胃阴不足

[**常见症状**] 胃痛不胀，食后还饱，食酸甜物或水果较舒，口渴不能多饮，脉细，苔少而干，舌偏红，大便干燥。

[**病症分析**] ①胃阴不足，常为胃酸过少之症。痛时不胀，食量虽较少，但食时尚不觉难受，惟食后过一段时间，0.5~1 小时，则自觉胃脘堵闷，有似食之过饱，称之为"还饱"，意即食时不觉其饱，而食后则反过来见饱。这主要是

胃酸过少，不能腐化食物所致。

②胃酸过少，得食酸甜（甜味亦能变酸）食物，增加胃酸，有助消化作用，故自觉食欲增而觉舒。

③胃阴不足，基本上是津液亦缺乏，无大热消灼，故口干而不多饮。津液不足，肠道失润故便干。

［**治法**］益胃生津。

［**方药**］益胃汤加减。

沙参 15g，麦冬 9g，生地黄 9g，玉竹 9g，贝母 9g，冰糖 30g（分冲）。

［**方解**］沙参、麦冬，补气生津；生地黄凉血养阴；玉竹、贝母，生津散结；冰糖甘润生津。本方对胃酸过少的胃疼或溃疡病有良好效果。

［**加减法**］痛甚加桃仁 9g，丹参 15g。

［**病例**］

（1）徐某某，男，42 岁。患萎缩性胃炎年久，经医院透视，发现胃小弯部有溃疡，进食 1 小时后经常疼痛，得酸甜食物可减轻，食欲亦有所增加，经诊得便干、舌燥、喜凉饮食、脉细少苔。乃确定其为胃阴不足之证，投用益胃汤加减方，并加丹参 15g，川楝子 12g，服后诸症随减，守原方服用 2 个月（每日 1 剂），症状基本消失。续以原方 10 倍剂量制成蜜丸，每重 10g，每服 2 丸，日 2 次，服毕停药，半年未见复发。

（2）陈某，女，64 岁，1997 年 11 月 10 日初诊。患者 3 年来常有胃脘痛，尤以进食后数分钟为甚，此后胃脘堵胀持续，约 2 小时后方略有缓解，至下次进餐又重复出现上述症状，每天为三餐所苦，故常以少许面片、稀粥等易消化之品为食，若进生硬食物则胃脘胀痛更甚，嗳气频频，进酸甜食品稍舒。患者平素易口干，大便常干结如球，2~3 天一行，周身乏力。查精神倦怠，面色萎黄，形体消瘦，舌暗、苔少而干、脉虚细。胃镜检查示：慢性萎缩性胃炎伴肠上皮化生。

中医诊断：胃脘痛（胃酸过少型）。

治法：拟益胃养阴。

处方：沙参、石斛、天花粉、赤芍、白芍、生何首乌、瓜蒌子、当归各 15g，枇杷叶 10g，芦根、炒决明子各 30g，麦冬、天冬、玉竹、黄精各 12g。

服药 14 剂后，患者大便已不干燥，每天 1 次，口干减轻。

服药 35 剂后患者食后饱胀、胃痛等症状基本消失。在原方基础上加黄芪、生牡蛎（先煎）、乌梢蛇各 30g，川贝母 10g，玄参 15g，服 21 剂后患者精神体力均逐渐恢复。胃纳良好，体重增加 1.5kg。

按：大多数萎缩性胃炎患者因胃酸低少，故不能消化食物，中医认为胃阴不足，上则由于津液不能敷布而口干，下则肠燥便秘，胃不能腐熟水谷故食后饱胀。对此类患者解决病症的关键在于益胃养阴，用柔润滋液之品补足胃阴后方能达到腐熟消化水谷之目的，且解除因胃阴不足、消化不良而造成的食后饱胀、胃脘疼痛等症。若见胃痛、嗳气等症则以辛香理气之品"止痛"则更助燥伤阴，使症状迁延甚至加重。萎缩性胃炎是慢性疾患，部分病人甚至可以恶变为胃癌，因此在胃阴得以恢复、胃脘痛解除之后仍需从大局着眼，加用软坚散结之品以消除障碍，防变于未然。

（五）脾胃虚寒

[**常见症状**] 饥时胃痛，得食则舒，痛处喜按，舌少苔，脉细而沉。

[**病症分析**] ①饥时胃痛是胃排空时作痛，从中医论虚实的角度看，饥时胃虚，故虚性胃痛以饥时为甚，得食后疼痛可缓解。中医常以此来判断胃痛之虚实。据现代医学认为，胃痛与进食的时间有规律可循，一般胃小弯溃疡疼痛多在食后 0.5~1 小时发生，可能持续 1~2 小时，直到下一餐前缓解。十二指肠溃疡则疼痛多在进食后 3~4 小时，可以持续不减，直到下一次进餐后疼痛才缓解。这说明胃痛时间与饥饱有关，和病灶位置有一定关系。

②痛而喜按是虚证疼痛的特点。

[**治法**] 温补脾胃。

[**方药**] 归芪建中汤加味。

当归 15g，黄芪 15g，赤芍 15g，白芍 15g，桂枝 9g，甘草 9g，生姜 9g，大枣 5 枚，饴糖 30g（分冲），降香 9g。

[**方解**] 黄芪补气；当归、赤芍、白芍，和血；桂枝、甘草，通阳缓痛；饴糖大补气血以助脾气；生姜、大枣，调和脾胃；降香理气化瘀、通气血以祛痛。

[**加减法**] 寒重加炒花椒（炒川椒）1.5g，吴茱萸 6g。

[**病例**] 杨某某，男，46 岁。患胃痛连胁历 2 年余，遇寒则甚，得食则舒，入冬则重加衣被，不敢冒冷外出，经医院 X 线检查发现横膈膜撕裂，认为西药已无能为力，故改中医治疗。笔者根据其脉弦迟细、舌淡苔白等一派虚寒见症，乃投用上方（归芪建中汤加味），加吴茱萸 9g，服 3 剂，痛势明显减轻，继用上方半年，病人自觉增加饮食甚多，隆冬风雪天气，已能不穿大衣，进行跑步活动，乃停服汤药。以原方制成蜜丸重 10g，每服 2 丸，日服 3 次，连续服用半年，体重增加 10kg，乃上班工作，已历 5 年，未见复发。

按：横膈膜撕裂症，临床甚少见之，病人亦自觉病因不明，笔者更无先例可援，惟凭借脉证，按虚寒胃痛以温补脾胃法治之。方用建中，初不谓疗效有如此其显也。外伤瘀痛，如能以此方开一蹊径，则厚望矣。

（六）脾胃气虚

［**常见症状**］饥时胃痛，得食则舒，痛中有胀，嗳气泛酸，苔白腻，脉细弦。

［**病症分析**］①饥时胃痛，得食则舒：此系胃虚作痛的典型症状之一。

②痛中有胀，嗳气泛酸：痛有定律，叫作"不通则痛"，胃虚之痛是由气血虚不能正常地运行，从而发生痛感，其痛中有胀亦表示有气滞血瘀（实即运行无力）的因素在内；"胃不虚不逆气"，故嗳气在一定程度上能说明是胃虚引起。胃酸是肝胃不和引起的，是肝气干犯胃气的结果。

［**治法**］健脾和胃。

［**方药**］六君子汤加减。

党参 9g，白术 9g，橘皮 9g，半夏 9g，吴茱萸 6g，花椒（川椒）1.5g（炒），煅瓦楞子 30g，黄连 1.5g。

［**方解**］党参、白术，补气健脾；橘皮、半夏，行气和胃；吴茱萸、花椒（川椒），温胃散寒；煅瓦楞子健胃制酸；黄连苦寒合温药以健胃和胃。

［**加减法**］如胃酸症状不明显则可去煅瓦楞子加乌梅。

（七）胃实急痛

［**常见症状**］胃脘痛连肩背或腰部，拒按，呕吐频繁，往来寒热，大便秘结，脘腹痞满，舌红，苔厚中黄，脉实有力。

［**病症分析**］①胃脘痛连肩背或腰部，拒按：本病疼痛范围较广，但其重点在于胃脘，旁及肩背及腰部，故仍称胃脘痛，拒按说明其病属实。

②胃有实邪，阻滞胃气，胃气不降反而上逆，故呕吐频繁，同时可以出现脘部胀满。

③往来寒热，大便秘结：一般属于少阳里实证。本病可理解为邪毒入侵，正气抗邪，邪正互斗而出现之寒热往来，其大便秘结则为邪实于内，气血受阻，水津不能润肠，是"不通则痛"的因由，也是本病的关键所在。

［**治法**］泻热通里。

［**方药**］清胰Ⅰ号（现代方，治急性胰腺炎的常用方）。

柴胡 15g，黄芩 9g，胡黄连 9g，赤芍 15g，木香 9g，延胡索（元胡）9g，生大黄 15g（后下），芒硝 9g（分冲）

［**方解**］柴胡疏肝，合赤芍、延胡索（元胡）行气血以治疼痛；黄芩、胡黄连，清热消炎；木香行气止痛；芒硝、生大黄，通便软坚散结。

（八）胃脘挛痛

［**常见症状**］突发或阵作胃脘急痛，挛急感明显，甚者硬痛拒按，痛缓则腹

软如常，舌质青暗，脉弦。

[**病症分析**] ①突发或阵作胃脘急痛，挛急感明显：这是胃脘挛痛（亦称胃痉挛）的典型症状之一。

②甚者硬痛拒按，痛缓则腹软如常：这说明此病缓急无时，痉挛时可结合成块，痛而拒按，但挛痛缓解后则又一如常人，这属于中医所说的"数变"的范畴。而数变则与风有关，与血有关。

[**治法**] 舒挛定痛。

[**方药**] 芍药甘草汤加味。

赤芍 30g，白芍 30g，甘草 12g，当归 15g，延胡索（元胡）9g，川楝子 12g，降香 9g。

[**方解**] 赤芍、白芍舒挛定痛；甘草缓中舒挛；当归、延胡索（元胡），理血以止痛；降香、川楝子，行气血泻肝，使气血之瘀滞同时获解。

[**加减法**] 腹胀加乌药 9g。

[**按**] 本方经多年反复使用，现已作为笔者"抓主症"的临床常用方剂。凡遇有痉挛性疼痛以及久病不愈，原因不明之疼痛，常用此方，效果良好。

[**病例**]

（1）王某某，男，36 岁。公出途中过京突然发作胃中急痛，挛痛且硬，手不可近，面青汗出，手足发凉。同行者恐患者病重，故决定留病人在京就医。病者有同学在本院工作，央笔者出为诊治。根据病情，疼痛缓急无时，且痛过则腹软可按，故即确认属于挛痛引起，为投前方芍药甘草汤加味治之，药入胃痛蠲除，挛急之感亦失。病人自觉病已痊愈，乃随队离京赴目的地而去。往返途中，且庆无恙，据病人自述，此病在乡时已发作数次，且每发必数日始行缓解，而当地医院迄未明其所病。此次按挛痛治疗得效。当益信其为痉挛无疑矣。

按：临床如有不明原因之疼痛，但有挛急之感者，笔者每以芍药甘草汤为主治之，有很多病例，在病因未明的情况下，而疼痛已去，这有力地说明中医急则治其标的重大意义。

（2）金某，女，43 岁，1989 年 2 月 18 日初诊。主诉：突发胃脘挛急剧痛 3 天。患者 10 多年来，每遇饮食不节、精神刺激、情志不舒之时，即感胃脘挛痛，痛楚难忍，但腹软如常，每年发作 3~5 次。3 天前因气恼急躁，突发胃脘疼痛挛急，呼喊哭号。经用阿托品、地西泮（安定）、氯丙嗪对症处理，仍阵痛不已。上腹部硬痛拒按，似有包块。舌红，苔少，脉弦紧。

西医诊断：胃痉挛。

中医辨证：胃脘挛痛。

治法：舒挛定痛。

处方：赤芍 30g，白芍 30g，生甘草 12g，当归 15g，川楝子 12g，延胡索 9g，降香 9g，钩藤 30g，白蒺藜 15g。

急投 1 剂，患者自述饮后 30 分钟，觉胃脘部挛急感突然解除，疼痛若失，腹软如常。继服 7 剂，5 年来未再发作。

按：胃脘挛痛，有挛必有急，急则屈而不伸，拘挛而不灵活，用镇痉舒挛之品，可收相得益彰之效。

（九）胃体下垂

[**常见症状**] 纳少腹胀，嗳气脘闷，有时胃痛。食后脐部或脐下胀满，转侧时胁腹有水流声，形体瘦减，大便时干，脉细苔少。

[**病症分析**] ①纳少腹胀，嗳气脘闷，有时胃痛：这是脾胃虚弱的表现。

②食后脐部或脐下胀满：这是由于胃已下垂，胃体下移至脐部，故食后脐部胀满，严重者脐下亦胀，乃由脾虚中气不足，不能升举胃体而引起。

③胃体下移，三焦水道的定位有所改变，影响其水气通调，水停不化，故而出现胁腹有水流声。

④胃体下移以后，影响其纳谷和运化功能，故见形体瘦减。所谓"胃家"，实包括大肠在内，手、足二阳明之间互相影响，故胃体下移，影响了大肠，因而大便干燥。

[**治法**] 升降脾胃。

[**方药**] 补中益气加枳实方。

黄芪 15g，党参 12g，白术 12g，陈皮 9g，升麻 9g，柴胡 9g，甘草 6g，当归 15g，枳实 30g，生姜 9g，大枣 5 枚。

[**方解**] 补中益气汤补脾升阳，加枳实以下气宽胸消痞，据现代科研报告，枳实有收缩平滑肌的作用，故本方不但对胃下垂有治疗效果，而且能收缩子宫平滑肌，治子宫脱垂亦有效。

[**加减法**] 病人体虚加鹿角霜 15g，紫河车 15g；胃酸多加煅瓦楞子 30g（先下）。

[**按**] 本方经多年使用，现已作为笔者"抓主症"的方剂，经常用于临床，凡遇有胃下垂病人，率先用此，一般连服 50 剂，可基本获愈。

[**病例**] 张某某，女，43 岁。患胃下垂 5~6 年，形销骨立，检胃体已陷入盆腔，食少便干，经多方医治，迄无效用，嗳气脘闷，胁下在转侧时有水流声。笔者乃根据其病情，采用升降脾胃之法以补中益气汤加枳实治之，药入 10 剂，无不良反应。自觉食欲似有增加，乃更以原方作服。共 50 剂，症状基本消退，但胃体上升未达正常位置，继用前方一段时间，复查胃体已恢复正常位置，且体重

日增，眠食正常，故停药观察，10 余年来，病未发作。

六、腹痛

腹痛包括除胃脘痛以外，从脐下起至季胁以下部位的所有疼痛为主的疾病在内。可包括西医的急性腹膜炎、结核性腹膜炎、肠结核、肠梗阻、急 / 慢性阑尾炎等在内。另有一些疾病如急性胃肠炎、慢性胃肠炎、小肠炎、结肠炎、结肠过敏等，因其典型症状以腹泻为主，故不列本门讨论。

（一）伤食腹痛

[**常见症状**] 腹痛肠鸣，吞酸嗳腐，矢气酸臭，大便粗糙，脉紧苔腻。

[**病症分析**] 本病系伤食所造成，食物不能消化，因而出现腹痛肠鸣、大便粗糙等症状，其中尤以吞酸嗳腐、矢气酸臭为伤食病之特征，此盖胃不能腐化，脾不能运化所致者。

[**治法**] 消食助运。

[**方药**] 保和丸加减。

神曲 9g，麦芽 9g，山楂 9g，莱菔子 12g，半夏 9g，白术 9g。

[**方解**] 神曲、麦芽消谷食；山楂消肉食；莱菔子下气消胀；半夏和胃降气；白术健脾助运。

[**加减法**] 腹泻加炮姜 6g；便滞加槟榔 9g。

（二）阴寒腹痛

[**常见症状**] 腹痛拘急，四肢不温，喜按喜暖，脉沉细，舌苔淡白。

[**病症分析**] ①寒主收引，阴寒之腹痛多有拘急之感。

②阴寒盛，阳气不足，故四肢不温，喜按喜温。

[**治法**] 温中理脾。

[**方药**] 附子理中汤加味。

熟附子 9g，干姜 6g，白术 9g，炙甘草 6g，党参 9g，木香 4.5g。

[**方解**] 熟附子回阳，干姜温中，白术健脾，木香行气去痛，党参、炙甘草补脾益气。

（三）脾虚腹痛

[**常见症状**] 腹痛可按，有挛急感，喜温畏寒，饥时痛甚，得食则舒，大便时溏，脉虚细，苔白。

[**病症分析**] ①虚性疼痛喜按，而有挛急感，喜温畏寒常属寒证。脾虚运化无权，营养之摄取受限，不能产生应有的热能，故产生虚寒之证。

②饥时痛甚，得食则舒，大便时溏，均为脾阳不足之象。

［**治法**］甘温补脾。

［**方药**］小建中汤（即前归芪建中汤去当归、黄芪）。

［**加减法**］腹痛连胃，加花椒（川椒）1.5g（炒），吴茱萸6g。

［**病例**］冷某某，女，24岁。产后2月余，腹中挛急性疼痛，阵发不止，得温稍舒，遇寒则甚，嗜甘甜饮食，苔白脉弦，屡经医药，迄无一效。分析前方，多用破血行气之品，盖泥于产后多瘀血气滞为病之过。笔者根据"临病人问所便"之意旨，以病人嗜食甘甜，即考虑其为肝脾之虚，投用酸甜重味之小建中汤方。

赤芍60g，白芍60g，桂枝9g，甘草9g，生姜9g，大枣10枚，饴糖60g（分冲）。

服1剂痛止，食欲增加，连服3剂痊愈。

（四）腹痛气闭

［**常见症状**］腹痛膨胀，拒按，呕吐剧烈，大便不通，无矢气。

［**病症分析**］①腹痛膨胀，拒按：膨胀而痛是以气滞为主之痛；拒按者，病属实证，乃气闭不通所为。

②呕吐剧烈，大便不通，无矢气：腑气不通（包括无矢气、无大便）则胃浊不降，逆而上行，故发呕吐。以上症状在急性肠梗阻中最为常见。

［**治法**］通肠下水。

［**方药**］甘遂通结汤。

煨甘遂0.6g（研末分装胶囊，2次吞服），桃仁9g，赤芍15g，牛膝9g，厚朴15g，生大黄15g，木香10g。

［**方解**］煨甘遂下水通便；桃仁、赤芍、牛膝，润肠行瘀；木香、厚朴，行气除胀满；生大黄通便散结。

［**加减法**］气胀甚者加槟榔9g，炒莱菔子9g；如见病人呕吐物有类粪便样，则应考虑为肠套叠、肠嵌顿等引起，不利于攻下，急需组织抢救，或以外科手术治疗，千万不能延误病情。

七、少腹痛

少腹痛是指脐下以至盆腔部位的疼痛而言，包括前阴的一部分病患在内。但妇女的经、带、胎、产诸病，已分属妇科研讨，故不属本文的范围，本文主要以西医的阑尾炎、睾丸炎等为主。

（一）疝痛

[**常见症状**] 少腹痛连睾丸，肿硬坠胀，分为以下三型。

1.寒象明显者

[**治法**] 温肝导气。

[**方药**] 导气汤加味。

橘核9g（打），荔枝核9g（打），川楝子12g，吴茱萸9g，小茴香6g，木香6g。

[**方解**] 橘核、荔枝核、川楝子，泻肝以导气下行；小茴香、木香，行气温肝；吴茱萸温肝去痛。

2.热象明显者

[**治法**] 泻肝导气。

[**方药**] 疝气汤加减。

栀子9g，枳壳9g，荔枝核9g（打），橘核9g（打），川楝子12g，延胡索（元胡）9g。

[**方解**] 栀子、川楝子，清肝泻热；枳壳理肝气；延胡索（元胡）祛瘀止痛；荔枝核、橘核，导气下行而散。

3.寒实痛，大便不下者

[**治法**] 温肝泻下。

[**方药**] 天台乌药散。

乌药15g，木香15g，小茴香15g，高良姜15g，青皮15g，川楝子10枚，巴豆12粒（打碎加麸与川楝子同炒，以豆黑为度，去豆麸用），槟榔15g。

共研末，每服3g，日3服，黄酒送下。

[**方解**] 乌药、木香、小茴香、高良姜，温肝理气；青皮、槟榔，破气泻肝；巴豆拌炒川楝子是借巴豆之气以泻肝温下，使气泄便行而除寒实之疝。

[**加减法**] 睾丸胀痛甚者加橘核、荔枝核各9g（打）。

[**病例**] 丁某某，男，40岁。患疝痛从两胁下迄睾丸，牵引拘挛，不但屈伸不利，连小有动作亦甚困难，由于病人不能正坐，故躺卧在船板上，由老父与笔者到船上进行诊治。脉弦而有力，苔白而厚，大便4~5日未行，且后重之感甚为明显。按腹，在脐旁若有索条状物，且甚坚急，直上胁下。根据其痛下引睾丸，乃按寒实疝痛治法，以天台乌药散作汤剂治之。

[**方药**] 乌药9g，广木香4.5g，小茴香6g，高良姜6g，青皮9g，槟榔9g，

川楝子 15g，巴豆 10 粒（打碎）（后 2 味加麸共炒，至豆黑为度，去豆及麸，取川楝子入药共煎）。

服 1 剂，病人自觉腹中有动，继即肠鸣，大便下，腹痛顿减，惟睾丸仍有肿痛，已能自动行走，故第二次门诊，即由病人自行前来，痛苦病容已不复存在，改用导气汤 2 剂，睾丸痛亦解。

按：此例病人系先父秉忠公手治，笔者当时虽已独立治病，但运筹决胜，定法遣方，悉出先君之手，笔者仅一侍诊者耳。

又按：疝痛，古来有不同定义，大致在汉以前所言之疝，多指腹中寒痛，有的可与睾丸无关。后来，由于学术的发展，就使疝痛与腹痛分门，故后世所言之"七疝"实质已非为《金匮要略》之寒疝，更不同《黄帝内经》所言之"七疝"。从今天讲，疝已不再是腹痛的定义，即病中无痛，亦同样能称之为疝，如狐疝（腹股沟疝）即可以无痛，但由于其病及于阴囊睾丸，则称为疝。

（二）肠痈

[常见症状] 右下腹急痛拒按，有时可连及脘腹，有的则以脘腹痛为主（压痛点始终在右下腹），恶心呕吐，大便秘结，舌红苔黄，脉数或弦紧。

[病症分析] ①瘀停阑门，故右下腹痛拒按，血瘀热结，即成痈疡。

②痈疡肿胀，堵塞肠道，腑气不通，故可见大便秘结；胃浊不降则恶心呕吐。

[治法] 祛瘀通肠。

[方药] 大黄牡丹皮汤加减。

大黄 12g（后下），牡丹皮 9g，桃仁 9g，生薏苡仁 30g，冬瓜子 30g（打），赤芍 30g，败酱草 30g，马齿苋 30g，皂角刺 30g。

[方解] 大黄、桃仁，破瘀通便；牡丹皮、赤芍，凉血活瘀；生薏苡仁、冬瓜子，清泻肺与大肠之热；败酱草、马齿苋、皂角刺，清热解毒。

[加减法] 大便日久不行，舌苔黄燥者，加芒硝 12g（分冲）；若血寒凝滞，四肢不温者，则可改用温通经脉法，如当归四逆汤加减（当归 15g，桂枝 9g，赤芍、白芍各 15g，细辛 3g，甘草节 6g，木通 6g，吴茱萸 9g，生姜 9g）。若胸胁疼痛明显而二便通调者，可考虑用逍遥散方（柴胡 9g，当归 15g，赤芍、白芍各 15g，蒲公英 30g，紫花地丁 30g，冬瓜子 30g，薏苡仁 30g，败酱草 30g）。

[病例] 1958 年秋，本市某医院外科病房得知笔者和某大夫治一脾大患者大出血，不经手术而获成功（此例曾在 1959 年《人民保健》报道过），故又请会诊三个阑尾炎病人，均系住院待手术者，同系男性。在此三个病人当中，其一符合上述血瘀热闭，用祛瘀通肠法治疗，采用大黄牡丹皮汤加减；其二则为血寒凝

滞，其见证系一派寒象即苔白、脉细、肢凉、形寒等，采用温通经脉之法，以当归四逆汤为主方加减；其三则少腹症状不明显，二便通调，右下腹有压痛，胸满，胁腹疼痛明显，采用疏肝理血为主的逍遥散加减。结果三位患者均在三剂药后全部解决了其必须行外科手术的外科症状，病愈而出院。因此，中医保守疗法，在辨证论治阑尾炎的问题上给人们提出了较为有研究意义的线索。

八、腰痛

腰痛是以腰部疼痛为主的疾患，可包括西医的腰肌劳损、腰椎骨刺增生以及关节炎之一部分。肾炎、肾盂肾炎等亦均有腰痛，但一般不以腰痛为主，并常出现水肿等，故乃于前水肿病中论之，本文不作介绍。

（一）肾虚腰痛

[**常见症状**]腰痛不举，但无压痛及敲击痛，气短，尿无力，脉虚细，苔少。

[**病症分析**]①肾主骨，肾虚骨弱，故腰痛不举。

②肾虚腰痛一般不是器质性病变，其痛属虚，故无压痛或敲击痛。

③肾虚不能纳气，故见气短；尿无力亦为肾虚的反应。

[**治法**]补肾强腰。

[**方药**]补肾强腰方（自制）。

金狗脊 12g，续断（川断）9g，桑寄生 15g，杜仲 9g，牛膝 9g，木瓜 9g，薏苡仁 30g，猪腰子 1 个（切开去肾盂白色部分，洗净，先煎，取汤煎药，回民可以羊肾代）。

[**方解**]续断（川断）、桑寄生、杜仲，补肾强腰；金狗脊、木瓜、薏苡仁，舒筋利湿壮腰脊；牛膝活血，引药下行；猪腰子以脏补脏、补肾治腰痛。

[**加减法**]寒象明显加补骨脂（破故纸）9g，胡桃肉 9g（连衣）。

[**病例**]崔某某，男，40 岁。素有不稳定之高血压症，突发腰痛不能俯仰，行动亦有困难，延已数月，经医院治疗无效，乃改中医治疗。诊得腰痛可按，且敲击时反有轻松之感，乃诊为肾虚腰痛，投以补肾强腰方加补骨脂、胡桃肉各 9g，服药 10 剂。据以后患者见面时云："不但腰痛治愈，连高血压亦恢复正常。"

（二）腰椎骨刺

[**常见症状**]腰痛不能俯仰，动则痛甚，腰脊部有压痛，苔白脉细，痛甚可影响到下肢，发生酸痛。

[**病症分析**]①因有腰椎骨刺，阻碍气血周流，发生疼痛，致影响腰部活动，故不能俯仰，动则痛甚。

②下肢活动乃由腰部脊髓神经所管，腰椎骨刺，压迫神经，故影响下肢，造成酸痛。亦气血受障，不通则痛之意。

［**治法**］温经祛瘀。

［**方药**］骨刺丸为主。

川乌、草乌、羌活、独活、防风、防己、桃仁、红花、桂枝、赤芍、秦艽、白芷、萆薢、五加皮、威灵仙、桑寄生，上药各等分，炼蜜为丸，每丸重 10g，每日服 2 次，每次 1 丸。

［**方解**］本方用川乌、草乌、桂枝、桑寄生温以祛寒；羌活、独活、防风、防己、秦艽、白芷、威灵仙、五加皮、萆薢，祛风除湿；桃仁、红花、赤芍活血以治风祛痛。

［**病例**］

（1）某患者，久患腰椎间盘突出，腰痛，自大腿外侧至趾端腿痛且时有"触电"之感。中医认为此症新起者多有寒湿，久病者夹瘀。

处方：牛膝 12g，赤芍 30g，鸡血藤 30g，当归 15g，续断（川断）10g，杜仲 10g，茺蔚子 30g，桃仁 12g，红花 9g，泽兰 15g，丝瓜络 10g，桑枝 30g。

按：本例为久病，以活血通络强腰止痛为主。若寒湿明显者可加独活 10g，秦艽 10g，细辛 3g，防风 10g（独活寄生汤之意），另外可加川贝母 10g，玄参 15g，生牡蛎 30g 等，以软坚，或谓之"消除障碍"。

（2）某患者，病"坐骨神经痛"腿凉身重，苔白脉细，此属寒湿内停，拟温化寒湿之剂调理。

处方：生薏苡仁 30g，泽泻 30g，木瓜 15g，茯苓 30g，苍术 12g，细辛 3g，白芷 6g，藁本 10g，川芎 15g，麻黄 6g，厚朴 12g，陈皮 6g，半夏 10g，生姜 5g，葱白 15g。

此方集健脾燥湿，芳香化湿，淡渗利湿，辛温散湿及通阳散寒之品为一处，共奏温化寒湿之功。

按：腰痛病以"坐骨神经痛"为主症者，寒湿盛于内者取上方；痹证日久，既有风寒湿闭阻经络之症，又有久病或年高气血不足，肝肾亏虚之象者应祛邪扶正，攻补兼施，选用独活寄生汤加减，视其邪实者以祛风除湿散寒止痛兼以活血通络为主，正虚者可加补益气血之品如人参、白术、茯苓、甘草等；腰痛明显者加杜仲、牛膝、桑寄生等补肾强腰。

（三）瘀血腰痛

［**常见症状**］痛有定处，手不可按，大便常干，脉沉实，舌红苔少或有外伤史。

[**病症分析**]①痛有定处，手不可按：血瘀之痛，定而不移，按之痛甚，故瘀血腰痛痛有定处，手不可按。这是瘀血腰痛的特征之一。

②瘀血内结，常致大便干燥，成为血与热结之实证。

③外伤之后，常有瘀血，故外伤后腰痛者，常为瘀血引起。

[**治法**]行瘀活血。

[**方药**]复元活血汤加减。

柴胡 9g，天花粉 15g，当归 15g，穿山甲 9g，桃仁 9g，红花 9g，大黄 9g，甘草 9g，王不留行 9g，土鳖虫（䗪虫）9g。

[**方解**]当归、桃仁、红花，活血行瘀；天花粉生津液以助活血；柴胡疏肝气，气行则血行；穿山甲、王不留行，散瘀活血；土鳖虫（䗪虫）化久瘀；大黄破瘀通便；甘草调和诸药。

[**加减法**]大便不干燥者改用熟大黄 3g。

[**按**]这是笔者临床常用"抓主症"之方，凡遇外伤瘀血作痛者，类多用此，疗效一般甚好。

[**病例**]孙某某，男，38 岁。腰痛 5 年，遍治不愈，俯仰动作均不利，口干不欲饮，夜梦纷纭。来诊时，遍查腰骶部等未发现叩击痛、压痛，但在后胸尽处软骨边缘，始发现明显压痛点，叩之痛甚。据病人云，在病前曾有一次持重，自觉后背被闪，但当时未发现明显不适，约半月后始出现症状，笔者乃根据其痛定、拒按等特点，确认为外伤瘀血引起，投用上方加落得打 9g，续断（川断）9g。药入症状反重，笔者知瘀血推而未动，嘱令继续服用，至第 4 剂时，其痛渐缓，继服上方约 20 剂左右，诸症悉退，再叩压痛处已无明显不适，乃知宿疾已除，遂令停止服药，1 个月后未见反复。

血是维持人体生命活动的主要物质之一。津液、精、气、血等，血是其中最显而易见者。精和气主要指的是精微物质，虽包括有生殖之精的男精女血（月经）在内，但绝大多数仍指肉眼看不到的精微物质，例如现代医学所云的内分泌激素之类的物质，基本上属于此类。津液虽是可见的物质（如眼泪、唾液之类的物质），但在人体的作用和对人体的影响，都远不如血之为大，其产生的病证亦不如血证为多。故认真探讨血的有关病证实属必要。

第一节　血的生理

一、血的生成

血的生成来源有三条道路。一是来源于饮食水谷之气，主要依靠脾胃而化生。《灵枢·决气篇》记载："中焦受气取汁变化而赤是谓血。"从而说明了饮食的水谷通过脾胃的气化作用，腐熟变化之后，人体吸收其中的营养物质，几经变化，成为赤色的液体，这就是血。二是来源于津液，津液就是血液的重要组成部分，故古人又有"津血同源"之说。即说明人体血量的维持，依赖于津液。这与现代医学中见到大失血的病人，来不及输血者，给予一定量的糖盐水补充血的容量，其道理是相同的。三是精可以化生血液，精指肾精，肾主骨生髓可以化生为血液。《张氏医通》说："气不耗，归精于肾而为精；精不泄，归精于肝而化清血。"这与现代医学中骨髓造血的作用有其吻合之处。故临床运用养阴补髓之药后，确有生血作用。

二、血的功能

血液在脉道中流行不息，灌溉周身，营养诸躯百骸，是维持人体正常生理功能不可缺少的东西。《素问·五脏生成篇》说："肝受血而能视，足受血而能步，掌受血而能握，指受血而能摄。"形象地说明了血的作用。《灵枢·本脏篇》也记载："血和则经脉流行，营复阴阳，筋骨劲强，关节清利矣。"现代医学认为，血液是机体不可缺少的物质，是支持人体正常生理功能的重要物质，如果不足，就可以产生多种疾病，如脑贫血就会产生头昏、健忘；冠状动脉供血不足，可以发作心绞痛，甚至心肌梗死；脉管炎可以造成肌肉组织的坏死等，两者亦有其共同之处。

三、与血有关的脏腑

与血关系最密切的脏器主要是心、肝、脾三脏。心主血脉，主管血液的循环，血液之所以在周身运行不息主要是依靠心的推动作用。肝藏血，有贮存和调节血量的作用，在人体活动时，肝就把所藏之血分发到人体需要的组织器官中去，而人体休息时，只需要较少的血液营养，故血归藏于肝脏。王冰注《素问》时说"肝藏血，心行之，人动则血运于诸经，人静则血归于肝脏。"脾有统摄血液的作用，这个作用是依赖脾气来完成的，脾气盛，则气能固摄血液，使之在经脉中正常运行，不致散失于脉外；反之，气虚失其统摄作用，则血溢出于脉外，从而发生出血。

此外，肺肾二脏亦与血有关。肺主一身之气，气与血乃一阴一阳，互相依存，古人有"气为血之帅""血为气之母""气行则血行，气滞血亦滞"等说法。故肺亦与血有一定的联系。肾主藏精，精可以化血，故肾与血同样是有关系的。只不过没有前面所提的三脏更为直接而已。

第二节　血证及其治疗大法

血证是指由于某些原因影响了血的正常功能，因而造成了各种疾病的总称。一称诸血，综其大要，又可分为出血性与非出血性两种血证。

一、出血性疾患

出血性疾患包括吐血、衄血（鼻、齿、耳、目、舌等诸衄）、咯血、尿血、便血等以出血为主的疾患，并连同发斑（皮下出血）在内，亦同样是属于出血性疾患。本病是由于某些病理因素，使血液流溢出脉络之外的一类疾病。它包括了西医的多种血液病、内脏损伤和细菌毒素的刺激引起的出血在内，其他如妇科的经产出血、外伤科的创伤出血等也应归属本病范畴，但因分科所限，本文只介绍内科常见病中的血证。

（一）出血的病因病理

出血的原因大致有三种。一是血热妄行，血得热则流行加速，急流涌进，则易使血管破裂，血液流出于外成为出血，犹之洪峰达处，岸决堤崩，造成洪水泛滥一样。这种出血一般称为"血热妄行"，为临床所常见。咳血、吐血、衄血、咯血属此者较多，其中还包括阳毒发斑（亦名阳斑，即由血热而发生之皮下出血）在内。至于阴斑，多指无热象的发斑，应于下述气不摄血或停瘀失血等原因中求之，是属于阳虚、气虚或气阳两虚，不能固摄血液，致使血离脉道，流溢于体外而成出血。盖气为阳，血为阴，气（卫）行于脉外，血（营）行于脉中。阳（气）在外，是阴（血）之使；阴（血）在内，是阳（气）之守。阳密乃固，惟有阳气固密才能使阴血固藏于内，而阳气不固，则又可见气不摄血的出血诸证，其中包括阴斑在内。由于阳虚者，常见一派阴寒征象；由于气虚者则兼证常以虚为主，而寒象则不甚明显；气阳两虚，则是兼见虚寒两方面的症状，在临证时尤当分辨清楚。第三种原因是停瘀失血，此种失血既非阳气之虚，又非血热妄行所造成，而是由于血瘀经脉，脉道瘀塞，以致血流改道，泛滥外溢而致出血。临床常可见到一派瘀血症状，如块痛拒按、唇舌青紫、阴斑、肢体酸麻、胸胁烦满等。治疗必须活血化瘀，流通脉道，才可使血流归经，达到止血的目的。此即祛瘀止血道理之所在，属中医"通因通用"的治疗大法范畴。

（二）按寒热虚实辨证论治

1. 血热妄行

本病包括外感热病和内伤杂病两类。外感热病是指因外感而引致发热为主的见症，同时又有出血。这部分内容在外感热病营分证、血分证中已做过介绍，本文只概要地提一提。内伤杂病则为未感外邪，而发病时即以血热或阴虚为主症的一类疾患（阴虚内热多与血虚有关），但同时又见血证。两者原因虽不尽同，但所表现的症状均必须以血热为主症。现分别介绍如下。

（1）外感热病出血

［**常见症状**］先病热而后出血，症见全身发热，血色鲜红深紫，或为红、紫、黑斑，掌烫不寐，颧红面赤，脉数。

［**病症分析**］①先病热而后出血：这说明血由热迫而妄行，是外感热病的特征之一。

②全身发热，血色鲜红深紫：这种发热是全身性发热，这是外感热病的发热

特点，与内伤发热中的阴虚发热有别，阴虚内热常见"五心烦热"，即手足心加上心中烦热，这种热体温常常是正常的，它和外感热病的全身发热完全不同。因于血热而出的血，其色多为鲜红色或深紫色。

③外感热病中，发斑即为血出于皮下，和其他出血类同。红斑为血热引起，紫斑为血极热，黑斑最重，古人认为是胃烂（因肌肉由脾胃所主，故此处之胃字实指肌肉而言），因斑发于胃（肌肉），而疹则是发于肺（皮毛），两者有表里之不同。

④掌烫不寐，颧红面赤，均为血热阴虚之象。

［治法］不分出血部位，概以清热凉血为法。

［方药］化斑汤、清营汤、清瘟败毒饮。

化斑汤（药见前）：治全身热甚，烦渴引饮，出血鲜红，或遍体红斑。

清营汤（药见前）：治全身发热，舌绛，昏谵夜甚，口干而渴不甚，出血鲜红，或红斑隐现。

清瘟败毒饮（药见前）：治烦热闷乱，舌绛苔黄，神识昏糊，出血深绛，或斑色紫黑。

以上三方均为治外感热病出血之常用方剂，化斑汤治气热盛而引动血热，故治疗重点仍在清气；清营汤治热已入营，但未得深入血分，即血热之较为轻浅者（热入血分，出血深紫、斑色深红者则用犀角地黄汤加减）；清瘟败毒饮治气血热毒俱盛，特别是出血色深，发斑紫黑者为宜。

（2）内伤杂病血热出血

［常见症状］全身发热不显，多有五心烦热，出血色红鲜绛，舌绛不寐（或少睡），颧红面赤，脉细数。

［病症分析］①全身发热不显，多有五心烦热：这是内伤杂病中的血热出血，不同于外感热病的最重要区别之处。

②出血色红鲜绛、舌绛不寐、颧红面赤等均由血热引起。

［治法］凉血祛瘀。

［方药］犀角地黄汤、四生丸。

犀角地黄汤（药见前）：治斑色深晦，狂乱不眠，失血量多，或有溶血性黄疸（急黄）。

四生丸：治吐衄色红，量不甚多，余症较轻者。

鲜侧柏叶 60g，鲜艾叶 30g，鲜荷叶 30g，鲜生地黄 30g，洗净，共捣烂如泥，连渣吞服。亦可绞取汁用。

［方解］诸药取鲜药生捣，用大清凉之性，以治血热。

（3）特殊情况下的出血

内科杂病，除上述两类，另有一些特殊情况出血，亦由血热引起，但临床处理时，又不同于一般血热妄行，常见以下两种情况。

①倒经：即妇女月经闭止，不以时下，而每届经期即流鼻血，全身可明显出现血热征象，但一般不会出现全身性的发热。这种鼻衄是由于血热而致升多降少引起的，故治疗必须以清肝凉血为主。常用方如：丹栀逍遥散加减。

［**方药**］牡丹皮 12g，栀子 9g，赤芍 15g，柴胡 9g，当归 15g，薄荷 3g，藕节 5 个，黄芩 15g，白茅根 30g。

［**方解**］牡丹皮、赤芍、白茅根、藕节，凉血降血；柴胡、薄荷，疏肝解郁，取"火郁则发之"之意；栀子、黄芩，清肝胆气热而退血热。

［**加减法**］血热甚者加鲜小蓟汁 30g（分冲）。

［**按**］本病属妇科疾患，但因其病以鼻衄出现，故列于此。

［**病例**］严某某，女，22 岁。婚后不久，即经停不行。至经期必发鼻衄，量多色深，性情乖僻，恶闻人声，五心烦热，睡少头痛，舌红绛少苔，脉细数。初时病家疑为怀孕，时逾半年，始终未见腹大，更不具胎动之感，益信为病所造成，乃来求治。根据其自诉症状，并结合诊察所得，确定其为血热妄行而引起之倒经为病。投用上方，加鲜小蓟汁 1 杯，随药汁兑服。嘱令经期服用，平时停服一切药物。第一疗程服药 6 剂，自觉心烦减轻，睡眠深长而梦减少。至第二次经期时鼻衄并未按时发作，而是后延 5 日，余症皆平。第三次经期未见鼻衄，又过 10 天月经行矣，初有黑色血块而臭，继而色转红润，约 1 个星期始净。过后，经来虽有前后，但心烦不寐等症已不复出现。4 个月后受孕，足月生一男孩，母子泰然。

②红汗：本病为外感热病之后，余症悉解，但身热夜甚，久而不除，中西药物，概属罔效。此时若突发鼻衄，不必过虑，因其可能为红汗。此衄一见，常致全身汗出，而热尽退，并不复发。取其衄血而得汗解也。本病一般不需治疗，若衄血过多，可即以黑栀子 9g，藕节炭 5 个，冲汤代茶饮之。忌辛辣食物，可适当多吃些水果，以收甘润生津之功，间接补助血液。

［**病例**］史某某，女，13 岁。麻疹消退后 2 个月，而余热不清，昼轻夜重，掌烫心烦，皮肤干燥，脉数舌红，历投滋阴清热，甘润生津药物，久治无功。而体躯瘦减，面色㿠白，几成形销骨立矣。一日傍晚，突然大量鼻衄，继以汗出，稳睡一宵，次日即觉皮肤湿润，烦热已除，至夕，余热不复起矣。遂清淡自养，约二旬后恢复入学，一直身体很好。

2. 阳气虚不能摄血

因阳气虚失其固摄能力而致出血。从表现来看，血之色泽比较暗滞或浅淡，且一般不显热象，有时可兼有气虚外浮或阳虚假热之象，然与血热者迥然不同，此时不可能见到舌绛、唇红、面色红润、血色鲜红深艳诸症，故临床甚易区别。本证又有阳虚和气虚两种不同类型。

（1）气不摄血

［**常见症状**］唇舌淡白，面色不华，出血色淡，肢体烦倦，心悸头眩，脉虚大或见外强中空之革脉，舌光滑或见厚苔，严重者可见到阴斑及气虚外浮之发热大汗等。在现代医学所称之血液病出血，多见此型。

［**病症分析**］①唇舌淡白，面色不华，出血色淡，肢体烦倦，心悸头眩：中医所说的气虚，实质上是真正的血虚，有很多病例可见到血红蛋白、红细胞计数降低之现象。故上述现象均可由贫血所致。血少不能正常地营养躯体，故身体倦怠；不能奉养心神，故心悸头眩。

②气虚则阳气外浮，故脉虚大，若气虚甚者，可见脉来搏指粗糙，貌似强硬，如按糠皮，而重取则中空无力，这种脉象叫"革脉"，在虚劳病（如今日之白血病等）中常见之，为脉无胃气，见之多凶。

③舌苔由胃气所布，故舌光滑无苔是胃气严重匮乏；脾胃气虚，不能运化湿浊，故有时可见厚苔。

④气不摄血可发为出血，血出于皮下者为斑，血热斑深则为阳斑，已见前血热妄行条下；此阴斑则为气虚血寒，不见热象而发之斑，色浅而青，如今日之血小板减少性紫癜，即属此类。气虚可以发热，此热即阳气虚浮所致；气虚则自汗出，这是由于阳气虚不能固摄水津所致。

［**治法**］补气摄血。

［**方药**］归脾汤、补中益气汤。

①归脾汤（见前）：治出血而兼心悸、气短、自汗甚者。

②补中益气汤（见前）：治出血而兼发热者。

以上二方均以参、芪、术、草等补气药为主，盖补气即可摄血，不用止血药而达到止血的目的。

（2）阳虚失血

［**常见症状**］肢冷唇青，出血暗晦或青黑，出血前可有痛感，恶风怕冷，心慌心悸，头眩自汗，脉沉细而迟，舌质青暗，或见瘀斑。

［**病症分析**］①肢冷唇青，出血暗晦或青黑：这由阳虚气寒所引起，与前证

气虚的主要区别在于本病以寒象为主，阳虚则不能固密，而血得以乘阳气之虚而外溢。

②阳虚则寒，寒主收引使气血不畅其流，故出血前有痛感。

③阳虚不能布热于体表故恶风怕冷；出血后奉养心神者少，故心慌心悸；血不养头目则头晕目眩；阳虚不能固密，故见自汗。

④舌质青暗，或见瘀斑：此皆寒凝血滞所引起。

［**治法**］温阳摄血。

［**方药**］《金匮》黄土汤、十灰散。

①《金匮》黄土汤：治阳虚出血，病急而出血量多者。

炮附子 9g，焦白术 9g，阿胶 9g，炙甘草 9g，炒黄芩 9g，地黄炭 9g，灶心土 120g（煎汤代水）。

［**方解**］本方用炮附子回阳救逆；焦白术、炙甘草，健脾气；灶心土温燥固脾止血；阿胶、地黄炭，以补血；炒黄芩是反佐药，重点是防止诸温药的碍血。

［**加减法**］咳血加紫苏子霜 9g，仙鹤草 15g；吐血加百草霜 2.5g，陈京墨 0.3g（磨冲）；便血加黑荆芥 9g，黑升麻 6g；尿血加茜草根炭 6g。

②十灰散：治失血，病缓，出血较少者。大蓟、小蓟、荷叶、侧柏叶、白茅根、茜草根、大黄、栀子、棕榈皮、牡丹皮各等分，烧炭存性，研极细末，每服 15g，藕汁或莱菔汁磨京墨少许送服，日 2 次。

［**方解**］诸药烧炭存性，取其既有温涩止血之功，而无动血伤阳之弊。

［**按**］阳气虚的出血是血证中常见而又最费事的一个类型。病属阳气虚，则补气助阳，势在必行，用温用热，理所当然。可是温热药常易促使血流加速，即所得"血得温则行，得凉则滞"是也。这又和血证需要止血造成了矛盾。故治疗此证，既不可过用寒凉之品重伤阳气，否则阳虚加重则统摄无权，必然会加重出血，但又不能重用温热之品，因温热药能使血行加速，亦不利于止血。前人为治疗此证创造了一套炒黑或烧炭存性的用药方法。因炭药具备收敛作用，且药物炒炭以后，既达到止血的目的（古人认为血见黑则止，用五行说则为水克火），又可缓解清凉之品的寒凉太过，重伤阳气。温热药经炒炭以后，也可减去其温燥助火的副作用。同时还可减少一些腻补碍胃，妨碍消化的弊病。为此，在治疗阳虚失血病中，多采用炒焦或炭药，与前面血热妄行用生药、鲜药治疗，适成对比。例如，用黑归脾汤就是把归脾汤的全部药物统统炒黑用之，其止血之功，较原归脾汤为佳。十灰散中有大量的清热凉血药，但烧炭存性后，就能用于阳虚不固的寒性出血而无害。其他如黑姜、炮附子、艾绒炭、当归炭、黑紫苏子、黑荆芥、黑香附等，其本身均系温热药物，经炒制后，用于治疗阳虚失血，有止血之功，而无耗血动血之弊，但用焦、炭类药物止血，必须以阳气虚者为宜，而用于血热

妄行，有时未必尽合，这一点亦必须注意。

3. 停瘀失血

本病系瘀血所致，因而行瘀反能止血。

[**常见症状**] 出血带块，血色暗滞，痛感明显或有压痛、块痛、刺痛，脉细涩，唇舌青紫或见阴斑。

[**病症分析**] ①血凝涩而不行故出血带块；血色暗滞，这是瘀血出血的特点，因为瘀血是病理产物，与正常生理现象中的"静脉血"的血色深暗，有原则的区别。

②血瘀不通，不通则痛，故痛感明显或有压痛、块痛、刺痛，这也是常见的瘀血证候。

[**治法**] 行瘀止血。

[**方药1**] 桃红四物汤。

生地黄12g，桃仁9g，红花9g，赤芍15g，当归15g，川芎9g。

[**主治**] 治新瘀血而痛感明显之出血证。

[**方解**] 四物汤（生地黄、赤芍、当归、川芎）有活血养血之功。加桃仁、红花则活血行血重于养血。

[**加减法**] 痛甚者加丹参15g，琥珀末1.5g（分吞），延胡索（元胡）9g；块痛加生蒲黄12g，五灵脂9g（醋炒）；便实者加大黄9g，花蕊石15g（先下），土鳖虫（䗪虫）9g。

[**方药2**] 抵当汤加味。

水蛭9g，虻虫6g，桃仁9g，大黄9g，花蕊石15g（先下），土鳖虫（䗪虫）9g。

[**治法**] 治久瘀而痛感不明显的出血，或瘀血块痛，久而不除者。

[**方解**] 水蛭、虻虫、土鳖虫（䗪虫）、花蕊石，化久瘀；桃仁、大黄，破瘀泻闭。

[**加减法**] 治顽固痛经加泽兰15g，丹参15g，赤芍30g，红花9g，牛膝9g；治外伤引起癫痫或脑震荡后遗症加生牡蛎30g（先下），川贝母9g，全蝎9g，蜈蚣2条，海藻15g，昆布15g，海浮石15g（先下），夏枯草15g，桔梗9g。

[**病例**]

（1）钱某某，女，22岁。痛经3年，每次从行经前即开始少腹胀痛拒按，剧烈呕吐，水谷不能下咽，故均需住院1周，一面镇痛、一面补进糖盐水。笔者根据其痛定拒按等情况，诊为瘀血停蓄，投用抵当汤加味方，连服3剂痛停经尽。嘱令次月行经时续用前方，乃第二次来月经时腹已不痛，观察数年，迄未再发。

（2）董某某，女，31 岁。自 12 岁月经初潮以来，每次行经及经后数日均有小腹剧痛，必卧床休息并注射止痛药物。经色暗，量少。形体瘦弱，手足心热。舌略暗，苔黄少，脉细。二便尚调。曾服行气、理血、散寒等中药无效。已结婚 3 年，未孕。

经某医院检查为双侧结核性输卵管炎，双侧输卵管闭塞不通，宫颈狭窄性痛经，且有散在性肌瘤数个。建议做子宫全切。患者拒做手术，来笔者处治疗。根据治顽固痛经经验，为处上方，嘱行经腹痛时用药。药后第一、二次经行腹痛明显减轻，但不彻底，病人因故必须回原籍，乃将原方配制丸药，平时服之，嘱经期如有腹痛，可再服汤药。在此期间，曾注射链霉素 1 个月。至第 3 次行经时，已无腹痛，故未再服汤药。至 1979 年 3 月怀孕，来信询问所余丸药问题，笔者嘱其立停服药。足月生一女孩，现母女健康，家庭和睦。痛经从此不再发作。

（3）日本友人，女，34 岁。17 岁开始痛经，每次发作必服西药镇痛。曾经多方医治，效果不显。不得已跨海求医，经有关方面介绍，由笔者接诊。笔者亦用抵当汤加味方，令痛经期间作服。在我国服药一周期，觉疼痛明显减轻，后因事急于回国，笔者为制方令其带回国继续服用，据来信云：服药一周期后，其痛经迄未发作。带回之余药尚多，询问处理方法，笔者告知不必继续用药，将余药及时曝晒，勿令霉蛀，以备不时之需。时已 1 年，久未联系，远期疗效有待询问。

（4）赵某某，女，19 岁，未婚，1976 年就诊。

月经初潮 12 岁，周期正常，每次行经 4~5 日，无腹痛及其他明显不适。自述 3 年前因受寒冷，渐至发生痛经。每于行经前数日至经净，约 1 周时间，少腹硬满剧痛，手不可近，且伴有呕吐，饮食不下。诸药不能控制，每次行经均需住医院 1 周左右，给予输液、注射止痛药。月经色淡而夹黑紫块。脉沉，舌苔薄白，大便秘。亦曾服逍遥散、桃红四物汤等方，均无效。

经本市某医院初步印象诊断为子宫颈狭窄痛经，除经期给以镇痛药及输液外，别无其他治疗方法。经友人介绍，来笔者处诊治。笔者根据其少腹硬满剧痛拒按，经色淡而有黑紫块，诊断为血蓄胞宫之证。投以抵当汤为主的化瘀攻下之剂。

［处方］水蛭 10g，虻虫 6g，桃仁 12g，大黄 6g，泽兰 15g，丹参 15g，红花 9g，土鳖虫（䗪虫）9g，降香 9g，牛膝 9g。

水煎服。药入呕停痛止，连服 5 剂经净。经随访，病未再发。

按：胞宫又称血室，位居下焦。若血瘀胞宫，经脉不通，则见少腹硬满疼痛，此当属下焦蓄血证的范畴，故可用抵当汤为主攻逐之。此证显然并非膀胱之病，亦非病在阳明胃肠。又董姓例有手足心热的症状，不可视为阴虚，仍是瘀血的表现。因血本属阴精，其瘀滞而不能发挥营周于身的作用，于是出现阴血相对不足的症状，只需祛瘀行血，则其热自除，此为临床所常见的现象。另赵姓患者，因限于条件，不能进行指诊，但已初步考虑为子宫颈狭窄性痛经。若以此说，当属于特殊构造或先天性病理，服抵当汤5剂，虽不能改变其宫颈狭窄，但病却能痊愈。那么，以该例而论，将宫颈狭窄作为痛经的原因的说法，似有值得商榷之处。

（三）按出血部位辨证论治

根据出血的部位不同而有一些不同的治疗方法，但辨证论治这一原则是不变的。

1. 吐血、呕血

吐、呕之血多来自胃部，一般呕血常由胃热气逆引起，而吐血则可以见有胃寒之证，其辨证分型如下。

（1）胃中积热

[常见症状] 脘腹胀满，呕血或吐血，其中多杂有食物残渣。便闭或大便黑色（因便中带有血），舌红苔黄，脉滑数。

[病症分析] ①热邪积留于胃脘故胀满。

②呕和吐都是由胃气上逆所造成，故胃热出血常见有呕血或吐血，呕、吐血既出于胃，则可杂有食物残渣。

③胃热而水不润肠故便闭，胃部出血通过大、小肠才排出体外，经过时间较久，故血色变黑。

[治法] 清胃泻热。

[方药] 泻心汤加味。

黄连6g，大黄9g，黄芩9g，花蕊石15g（先下）。

[方解] 三黄清降胃热；花蕊石化瘀止血。

[加减法] 大便不实，大黄易为熟大黄6g；血热明显者，加鲜小蓟汁30g（分冲）。

（2）胃寒吐血

[常见症状] 面色淡白暗晦，吐血清淡，或有胃病史，脉虚细，舌淡苔白。

[病症分析] ①面色淡白暗晦，吐血清淡：这是胃有虚寒，阳虚不摄的出血特点。

②虚寒性胃出血，常由积渐而来，胃痛是其常见病史。

[治法] 温涩止血。

［**方药**］柏叶汤加减。

侧柏叶炭 15g，炮姜炭 6g，艾绒炭 5g，灶心土 120g（煎汤代水）。

［**方解**］侧柏叶炭本为凉血之药，干姜、艾叶本为温通气血之药，经炒成炭后，温通者已不甚温通，凉血者已改变其清凉之性，基本上都是涩血止血之品；灶心土温涩止血。

2. 咳血

咳血主要是肺部的出血（包括现代医学的气管、支气管的出血），一般是由于肺络受伤所致，其辨证分型如下。

（1）肺络停瘀

［**常见症状**］咳嗽，胸痛，痰腥带血，或咳吐脓痰，呼吸不畅，转侧不利，舌红苔黄，脉数或紧。

［**病症分析**］①咳嗽，胸痛，痰腥带血，或咳吐脓痰：肺络停瘀，故见咳嗽胸痛；痰腥带血，总是肺部有出血处，咳吐脓痰是肺部瘀血酿成，一般血与热结，则化为脓。

②肺络停瘀，阻碍肺气升降，故呼吸不畅，转侧不利。

［**治法**］肃肺化瘀。

［**方药**］《千金》苇茎汤加味。

本方对肺结核、肺脓肿、脓胸等的咳吐脓血，均有一定效果。

（2）阴虚咳血

［**常见症状**］咳血，颧红，咽痒，掌烫，口燥，唇干，脉虚而数，舌红少苔。

［**病症分析**］①咳血，颧红：常为阴虚血热而发生的出血。

②咽痒，掌烫，口燥，唇干：阴虚之火上炎，故见咽痒，掌烫；口燥，唇干是阴虚内热，津液受损的表现。

［**治法**］滋阴降火。

［**方药**］百合固金汤加味。

百合 9g，玄参 15g，生地黄 15g，熟地黄 9g，川贝母 9g，桔梗 9g，生甘草 9g，麦冬 9g，白芍 15g，当归 9g，仙鹤草 30g。

［**方解**］百合、玄参，清肺养阴；二地（生地黄、熟地黄）、当归、白芍，养血活血以止血；桔梗、生甘草，开肺气、利咽喉；川贝母清肺、润肺而除痰；麦冬生津补气；仙鹤草凉血止血。

（3）痰饮咳血

［**常见症状**］咳吐稀白痰，带血，或见大口咳血，苔白，脉弦细，多有气管

炎史。

[**病症分析**] 此证是由于痰饮在肺，阳虚不能摄血而致咳血，故常见到咳吐稀白痰带血，严重时可大口咳血。而治疗时则不能专主治血，必须重点治其痰饮。

[**治法**] 除痰降气。

[**方药**] 苏子降气汤加减。

3. 咯血

咯血之血主要出自气管上端或咽喉之部，故可不经咳嗽一咯即出；一说以痰中带血缕或小血点亦为咯血，因非本文讨论类型，故未列重点讨论，其辨证分型如下。

（1）热灼咽喉

[**常见症状**] 咽干咯血，舌红苔黄少，脉数。

[**病症分析**] 咽干咯血，说明其出血原因即在于热灼咽喉，因灼热而致出血。

[**治法**] 清咽降热。

[**方药**] 咳血方加减。

诃子 12g，瓜蒌皮 9g，海浮石 15g（先下），栀子 9g，青黛 6g（包煎），蜂蜜 30g（分冲），白茅根 30g，枇杷叶 9g。

[**方解**] 诃子清热敛血；瓜蒌皮润肺化痰；海浮石祛老痰而散结；栀子、青黛，泻火解毒；蜂蜜润肺养阴；白茅根清热凉血；枇杷叶清肺止咳。

（2）风热侵咽

[**常见症状**] 头痛目赤，两颧红晕，咽干咯血，微恶风寒，舌红苔白，脉浮数。

[**病症分析**] ①头痛目赤，两颧红晕，微恶风寒：这说明表有风热之邪，里有血热。

②咽干咯血：说明咽喉被热所伤，因致咯血。

[**治法**] 清咽散热。

[**方药**] 清咽太平汤。

薄荷 3g，川芎 9g，柿霜 3g，生甘草 9g，防风 9g，桔梗 9g，蜂蜜 30g（分冲）。

[**方解**] 防风、薄荷，宣散皮毛之邪；桔梗、生甘草，清咽润肺；柿霜、蜂蜜，润肺生津；川芎理血而散风邪，取治风先治血之意。

4. 衄血

衄血包括鼻衄、齿衄、舌衄、目衄、耳衄、肌衄（汗孔出血）、大衄（九窍同时出血）等在内。主要由于气虚或血热造成，一般均可参照气虚或血热治之。倒经、红汗，前已论及，现就鼻衄、肌衄、齿衄三病充实治法。其他如大衄之病，多系急性中毒引起，临床比较少见，总以急救解毒为务，非汤剂、丸、散所能及。

（1）鼻衄

一般鼻衄，但以清降血热为法，常用方：黑栀子 9g，藕节炭 9g，冲汤频频呷之，即可有效。

［**病例**］

（1）朱某，男性，50 岁。

患者反复出现鼻衄 10 余年，已成顽疾，多方医治疗效不佳。此次鼻衄又发，且有齿衄，刷牙时更甚。舌青，苔薄黄，掌热。脉弦细。

治法：笔者以清肝凉血为法。

处方：柴胡 10g，赤芍 30g，当归 15g，牡丹皮 15g，栀子 10g，侧柏叶 30g，生地黄 15g，藕节 15g，诃子 15g，山茱萸（山萸肉）9g，五味子 10g，煅牡蛎 30g，紫草 15g，石榴皮 15g，白茅根 30g。

服药 10 数剂后病人鼻衄好转，齿衄次数减少。

按：上方以用丹栀逍遥散清肝，以侧柏叶、生地黄、藕节凉血止血，以紫草清血分之热，白茅根清热，以助凉血止鼻衄。另诃子、山茱萸（山萸肉）、五味子、煅牡蛎、石榴皮皆为酸涩收敛之品，以助止血，诸药合用，取效甚佳。

清肝为凉血止血奠定了基础。热迫血行，血溢于脉外则出血，如仅选些凉血止血药治疗可谓"治标"，若能清除邪热，使血归于经，方为"治本"。根据肝与气血的关系、肝与火热的关系、肝火炎上的特性等应注意清肝，这样才能使气血调达，热清血止。

（2）患者张某某，男性，1.5 岁。1998 年 5 月 8 日初诊。

因半年来常鼻衄，近 2 周鼻衄 3 次就诊。查：白细胞 4.8×10^9/L，血小板 173×10^9/L，血红蛋白 109g/L，考虑血小板数量正常，而患儿大便干甚，2~3 日一行且需服通便药方能排便，由于大便难解，便时出汗，手足心热。观病儿之症，属血热妄行。

处方：藕节炭 10g，黑山栀 5g，炒决明子 10g，天冬 5g，生何首乌 10g，牡丹皮 3g。嘱：冲汤频饮。

按：藕节炭、黑山栀，清热凉血止血；天冬、生何首乌，既清肝热又润肠通便，一举两得；炒决明子通便泻热；牡丹皮清肝凉血。诸药合用使便通，热祛，血止。

因为此小儿 1.5 岁，故诸药均取 1/3 量且药简力专可代汤冲服。

临床应注意通腑，腑气不通，则热邪内停而无出路，致血热妄行。因此，一定注意观察大便情况。

但急则治标，已出现鼻衄通腑泻热是解决今后不反复鼻衄的问题，眼下应以炭类药及血分药配合，凉血止血。

肝藏血，肝火上炎，血不静藏发为鼻衄，故清肝泻火有助于止血。

（2）齿衄

齿衄常以胃热上升引起者居多，泻黄散是常用方剂，一般均在此方基础上加减。

[**方药**] 泻黄散。

生甘草 9g，防风 9g，生石膏 30g（先下），栀子 9g，藿香 9g。

[**方解**] 生甘草清热解毒；栀子清泻三焦火热；防风散风邪火毒，即"火郁发之"之意；藿香芳香化湿浊、开胃醒脾，以散胃家之热；生石膏解肌清胃热，盖阳明之经入齿，清胃热即所以清齿龈也。

（3）肌衄

肌衄多继发于大热、大汗之后，解肌清热是其主治，白虎汤加减是其常用之方。

[**方药**] 白虎汤。

生石膏 30g（先下），知母 9g，生甘草 9g，白茅根 30g，藕节 5 个。

[**方解**] 生石膏、知母、生甘草，清解肌热；白茅根、藕节，凉血止血。

5. 便血

血自肛门而出者，称为便血。便鲜红之血，主要是大肠下部及肛门病变，亦称"近血"，言其距肛门较近也。便血色黑呈柏油状或黄酱色者，则多系上消化道出血，又叫远血，以其距肛门较远故也。一说以先血后便为近血，先便后血为远血，对辨证治疗意义不大，姑存其说可矣。辨证分型如下。

（1）痔漏下血（包括肛裂出血）

[**常见症状**] 大便不畅，出血红紫，或燥结不解，舌质红，苔黄。

[**病症分析**] 本病大便不畅或燥结不解，说明其便血可能与大便有关；出血红紫是血热的象征。

[**治法**] 通便凉血。

[**方药**] 地榆槐角丸。

地榆、槐角、桃仁、生甘草、大黄各等分研末，炼蜜为丸，每服 10g，日服

2次。

（2）肠风下血

[**常见症状**] 大便畅行，便后出血，血色深红，舌红脉数。

[**病症分析**] ①大便畅行：一般其病不在肛门。

②便后出血，血色深红：便后出血，古时亦有称为远血的，不过血色深红，一般出血部位在距肛门不远的地方。

[**治法**] 清热止血。

[**方药**] 槐花散加减。

槐花9g，鲜侧柏叶30g，黑荆芥9g，枳壳3g，地榆9g，黑升麻9g。

[**方解**] 槐花、地榆、鲜侧柏叶，有清热凉血之功，用以止血；荆芥、升麻，炒黑用者，去其升散之副作用也；枳壳宽肠理气，意在反佐，故宜轻用。

（3）脾胃虚寒便血

[**常见症状**] 血色深黑光亮，如沥青状，故又名柏油便，亦有血粪夹杂色如黄酱者，则为血出较缓；面唇淡白，心悸头眩，四肢不温，脉迟细，苔薄色淡，常见于有胃痛病史之患者，故多为上消化道溃疡出血引起。

[**病症分析**] ①血色深黑光亮：一般为上消化道的出血。

②面唇淡白，心悸头眩：是气虚血少、气不摄血引起之出血。

③四肢不温：是阳气亦虚，不能固密，亦可导致精微外流，出血则是其中的一种。

[**治法**] 温涩止血。

[**方药**] 黑良附汤加味。

黑香附12g，炮高良姜6g，海螵蛸（乌贼骨）30g，灶心土120g（煎汤代水），白及9g。

[**方解**] 香附、高良姜炒黑用使其温性平和，且能收涩止血；海螵蛸（乌贼骨）、白及、灶心土，同有收敛止血作用，故阴寒性之胃肠道出血用之，止血效果较为明显。

[**病例**] 施某某，男，34岁。因胃病来诊，据云昨夜胃痛较甚，早晨如厕1次，痛已明显减轻，但候诊时间较长，脘胀又起且有隐痛，特别感到心慌心跳，时出冷汗。诊其脉时，已觉其肢凉脉细，面白唇青，且冷汗甚多。情知有变，值病人急欲如厕大便，果见便如柏油，光亮而爽，知为大便远血，端由上消化道溃疡出血造成。乃急处黑良附汤加味方，令其速返服药。据复诊时病人主诉：第1剂服完后，见大便颜色转成深酱之色，服第2剂，则大便已转成黄色，肉眼看不到血便，心慌、冷汗均止。但觉体力不支，不思饮食，胃脘部似有堵塞

之感（本方似有碍胃的副作用，但停服药后，即可自行缓解）。笔者乃改用二陈、平胃合方，轻加龙胆草 1g，服 3 剂，食欲增加，精力有进，遂停药观察，嘱少食多餐，精食自养，防止再度出血。

6. 尿血

尿血指小便出血而言，其中包括现代医学的肾与膀胱病变。有尿血而茎痛者为血淋，虽有尿血表现，实为尿道出血，一般不作尿血。

大致尿血深红，肉眼可见者，多属现代医学上的肾结石或肾结核病。一般尿石症之腰痛明显而结核则否。膀胱炎亦有尿全血者，但胀痛之感常在小腹之部，输尿管出血，多呈线状，且多杂在尿中，非尿全血。有茎血自流，不与排尿同时流出者，其中一部分属前列腺出血，又一部分则为血出自尿道，但均不以尿血名之，因与排尿无关也。更有精血之证，常为现代医学上讲的精囊炎引起，同样与尿血无关，现辨证分型如下。

（1）尿石尿血

[**常见症状**] 尿全血，腰脊有严重刺痛之感，常重在一侧，或见尿中有沙砾，亦有已被西医明确诊断为肾结石者。

[**病症分析**] 尿石有肾与膀胱之分，但中医从肉眼看到的尿石尿血类多来自肾结石，肾结石常尿全血，腰痛明显，重在一侧。膀胱尿石，亦有尿血者。尿石形成，多与下焦湿热有关。

[**治法**] 排石利尿。

[**方药**] 二金汤加减。

海金沙 60g（包煎），鸡内金 12g，滑石 15g（包煎），川金钱草 60g，石韦 12g，冬葵子 9g，鱼脑石 15g，通草 3g。

[**方解**] 海金沙、滑石、川金钱草、石韦、冬葵子、通草，均有利尿及排尿石之功，鸡内金、鱼脑石是用于消化尿石。

[**加减法**] 尿血者加仙鹤草 30g。

（2）肾炎尿血

[**常见症状**] 尿全血，腰部有捶击痛，或钝痛；咽痛，水肿，尿少，化验室检查可见蛋白尿与管型。既往常有肾炎史。

[**病症分析**] ①尿全血，腰部有捶击痛，或钝痛：肾炎中有一部分患者肉眼可见血尿，但为数不甚多；肾有停瘀，故常伴有腰部钝痛，捶击时痛甚。

②水肿，尿少：主要是肾小球发生炎症以后其滤过受到障碍，肾小管的重吸收相对增加，故尿少而水肿。旧说概认为由肺、脾、肾和三焦的气化不利

引起。

［**治法**］理血解毒。

［**方药**］益肾汤加减（见前）。

（3）其他尿血

［**常见症状**］虽尿全血，但涩痛感均不明显，其中经现代医学检查，可能为肾结核。但亦有出血病灶不明确者。

［**病症分析**］本证仅见尿血，其他症状不明显，仅能从一般尿血考虑，亦不能有特殊治疗。

［**治法**］理血止血。

［**方药**］生地四物汤加味。

生地黄 12g，赤芍 15g，白芍 15g，川芎 9g，牛膝 9g，木瓜 12g，阿胶 9g。

［**方解**］四物汤活血养血；牛膝理血又能引药下行；木瓜酸敛止血；阿胶养血止血。

［**加减法**］已确诊为肾结核者，可配合服用抗痨药物。

（4）血结膀胱

［**常见症状**］尿后半段带血或尿全血，少腹结滞，尿频或不尽，舌红苔黄，脉细数。

［**病症分析**］①尿后半段带血：常为膀胱炎尿血的特征之一。

②少腹结滞，尿频或不尽：膀胱适在少腹正中，因有湿热造成炎症肿胀，故常有结滞不舒之感。膀胱有炎症肿胀，影响了膀胱的贮尿功能，故见尿频及不尽感。

［**治法**］清利湿热。

［**方药**］导赤散加味。

生地黄 15g，木通 9g，甘草梢 9g，竹叶 9g，当归 15g，川贝母 9g，苦参 15g，大蓟 30g，小蓟 30g。

［**方解**］生地黄、当归，活血补血以调血止血；竹叶、甘草梢清降心火，使从膀胱泻下；木通苦燥湿热而利尿；川贝母散结消肿而除膀胱炎症；大蓟、小蓟清热解毒止血；苦参清热利尿，除湿退热。

［**加减法**］膀胱胀痛感明显者，加琥珀末 1.5g（分吞）。

二、非出血性疾患

非出血性疾患，指其病属血证，而无出血症状者，或有出血史而现症未见出血者，临床大体可分以下两类。

（一）血虚气少

血虚气少的原因甚多，可因失血引起，但临床更多见者，往往是病人未有出血病史，有因营养不良而致者（在旧社会多见），有因染有寄生虫病而致者，亦有不明原因而见贫血症象者，中医学辨证约可分为三型。

1. 气虚

气为血之帅，血为气之母，中医学之气虚证，是指人体功能活动低下，化血无源，且气化不行，水湿内渍，因而临床表现乃为血少液多为病。

[常见症状] 唇舌淡白，面色不华，肢体倦怠，气短心悸，头目眩晕，爪甲色淡薄软或见凹陷，脉虚大或大而无力，常可见肢体水肿，甚至气虚外浮而出现大热大汗等症。临床血液化验检查多表现为红细胞、血红蛋白低于正常值。

[病症分析] ①唇舌淡白，面色不华，肢体倦怠，气短心悸，头目眩晕是一派气虚症状。

②爪甲色淡薄软：肝主藏血，其华在爪，由于气虚血少，肝的藏血不充，故见爪甲色淡等。

③肢体水肿：气虚水肿，多由贫血而造成血液清稀，以致水泛肌肤，造成水肿。

[治法] 甘温益气。

[方药] 当归补血汤、补中益气汤、四君子汤。

①当归补血汤：黄芪 60g，当归 15g。

[方解] 本方用黄芪补气；当归补血又能活血。名为补血，实则就中医理论而言，乃系补气重于补血。盖因"有形之血不可速生，无形之气法当急固"，故以补气为主。而中药之补气药，又常有生血，提高血红蛋白之效能。本方治气虚外浮之发热，大汗，脉虚大无力，常有良效。

②补中益气汤（见前）：本方治疗气虚下陷（胃下垂、子宫脱垂、气虚脱肛等）、气虚发热等常有良效。

③四君子汤：党参 12g，白术 9g，茯苓 9g，甘草 9g。

[方解] 党参补气健脾（实为提高血红蛋白的重要药物）；白术、茯苓，健脾利湿，对血少液多之病有祛湿消肿之用；甘草补脾以生气血。本方对血红蛋白低下，产生贫血性水肿，常有效果。

另有虚劳之病，如西医学的再生障碍性贫血、白血病等。在临床症状中，亦多表现为贫血及气虚见症，但临床治疗似不同于一般贫血与气虚，目前看来，治疗应重于填精补髓，常用药除可选用益气补血之黄芪、党参、当归等以外，更重要的是选龟甲、鳖甲、何首乌、天冬、旱莲草、女贞子、枸杞子、桑椹、酸枣仁、山茱萸（山萸肉）、五味子、阿胶、紫河车、鹿角等，盖此病属诸虚百损，治当求其本源也，先天之本在肾，肾藏精，精生血，以先天养后天，有时可收一定疗效。但此类病病深蒂固，必效甚难。以上诸说，可供参考。

[病例] 马某某，男，20 岁。患再生障碍性贫血住院治疗，先根据其气虚、贫血见症，用归脾、补中益气等方，证情平平。时有好转，但反复较多，曾多次往返出入本院。穷则思变，以后改以补肾填精为主，用上述滋阴填髓之药，交替使用，乃觉效果比补益后天气血较为稳定而快。故笔者在院 3~4 年间基本以采用此法为主。痼病根深，骤难尽已。而笔者已因故而调离医院，即不复为之诊治矣。5 年前因带实习在病房教学，又见该病人依然住院，且色脉及病情均较 15 年前有进，检视病历，则仍以滋肾填精为主。近日又于道旁见之，则步履轻健，神态悠然，虽面色仍未恢复其红润，而与当时已判若两人矣。20 年来得有此变，已甚不易，笔者不特为该病者寿，益将为我中医有此异彩寿也。若主治诸公，对此作一总结，则对辨治虚劳，未必无补。

2. 血虚

血属阴，血虚即阴血不足，临床表现常以阴虚、血虚同见者多。

[常见症状] 心慌心跳，失眠健忘，头目昏眩，心烦掌烫，形体消瘦，面色青暗，舌红苔少，脉细或略数，有时可见肢体麻木、肢末清凉、大便干燥等。临床血液化验血红蛋白、红细胞计数并不一定低下，甚至高于常值。

[病症分析] ①血是奉养全身的营养物质，血虚不能养心，故心悸、失眠、健忘，血不养肝故头目昏眩。

②血属阴，血虚常见阴虚内热之证，故典型症状为心烦掌烫，与气虚之见寒象适成对比。

③血虚，津液不足，不能充养周身，故见形体消瘦、面色青暗。

④津血不能濡养筋脉，故见肢体麻木；不荣四肢则见肢末清凉；水津不能濡润肠道，故见大便干燥。

⑤因阴津不足，血液浓度加大故查血红蛋白、红细胞并不一定低下。这与气虚的贫血现象适成对比。

[治法] 滋阴养血。

[方药] 三才汤加味。

天冬 12g，生地黄 15g，人参 3g。

[方解] 人参补气生津，生地黄滋阴凉血，天冬清肝滋液。此方生津重于养血，意即通过津液补充血量，以津血同源故也。

3. 气血两虚

[**常见症状**] 既有气虚见症，又有血虚见症，但病人很少见有水肿、大汗、发热、体麻、肢末清凉诸象，而以面少润泽、心跳头晕、全身困乏为突出。临床血液化验，红细胞、血红蛋白可有时偏低，但不过于低下。

[**病症分析**] ①因病非单纯气虚，亦非单纯血虚，故气虚的水肿、大汗、发热和血虚的体麻、肢末清凉等症，均不常出现。

②气血两虚，不能荣于面，故面少润泽；心肝失养，故见心跳头晕；脾失所养，故见全身困乏。

③气虚常见液多血少，血虚常见液少血稠，现气血两虚，故这两方面的现象均不甚突出，故一般只见红细胞、血红蛋白偏低。

[**治法**] 两补气血。

[**方药**] ①归脾汤；②养心汤（均见前），此两方同为补益心脾血气之方，但归脾汤重在补脾之气，养心汤则重在养心之血；③八珍汤（即四物汤与四君子汤之合方）；④十全大补汤（即八珍汤加黄芪、肉桂）；⑤当归养荣汤（即十全大补汤除川芎加五味子）。

后三方又为一类，重点在补养肝血的同时又补脾气。它们都是以四物汤作为基础方，再加参、芪、术、草等化裁而成。通过四物汤以补血，而参、芪、术、草则补脾气也，盖以肝藏血，但血之所以能发生作用，又端在乎行（流动），血失其流则非但无益，且有害也，如瘀血为病即是。为此，笔者认为，藏血不等于瘀血，活血又大体上是养血，故四物汤用地、芍、归、芎等药是通过活血来养血，又是补养肝血之良方。在这里面包含着治血证的辨证法思想在内，即"不行不补"。

（二）瘀血

瘀血这个问题，在近几年中医事业的发展过程中有突出的发展。引起了各方面的重视。本文只限于笔者对瘀血的一般认识和它的基本概念加以讨论，至于发展中的新貌，笔者视野还没有能力看到，更无力说清。

中医论瘀血习惯有久、新之分。新瘀是指所积未深，临床表现为定痛感明显；而久瘀则是积年累月，血积成癥，其症可有剧痛，但也有的病人疼痛不明显，只要病史及症状支持久瘀的诊断，亦同样能按久瘀来进行治疗。此外，另有一种名血郁的，此乃由气滞而造成的血瘀，其临床显现出瘀血的病证，如唇舌青暗、酸麻胀痛、胸胁苦满、嗌干目黑、健忘、脉涩等，但又不见积块成癥、定痛不移或压痛等瘀血表现，此种情况，则称为血郁而不称血瘀，多属情志病的范畴。

对瘀血的治疗，总以活血、行血为主，治新瘀的基础方是：桃红四物汤（见前）。

治久瘀则主要以化瘀血为主，多采用虫类药物，基础方是：抵当汤（见前）。

治血郁则应考虑它的病因是七情五志之气，是由气郁导致血郁，故欲治血先治其气，或理气理血，同时为用，常用方如：①越鞠丸；②逍遥散；③四逆散；④柴胡疏肝散；⑤六郁汤等（均见前）。

但若血郁证中有病以瘀血症状为主者，则当以祛瘀活血为重点。常用方如：血府逐瘀汤（见前），本方除以桃红四物汤作为基础以活血行血外，同时用柴胡、枳壳等以理气。

现将笔者临床常用治瘀病证列后，以供参考。

1. 多种过敏性疾患（包括变态反应疾病）

过敏性疾患，来势迅猛，中医根据其"数变"（指变化快速）特点，故称之为风病。治风的原则，古有"治风先治血，血行风自灭"的论说，故而对过敏性疾患，最多使用活血化瘀之品，活血药如生地黄、赤芍、当归、川芎、桃仁、红花、丹参、牡丹皮、益母草、白茅根等。化瘀药则如土鳖虫（䗪虫）、地龙、水蛭、虻虫、全蝎、蜈蚣、僵蚕、蝉蜕、乌梢蛇等，例如，过敏性哮喘、过敏性皮疹等在治疗时方中若加上些蜈蚣、全蝎、地龙、乌梢蛇、僵蚕、蝉蜕等（每次一二味）疗效就可提高。而现代医学所指的变态反应病，如风湿病（包括风湿热、风湿性心肌病、风湿性心脏瓣膜病、关节炎、心包炎）、急慢性肾小球肾炎等，用活血化瘀的桃红四物汤为主，再加用一些清热解毒药，则疗效亦有提高。

［**病例**］患者，女，23 岁，英国伦敦市人，1998 年 9 月 5 日初诊。

患者自幼过敏体质，19 岁时突发过敏性哮喘，经久未除。其后经常发生过敏性剥脱性皮疹，疹面上并有许多水疱，连脸面及全身皆是。奇痒难忍，以致寝食不安，对主食大米及各种蔬菜亦有变态反应。加之影响容颜，因此，病人思想负担甚重，痛苦异常。该病人是家中的独生女，患病后其父母非常焦灼。曾由其母陪同，在英国多家医院多次检查"过敏源"未能查明，后又到世界各国医院诊治，耗资甚多，但从未一效。

在万般无奈的情况下，其母想到"东方医院"——中医院。因此，万里迢迢携女来到中国就医。经病人儿时幼儿园的园长介绍邀请笔者出诊。

诊时，患者全身泛发红色疹块并有许多晶形水疱，体无完肤，又值瘙痒破损，脓血模糊，样子非常狼狈，病人痛苦至深。复因损害容颜，病人有自卑心理，不愿见人，很少外出。察其舌红、苔黄，脉弦数。结合过敏性疾患病史，临床症状来去迅敏的特点，符合中医"风善行而数变"的病机。不论其表现如何复杂多变，过敏悉为"风"的表现。治"风"古来就有"先治血"和"血行风自灭"的规范。故治疗属于"过敏"的变态反应病概不离"治风"和"治血"的原则。笔者确定治疗原则是凉血祛风，又因其病的特点是皮疹奇痒而有水疱，属湿在皮内透发于外的表现，而水疱则更是有形之湿从皮外透的征象。故第一次处方即用"治风"为主的药类。

处方：蝉蜕20g，乌梢蛇30g，蛇蜕3g，全蝎6g，僵蚕10g；并加用了菊花10g，钩藤30g，白蒺藜15g，以祛风；更以牡丹皮15g，赤芍30g，以凉血活血；治痒需苦味燥湿清热，故伍以苦参15g，木通10g，黄柏15g，苍术12g，白鲜皮15g，地肤子15g，生薏苡仁30g。7剂，水煎服。药从医愿，服药后痒疹及水疱已基本消失，多数已结痂脱落，没有新的皮疹出现。患者的母亲看到这可喜的疗效后，乃放心先回伦敦，让其女只身留在中国医治。

二诊：1998年9月20日。由于疗效显著，病人的容颜有所恢复，病人在儿时幼儿园园长（兼作翻译）陪同下，来中日友好医院门诊治疗。经调整处方，去苦参之苦以减少对胃之刺激（病人在进食时曾吐过2次），并去蝉蜕、全蝎、僵蚕、钩藤、菊花、黄芪等祛风药（因过敏现象已基本消除）；加用紫草15g，滑石15g，龙胆草10g。继服7剂。

三诊：1998年10月5日。患者全身痒疹、水疱均已消失，恢复了美丽的青春容貌，病人非常满意，准备返英。又予前方加减，30剂，继续服用以巩固疗效。并嘱病人，病情如再反复，即来信说明，调整处方。至今疗效稳定，顽疾未再发作。

2.体内实质病变

体内实质病变是指体内的脏腑器官有的地方出现了实质性的病理改变。而活血化瘀方药常常用做针对性的治疗。例如，脑外伤引起的癫痫、脑震荡后遗症、妇女的顽固性痛经，都有用抵当汤治愈的病例。在呼吸咳嗽引痛的胸膜炎、咳吐脓血的支气管扩张，肺炎、肺脓肿以及肺结核之空洞而吐脓血者，均可通过《千金》苇茎汤的治疗而取得一定疗效。又如食入刺痛的食管病、胃病，持续定痛的肝、胆炎症，均可以理血化瘀来治疗。对肝痛日久而引起的肝腹胀、肝腹水等，用软坚化瘀之剂有时可收到非常满意的疗效。再如阑尾炎用大黄牡丹汤、心绞痛用冠心Ⅱ号以及血小板减少性紫癜病的治疗等均以活血化瘀为主。笔者体会，举凡有定痛不移或压痛明显者，则一般均从活血化瘀入手，有时诊断未明而病证已除，确有较为明显的疗效。对其中机理，愿与中西同道，共同研究讨论以阐明之。

按：诸痛、诸血病种繁多，且多散见在各系统、各器官以至内伤、外感等各方面，范围之大，实非一个各论所能尽包，故即顺应实际，免其各论，任其散在前列各方面的疾病之中。对中医的辨治大法，则于上列二总论中重点做了论述。对此，似可以减少遗珠之憾，又可免去其烦琐重复之嫌。

附录

印会河教授生平

印会河，1923年出生于江苏省靖江县（现为靖江市）红光乡的一个中医世家。他的生日是牛郎织女相会的农历七月初七，所以取名为谐音的"会河"。

印会河5岁进私塾，从似懂非懂地背诵四书五经、唐诗宋词到精读历代经典，印会河接受了传统的中国文化教育，而练习大小楷书也是印会河每日的功课。严格得近乎苛刻的教育赋予了印会河深厚的中国文化底蕴，律诗和书法后来成了他的终生喜好。11岁，印会河考入无锡周边的一所中学，但由于抗日战争的爆发而辍学返乡，印会河提前走上了家族传承的中医之路。那年他14岁。

在祖父和父亲的正确引导下，印会河开始系统地攻读中医古籍，超强的记忆力和理解力为他奠定了坚实的中医理论功底。与此同时，印会河随名医父亲诊治患者又让他得到了真传，积累了丰富的临床经验。在父亲的鼓励下，他还收集分析大量医案和同行的处方，虚心向这些同时代的医家学习。从此，博采众长成了他终生的从医、治学之道。

父亲的精心培养加之自身的优越天资与勤学善悟，1940年，年仅17岁的印会河羽翼丰满，在家乡挂起了"内外大小方脉"之牌独立行医。两年后又应邀到他曾两次游学的中医之乡常州武进县救治晚期血吸虫患者。由于疗效显著，他受到当地民众的热情挽留，1943年，印会河在武进正式开业行医。未满20岁时，印会河已被誉为"江南小名医"。后来，偶然中的必然又把他带到了上海。1945年，他凭借自己的实力轻而易举地考取了上海市的中医执照，22岁的他在这个广阔天地开始了新的作为。

4年后，战火的蔓延和局势的动荡迫使印会河离开了自己已颇具名望的上海诊所，回家乡避难。然而这一灾祸却在数年之后为他另开了洞天：1954年，他被保送到扬州地区中医学习班。1955年，江苏省在位于南京市的省中医学校（南京中医药大学的前身）开设中医进修班。经过严格的选拔，印会河入选为首届学员。一年后他以优异成绩毕业，并留校任教，担任该校中医教研组的业务组长兼《金匮》教研组组长。为了改变中医理论传承不规范的现象，他请缨主编了《中医学概论》，此书1958年由人民卫生出版社出版，后成为再版多次的全国高等医学院校教材，这部著作首次系统阐述了中医基础理论，填补了中医教育的空白，也奠定了印会河在中医界的学术地位。

1957年组建北京中医学院（现北京中医药大学，下同）之时，原卫生部从全国甄选人才。年轻有为的印会河被调到北京中医学院，成为内科教研组组长。翌年，北京中医学院附属东直门医院开院，他被委以医务部主任兼内科主任之重任，开始废寝忘食地为医院的建设操劳、为患者服务。1964年，日趋成熟的他又被安排到北京中医学院温病教研室做领头人。在任期间，他在彻底掌握传统理论之精髓的基础上，以自己丰富的临床经验为依据，将温热病更合理地重新加以分类，使其辨证论治更加完善。他将这套独具匠心的分类体系编入《温病纵横》讲义中并亲自授课。这一创新获得了许多同僚的高度评价，在中医界引起了很大反响。

经过一段蹉跎岁月，在百废待兴的1978年，印会河担任了北京中医学院中医基础理论教研室主任，同年被原卫生部授予全国首批中医教授兼硕士生导师。1年后，他又当选为中华全国中医学会理事，出版社根据他中医基础理论授课的内容整理成《印会河中医学基础讲稿》（中医名家名师讲稿丛书），深受读者喜爱。在编写《金匮》和内科学讲义之外，受原卫生部中医司的委托，他主编出版了被列为全国高等中医院校第五版统编教材的《中医基础理论》。此书饮誉国内外，还被译成英文、日文。多年之后，他荣任原卫生部高等医药院校中医专业教材评审委员。

在北京中医学院辛勤耕耘的25年间，他不仅为国家培养了一批批中医骨干，而且在理论上提出了不少大胆的修正与补充，并形成了自己个性鲜明的学术思想：主张师古而不是食古不化，呼吁继承中有创新，反对故步自封和故弄玄虚。他主张中西医结合，把西医学的检查和诊断纳入中医辨证范围。这些观点和观念虽引发了一系列论战，但也让他获得了越来越多的支持与赞誉。他对中医理论与实践的另一重大贡献是首创了"抓主症"的辨治方法。

1982年，作为能与西医携手合作的中医代表人物，印会河被任命为中日友好医院这所现代化综合医院的副院长，参与该院的筹建。卸任后他继续担任中央保健医、学术委员会委员、中国中西医结合研究会名誉理事等职，满腔热情地投入中医的发展中，直至2000年夏罹患重病。从开院以来，他风雨无阻地坚持出诊，有时也应邀去同仁堂坐诊，诊病的同时带教学生。作为全国老中医药专家学术经验继承指导老师，他毫无保留地传授自己的所有知识与临证秘诀，一丝不苟地指导学生们做论文。与此同时，他完善了自己的常见病与多发病的辨证论治和"抓主症"等核心思想，1983年出版了《中医内科新论》。

改革开放以来，他一直活跃在国内外的学术讲坛，还曾到日本和遥远的美国讲学，并被美国中医药协会聘为高级顾问，为提高世界各地的中医水平，促进中医传播和文化交流做出了卓越的贡献。

为了解除更多患者的痛苦，印会河还致力于中成药的研发。他的验方"泌感灵"被河北安国的一家制药厂开发成产品。1986 年，他率领他的团队以"开肺气利三焦治疗肝性腹胀"成功申请到原卫生部的攻关课题；而后，他的"消臌汤"又获得国家中医药管理局科研课题且于 1992 年通过一期临床鉴定。在这个事业的巅峰时期，印会河收获了诸多荣誉：全国第一批享受国务院特殊津贴的专家、北京中医药大学和辽宁中医药大学名誉教授、首都国医名师、全国名老中医、北京同仁堂杯中医药工作 60 年特殊贡献奖、中华中医药学会成就奖……他的名字还被载入了英国剑桥《世界名人传——中国卷》。

印会河是个中医理论大家，更是个医术、医德高尚的中医临床家。从 17 岁悬壶以来，他治愈的患者不计其数，治疗疑难杂症更是他的强项，解除了很多顽疾患者的痛苦，也把不少生命从死亡边缘救了回来。在北京中医学院专职任教的那些年，除了在合作医院定时出诊之外，他还经常在家中接待通过熟人介绍从各地辗转慕名而来的患者。他繁忙工作之后不多的业余时间常常在义务为患者诊治中度过。正如当年他被下放农村劳动时，兢兢业业地为远近村民看病一样，平时去外地或外国讲学之余，他也总是尽可能多地为早已翘首以盼的当地患者们服务。印会河曾是受人尊敬的中央保健医，曾冒着风险偷偷救治过受冤屈的开国元勋的子女和身处逆境的文化艺术名流。在他看来，救死扶伤永远是一个医生义不容辞的责任。

然而他那回春的妙手最终却没能阻止自己年迈病体的凋亡。2012 年 1 月 10 日，印会河溘然长逝。他对中医事业不顾个人得失的挚爱，他的坦诚和精益求精的作风，他执着的进取与革新精神，他留给众多弟子们、留给后世的宝贵经验，他的论文、论著，包括凝聚着他大半生心血的《印会河医论医话》《印会河中医内科新论》《印会河抓主症方论手稿》将一直与我们同在！

（孙启基、印螺）

方剂索引